体が硬い人のための腰痛リセット術

寝る前1分!

自分の体に合わせて
選べるセルフケア

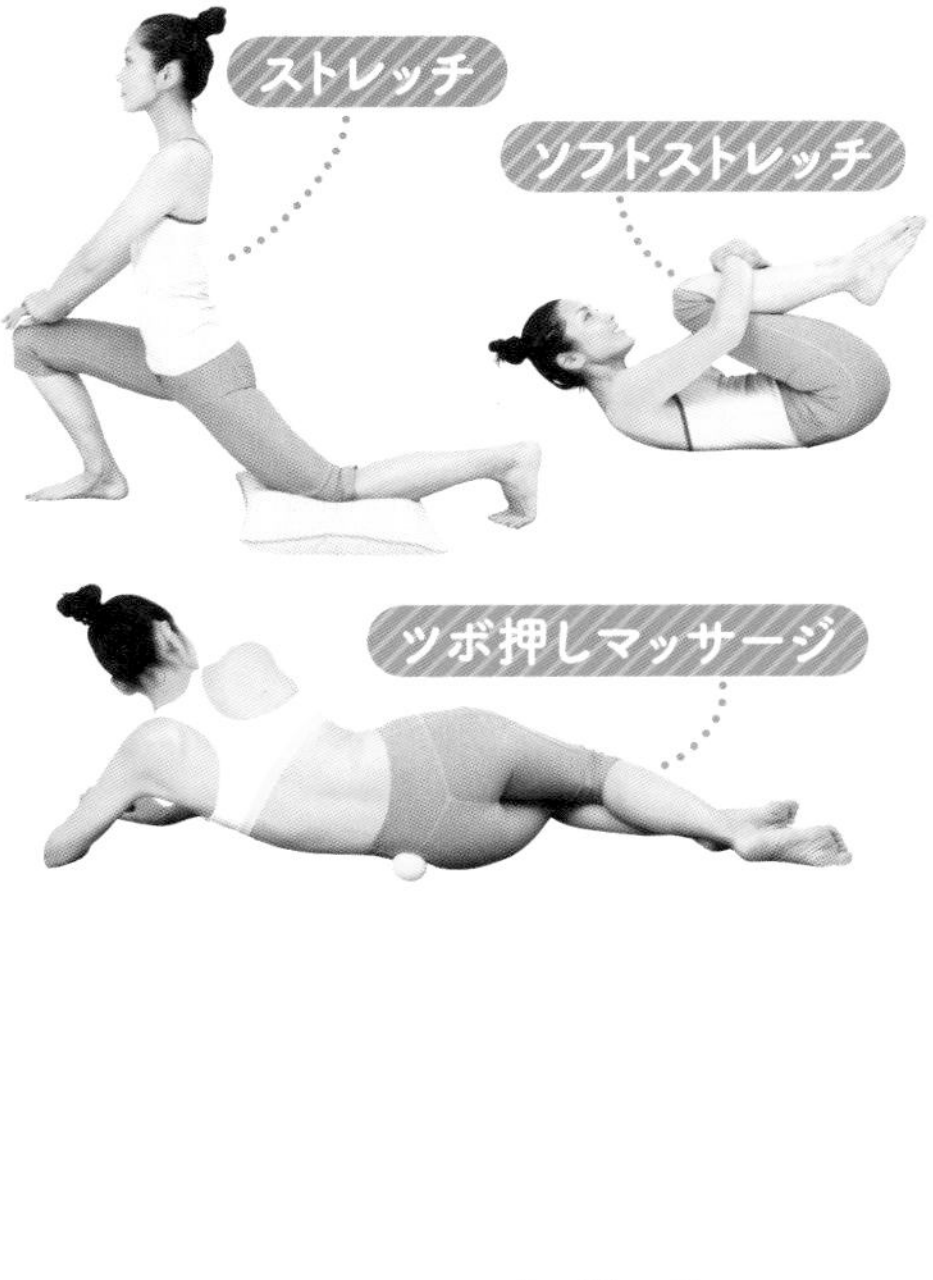

ストレッチ整体師 とも先生 著

Gakken

CONTENTS

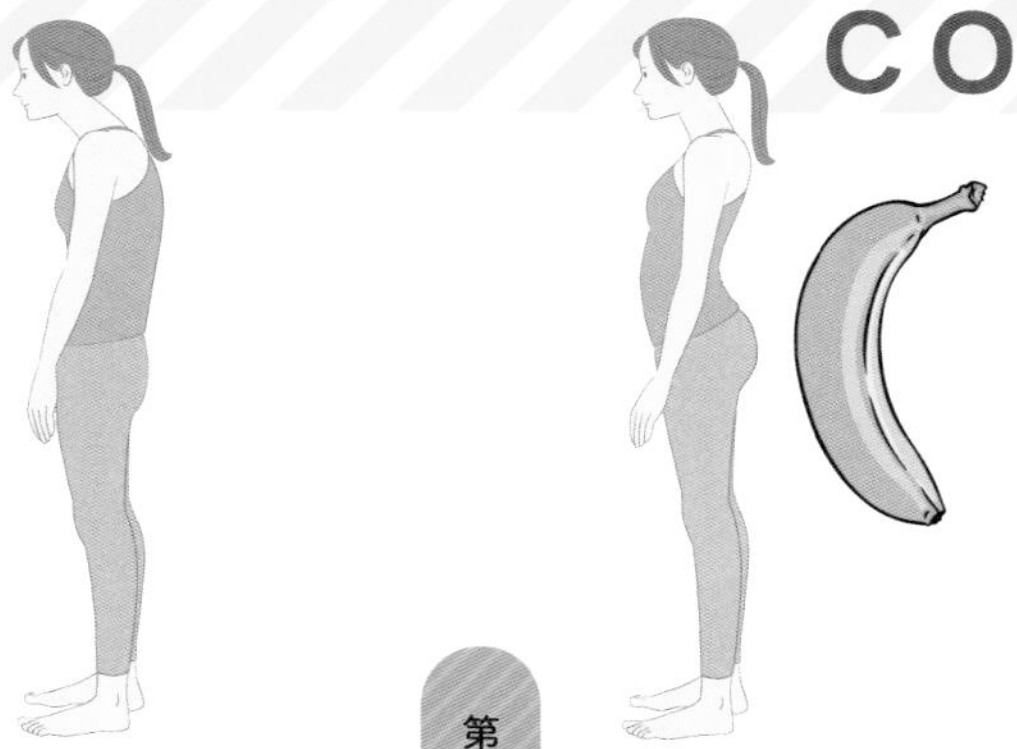

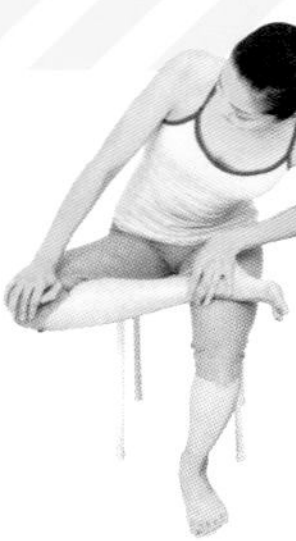

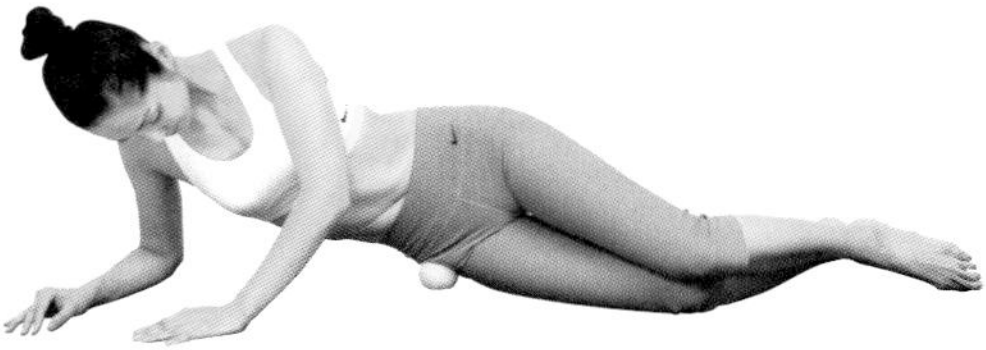

CONTENTS

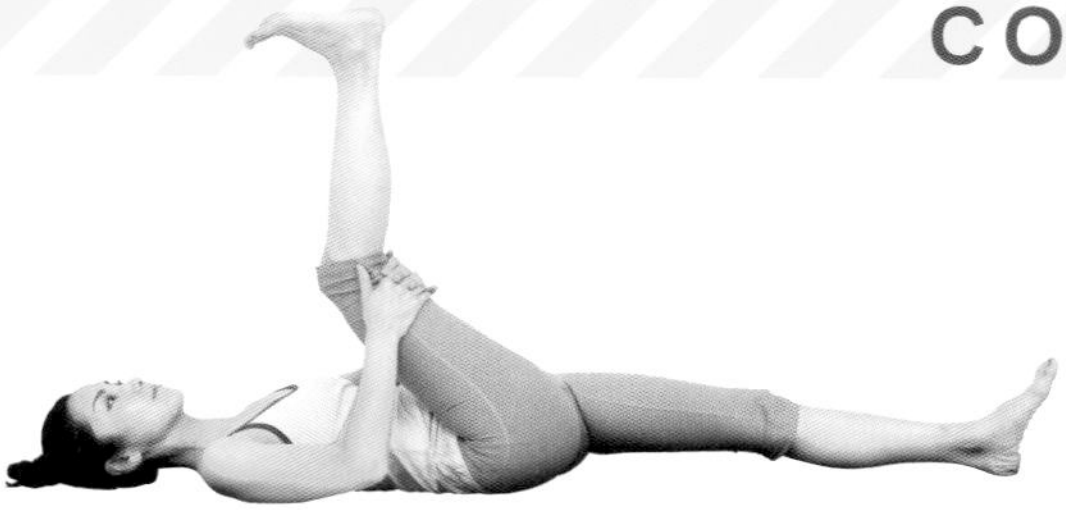

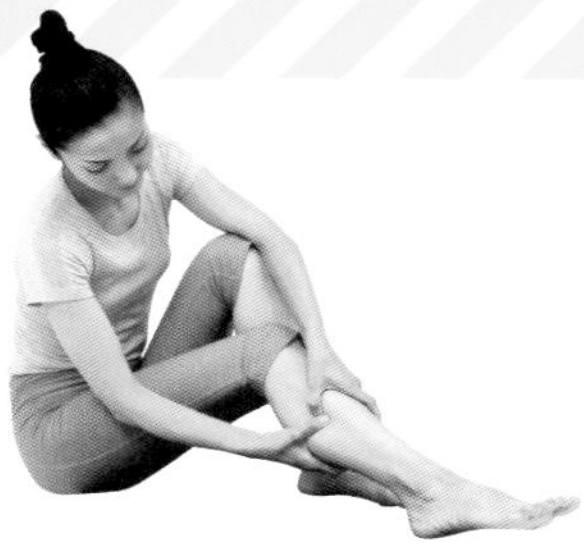

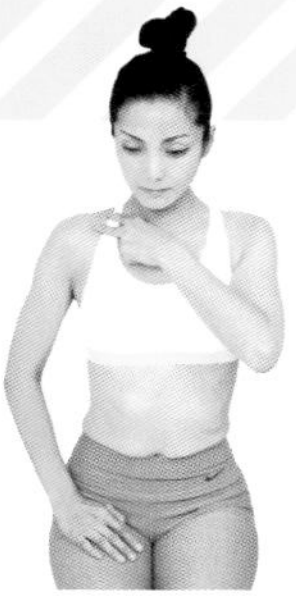

第4章 体調を整えるリンパマッサージ

まえがき

私は腰痛によって人生を台無しにしてきた人をたくさん見てきました。腰痛が原因で仕事を辞めざるを得なかった人、定年後に大好きなゴルフや旅行へ行こうと思った矢先に腰痛で動けなくなった人、腰痛により太ってしまい鬱状態に陥った人…。将来、このような状況になると分かっていても、あなたは何も対策をしませんか？　明日、あなたが腰痛に襲われることだってあり得るわけです。

　そもそも、腰痛で苦しんでいる人のほとんどが、自分は大丈夫と思っていたものの、ある日突然腰痛を発症したという人ばかり。私に予知能力はありませんが、あなたの腰の未来なら分かります。現代人の生活を何も考えずに続けていると、いつか腰痛になるだろうと…。ちょっと怖いことを言いましたが、これは腰痛に悩む人をたくさん診てきた私からの愛のメッセージと受け取ってください。多くの人にそんな未来が訪れると分かっていながら、整体師として何もせずにはいられなかったので、YouTubeでストレッチなどの動画投稿を始めました。おかげさまで多くの方々に見てもらえるようになり、私のメッセージが少しは届いているのかなと感じています。

　ただし、YouTubeでは画面の向こう側の方々の姿勢や症状を診ることができません。人によっては「ストレッチの姿勢をとるだけで痛みが出て、実践できない場合はどうすればいいのでしょうか？」といったコメントをもらうことも非常に多く、打開策をいろいろ思案していました。

　そこで本書では、痛みやシビれのある人が最初にやるべきストレッチ（またはマッサージ）、痛みは軽いので筋肉をしっかり伸ばして腰痛を改善（または予防）したいという人がやるべきストレッチなど、その人の症状や柔軟性に合わせて段階別にストレッチやマッサージができる内容となっており、YouTubeの動画とセットで活用してほしい一冊となっています。私の目標はこの世界から腰痛をなくし、「腰痛」という言葉を死語にすること。本書で自分の状態に合わせたストレッチを続けることで、まずはあなたからツラい腰痛生活に終止符を打ちましょう。心より応援しています！

ストレッチ整体師　**とも**

第1章

身体の不調は
バナナ腰から

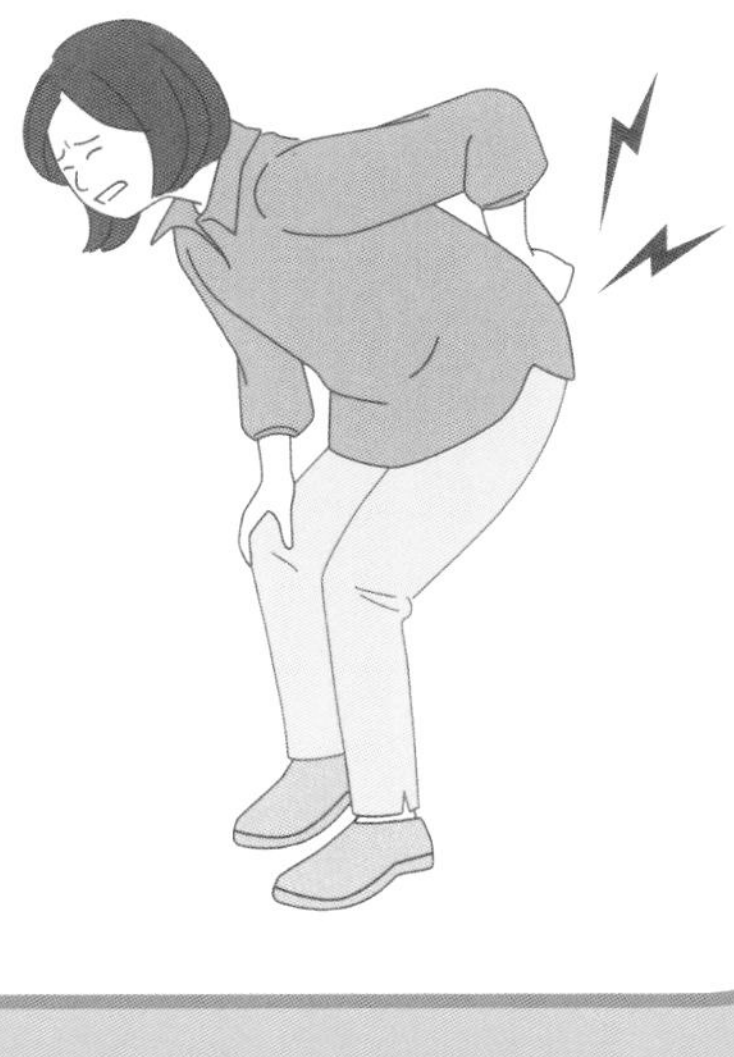

腰痛の根本原因はバナナ腰！

厚生労働省の「２０１９年 国民生活基礎調査」によると、日本では約２８００万人に腰痛持ちの自覚があると報告されています。日本人の４人に１人が腰痛に悩んでいるにもかかわらず腰痛を発症する人は後を絶ちません。なぜなら腰痛になる要因は、日常生活や生活習慣に潜んでいるからです。

現代人のライフスタイルでは、イスやソファに長く座っている人が多く、うつ伏せで本や動画を見ている人も多いでしょう。このような体勢を続けていると骨盤にゆがみが生じます。具体的にいうと、骨盤が前傾したり、後傾したりする状態に陥ります。骨盤が前傾すると「反り腰」になり、後傾すると「丸まり腰」になります。本書では反り腰と丸まり腰を総称して「バナナ腰」とよびます。このバナナ腰こそ腰痛の根本原因なのです。

日常生活の中でイスやソファに座っている時間が長い人は骨盤が後傾して「丸まり腰タイプ」のバナナ腰になりやすい。

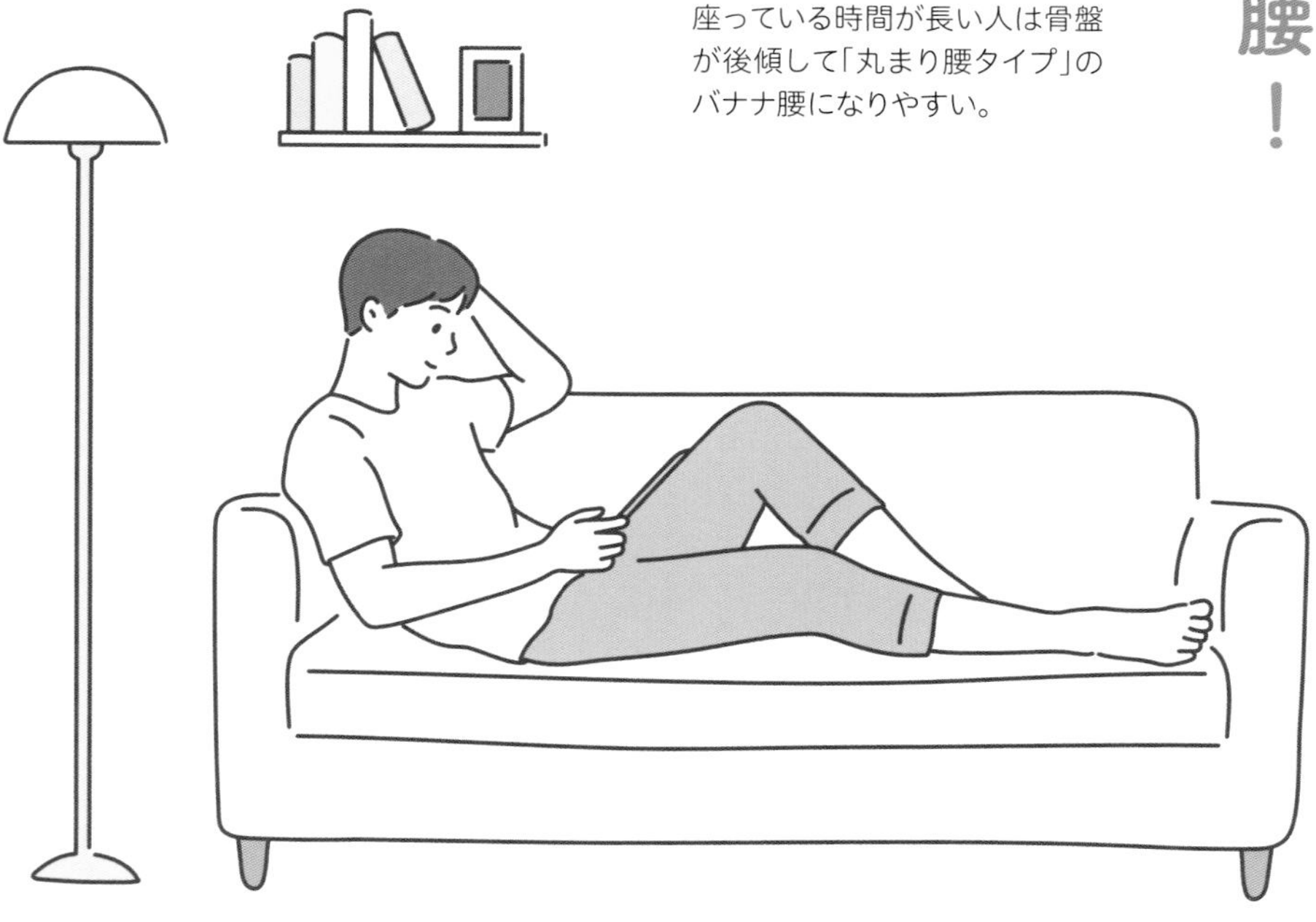

2タイプのバナナ腰!

反り腰タイプ

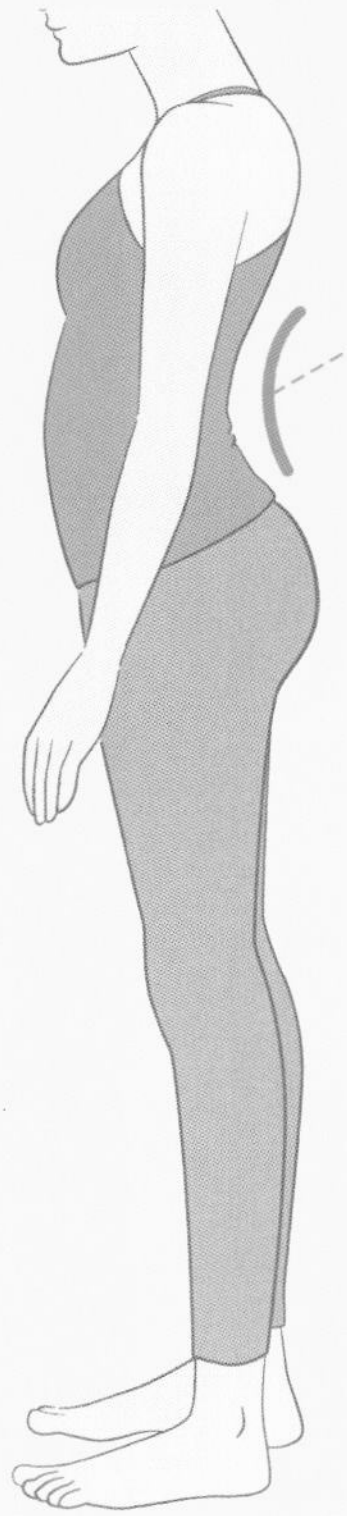

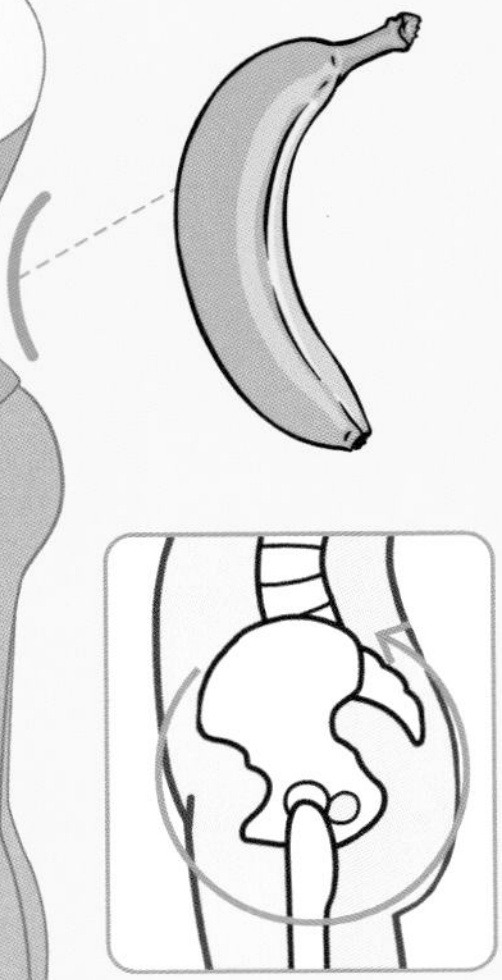

反り腰タイプは、骨盤が過度に前傾した影響で、腰椎が反りすぎた状態になってしまっている。

丸まり腰タイプ

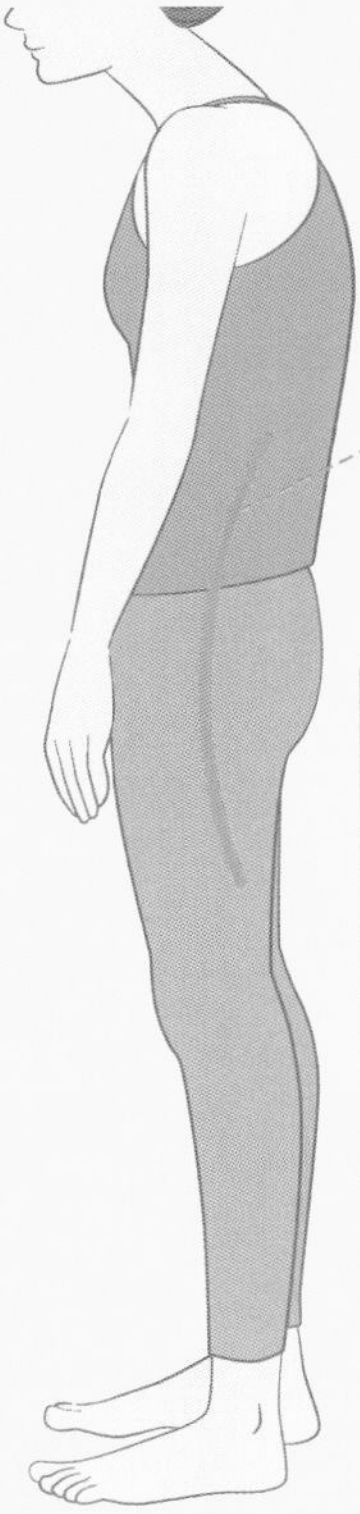

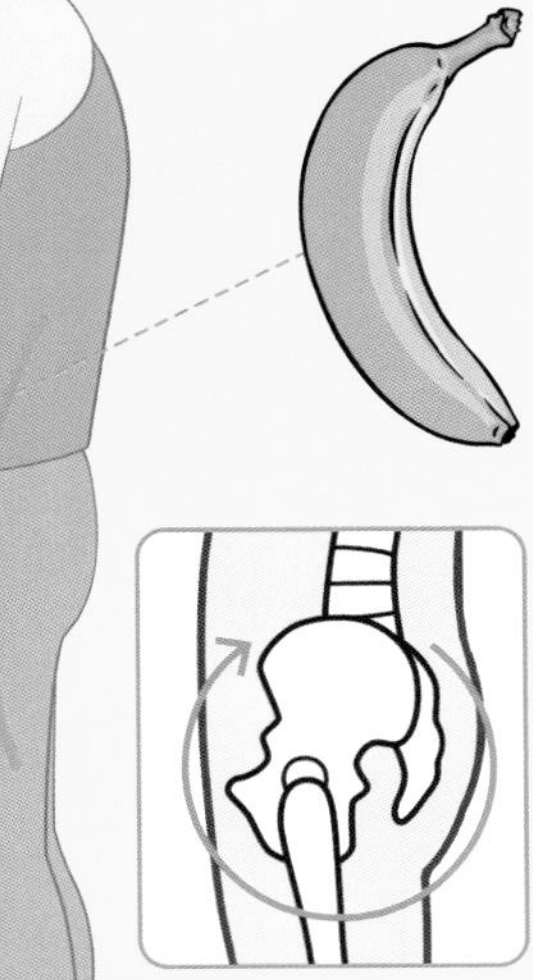

丸まり腰タイプは、骨盤が後傾した影響により腰が丸まった状態になり、股関節を中心に体が反っている。

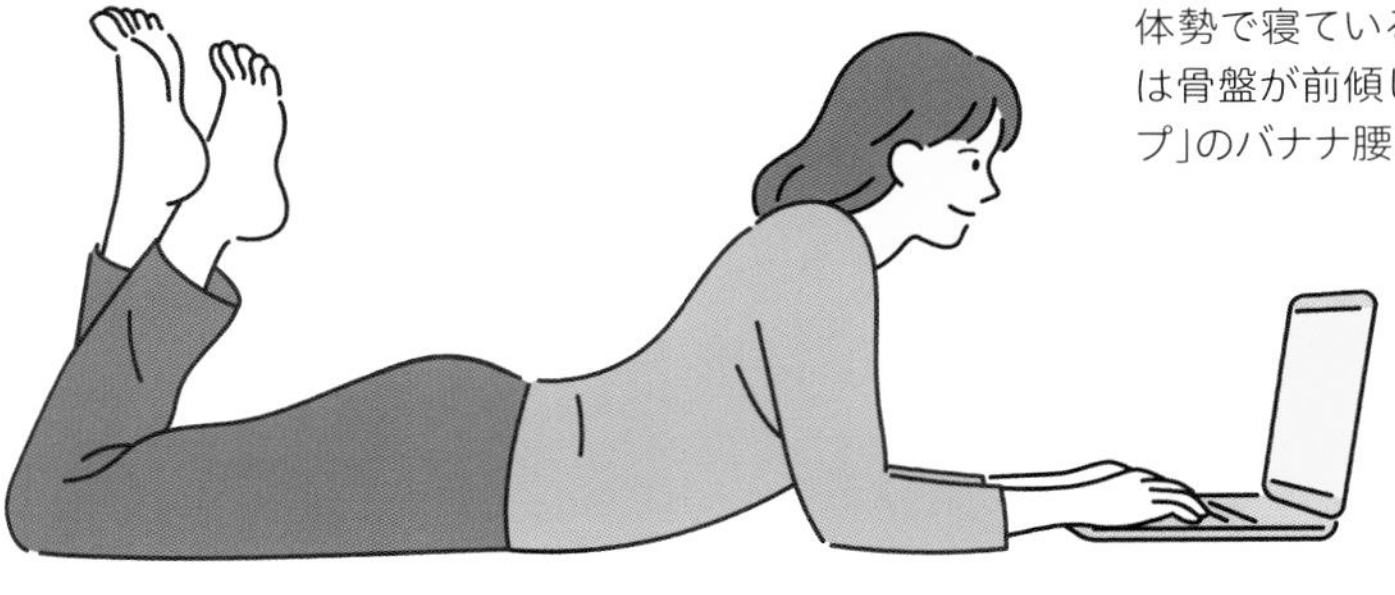

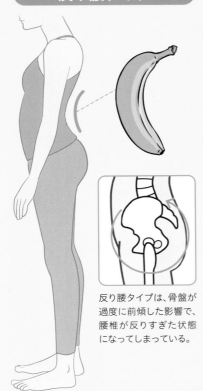

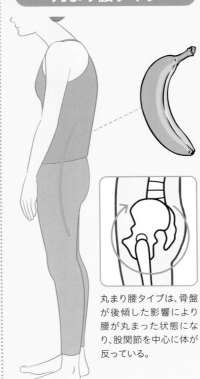

日常生活においてうつ伏せの体勢で寝ている時間が長い人は骨盤が前傾して「反り腰タイプ」のバナナ腰になりやすい。

腰痛の種類と原因

腰痛には痛みの原因を特定できる特異性腰痛と、原因を特定できない非特異性腰痛があり、いずれも多くの場合、バナナ腰（反り腰・丸まり腰）が根本原因となっています。しかし、バナナ腰でも反り腰タイプと丸まり腰タイプでは、引き起こされる腰痛の症状がやや異なっています。

反り腰タイプの人は、腰椎が過度に反った（前《ぜん》弯《わん》）状態になっているため、脊髄神経を通す脊柱管（背骨の中を縦に通っている管）が狭くなり、脊柱管狭窄症《せきちゅうかんきょうさくしょう》を発症します。さらに反り腰では、腰椎をつなぐ椎間《ついかん》関節が圧迫されるため、腰椎分離症や腰椎すべり症も発症しやすくなります。

反り腰タイプの非特異性腰痛としては、腰椎が過度に反ることで、椎間関節やまわりの筋肉、靭帯などに慢性的な負担がかかり、炎症などを起こすことが原因になっていると考えられます。

一方、丸まり腰タイプの人は、腰椎のカーブが失われて腰が丸まった（後弯《こうわん》）状態になっているため、腰椎の椎骨間でクッションの役割を果たしている椎間板への圧力が高まり、腰椎椎間板ヘルニアを発症しやすくなります。さらに丸まり腰では腰部の筋膜が伸ばされて緊張するため、筋筋膜性腰痛症を発症する場合もあります。

丸まり腰タイプの非特異性腰痛としては、腰椎が丸まる（後弯する）ことで、椎間板やまわりの筋肉、靭帯、筋膜などに負担がかかり、炎症などを起こすことが原因になっていると考えられます。

さらに、バナナ腰によって発症する脊柱管狭窄症や腰椎分離症・すべり症、腰椎椎間板ヘルニアは、坐骨神経痛《ざこつしんけいつう》を発症する原因にもなります。

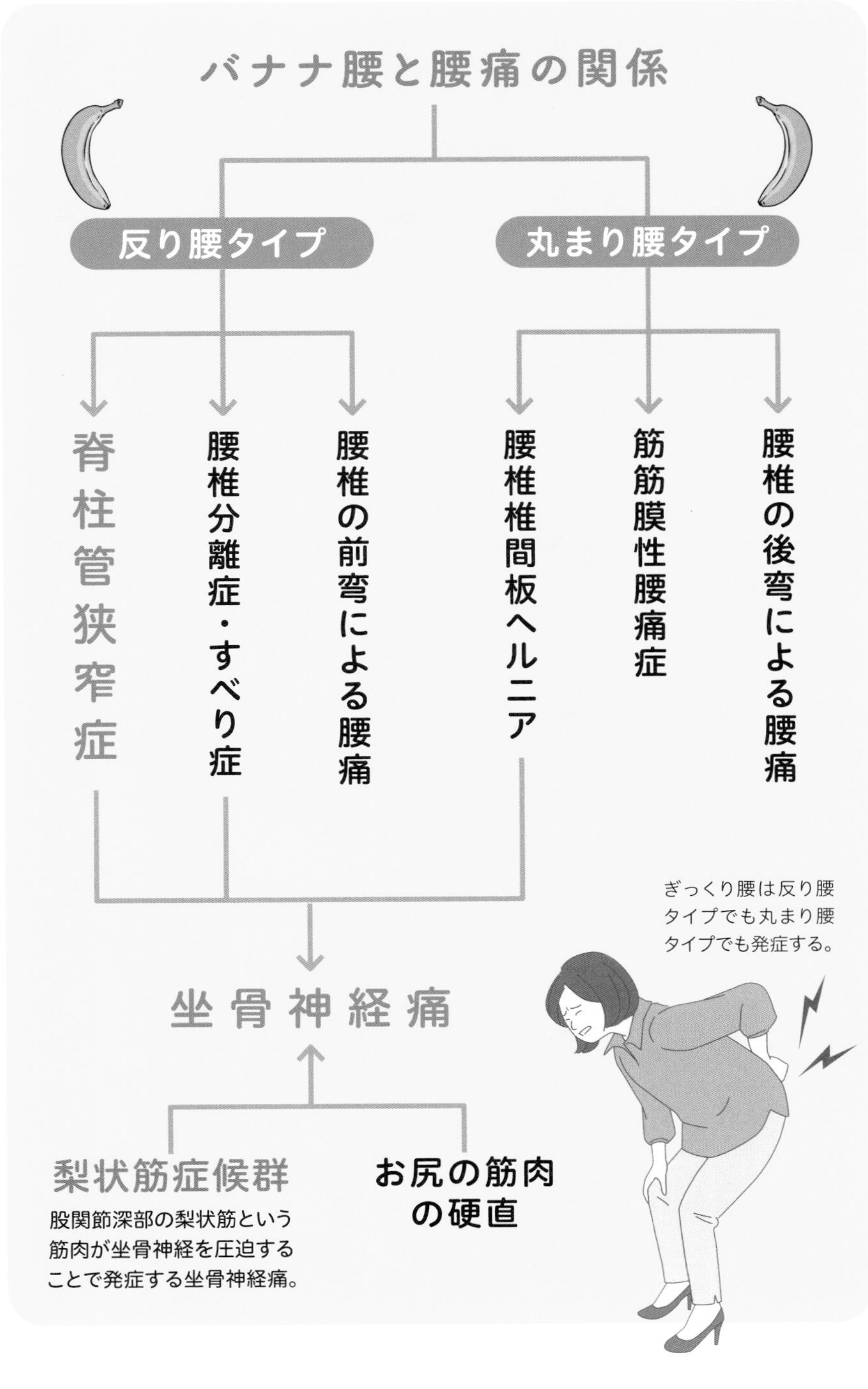
バナナ腰と腰痛の関係
反り腰タイプ
丸まり腰タイプ
脊柱管狭窄症
腰椎分離症・すべり症
腰椎の前弯による腰痛
腰椎椎間板ヘルニア
筋筋膜性腰痛症
腰椎の後弯による腰痛
坐骨神経痛
梨状筋症候群
股関節深部の梨状筋という
筋肉が坐骨神経を圧迫する
ことで発症する坐骨神経痛。
お尻の筋肉
の硬直
ぎっくり腰は反り腰
タイプでも丸まり腰
タイプでも発症する。

バナナ腰が招く悪循環

バナナ腰が引き起こす身体の不調は、腰痛だけではありません。バナナ腰に起因する身体の変化によってさまざまな悪循環が続いていきます。

骨盤がゆがんで反り腰や丸まり腰になると、体全体のバランスが崩れるため、他の部位でバランスを補おうとして骨格にさらなるゆがみが生じます。背中が丸まる猫背やストレートネック、肩コリの原因となる巻き肩などはいずれもバナナ腰と密接な関係にあります。骨格がゆがんだ部位はまわりの筋肉が正常に働かず硬くなっているため、ゆがんだ状態のまま固まってしまうのです。

筋肉にはポンプのように血液循環を促進する作用もあるため、筋肉が硬直すると血流まで悪くなります。女性に多い冷え性は血行不良で体の末端まで血液が十分に行き渡らなくなっている状態です。さらに血液には疲労物質を回収する働きがあるため、血行不良になると疲労感も蓄積していきます。特に股関節まわりの筋肉が硬くなると血流だけでなく、老廃物や余分な水分を運ぶリンパの流れも悪くなるため、足がむくみやすくなります。

負の連鎖はそれだけではありません。骨格のゆがみによって筋肉が硬くなると運動意欲が低下します。運動不足になると筋肉が衰え、体力もなくなります。日々のエネルギー消費量が減少するため肥満にもつながります。さらに家でゴロゴロしている時間が長くなり、よりバナナ腰になりやすい生活に陥る悪循環にはまってしまうのです。

このような不調の連鎖も、根本原因であるバナナ腰を治せば一気に解消できます。本書を読んでバナナ腰をしっかり改善していきましょう！

バナナ腰が招く不調の悪循環

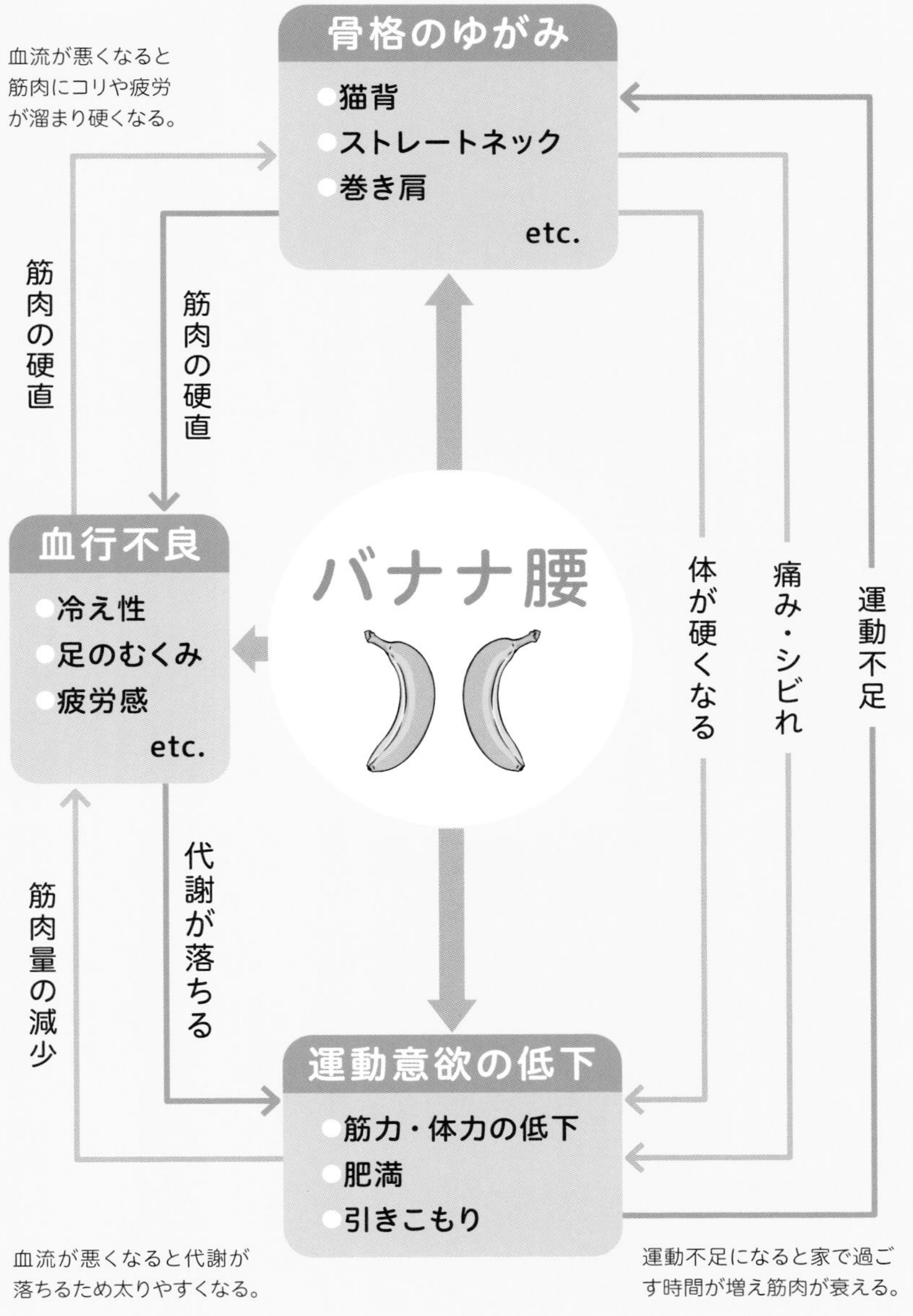

骨盤のゆがみをセルフチェック

腰痛になる人が減らないのは、痛みが出るまで骨盤がゆがんでいることに気づかないため。まだ腰痛を発症していない人でもバナナ腰になっている人はたくさんいます。初期のバナナ腰は自覚症状がなく、自分で気づくことはできません。特に反り腰タイプの人は一見すると良い姿勢に見えるため、知らぬ間に腰痛へと進行してしまうのです。

しかし、バナナ腰は簡単にセルフチェックすることが可能です。バナナ腰かどうかだけでなく、反り腰タイプか丸まり腰タイプかも判別できます。

チェック方法は極めて簡単。壁に体の背面側を向けて真っすぐ立ち、体の一部が壁に触れるまで後ろに下がるだけ。体のどこが壁に触れるかでバナナ腰かどうかが分かります。その際、壁と腰との間のすき間の広さもチェック項目となります。

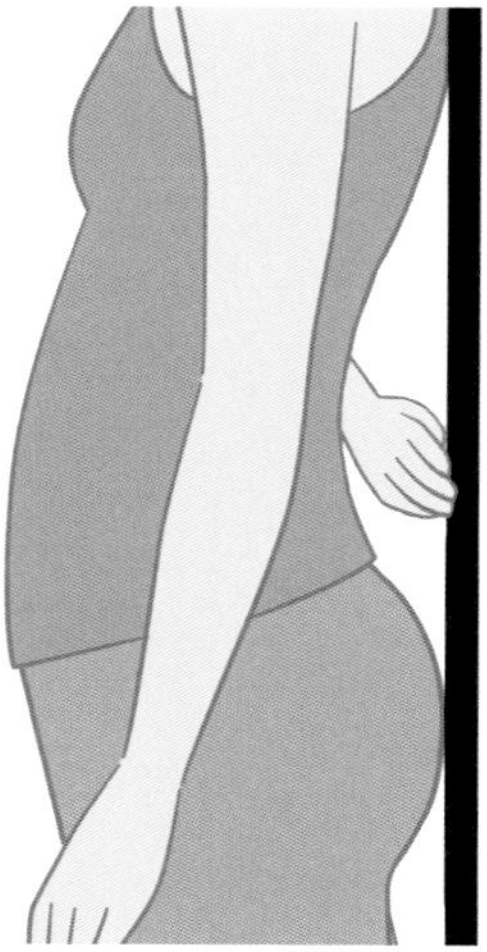

壁にお尻や背中がついたら、壁と腰とのすき間に指を伸ばしたまま手を差し込み、すき間の広さでも骨盤のゆがみをチェックできる。壁にそわせて差し入れた手の甲が腰にまったく触れずにスカスカならバナナ腰。

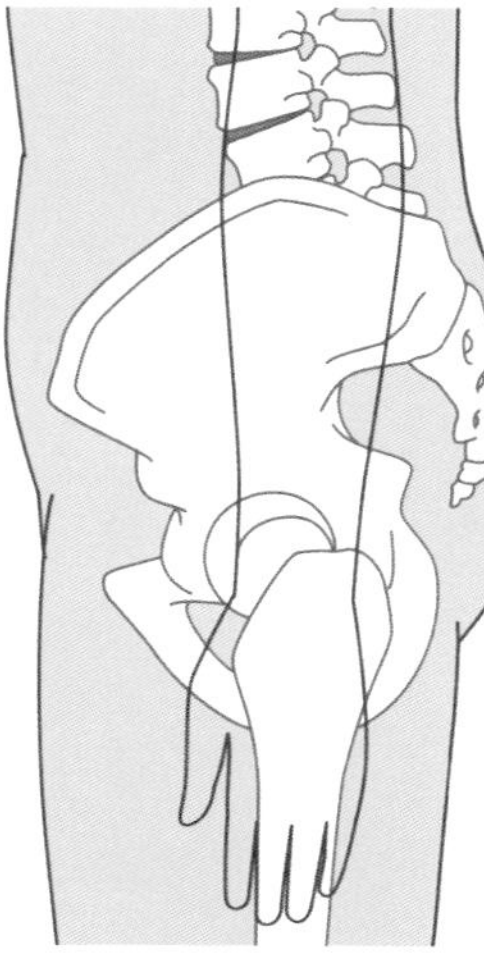

一般的に骨盤はわずかに前傾している状態が正常な状態となるが、前傾角度が深くなると腰椎が過度に反りすぎて反り腰になってしまうため、腰痛を発症する原因になる。

骨盤が適正な状態

お尻が背中より少しだけ先につく

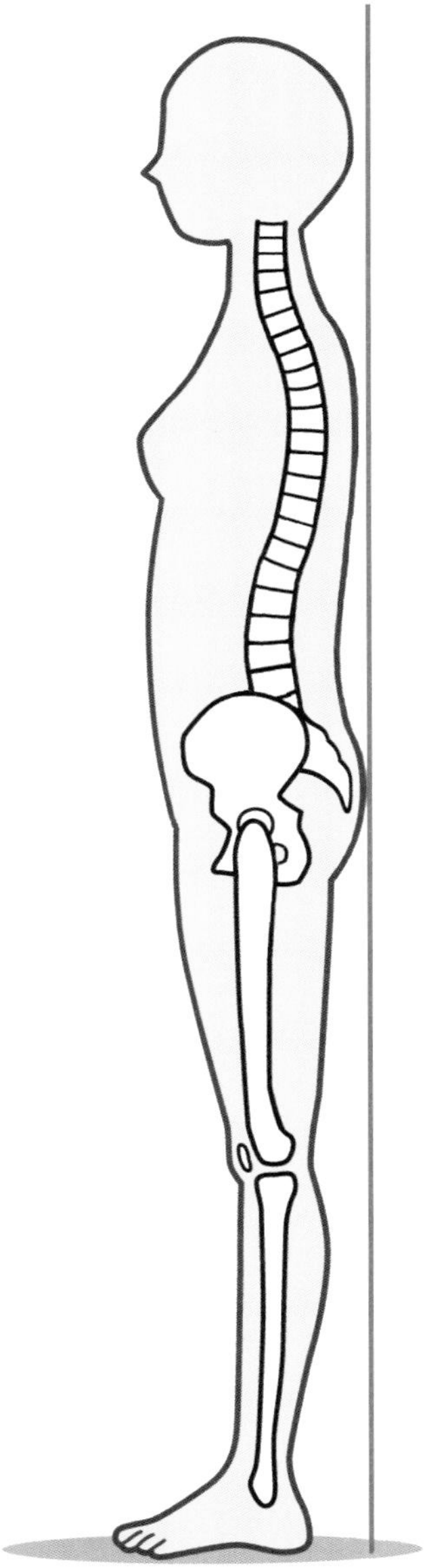

骨盤が適度に前傾

お尻が背中より少しだけ先に壁についた人は骨盤が適正な状態といえます。さらに、壁と腰とのすき間が狭く、指を伸ばした手が差し込める程度のすき間しかなければ、あなたの腰はバナナ腰ではありません。

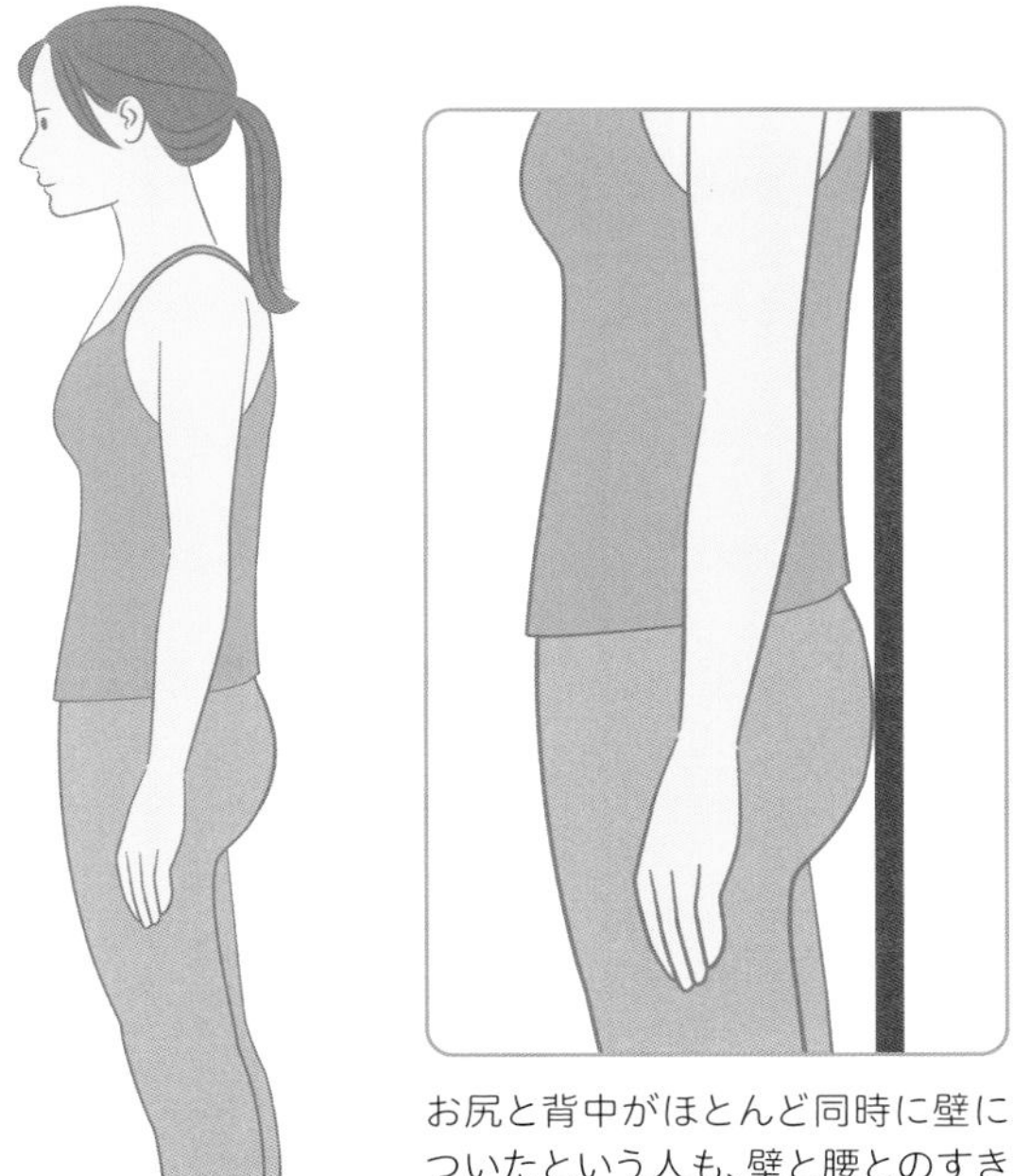

お尻と背中がほとんど同時に壁についたという人も、壁と腰とのすき間が狭ければ、骨盤は適正な状態であると思ってよい。

バナナ腰❶: 反り腰タイプ

お尻が背中よりも先につく

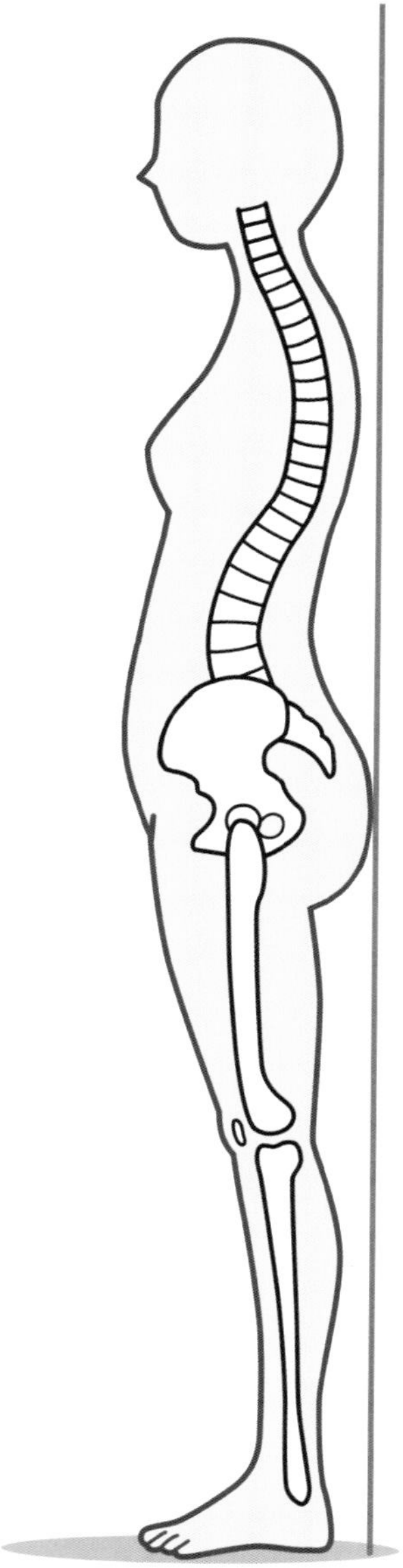

骨盤が過度に前傾

お尻が背中より先に壁についた人は骨盤が前傾している状態です。さらに壁と腰とのすき間が広く、手がするりと入ったなら、あなたは「反り腰タイプ」のバナナ腰。特に女性がなりやすいタイプのバナナ腰です。

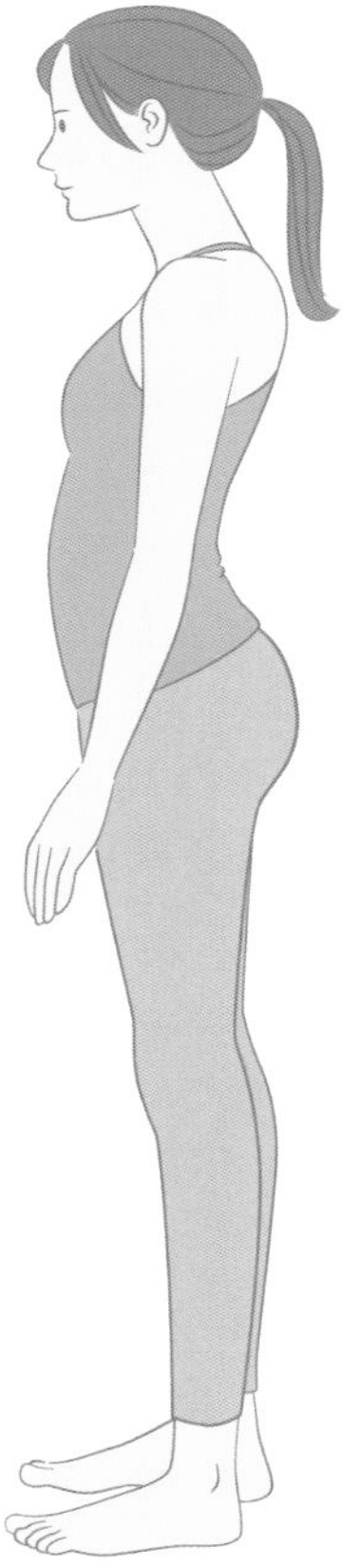

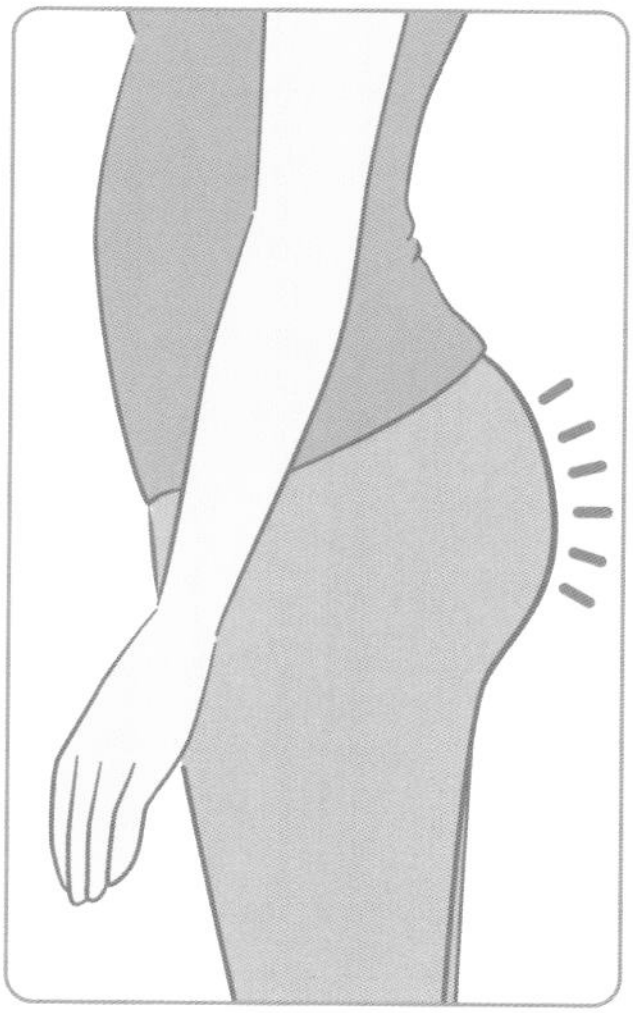

反り腰タイプは骨盤が過度に前傾しているため、お尻が後方へ突き出ている。そのためお尻が背中よりも先に壁につく。一見すると良い姿勢に見えるのでゆがみに気づきにくい。

［反り腰タイプ］の特徴

腰椎が反りすぎて椎間関節が圧迫される

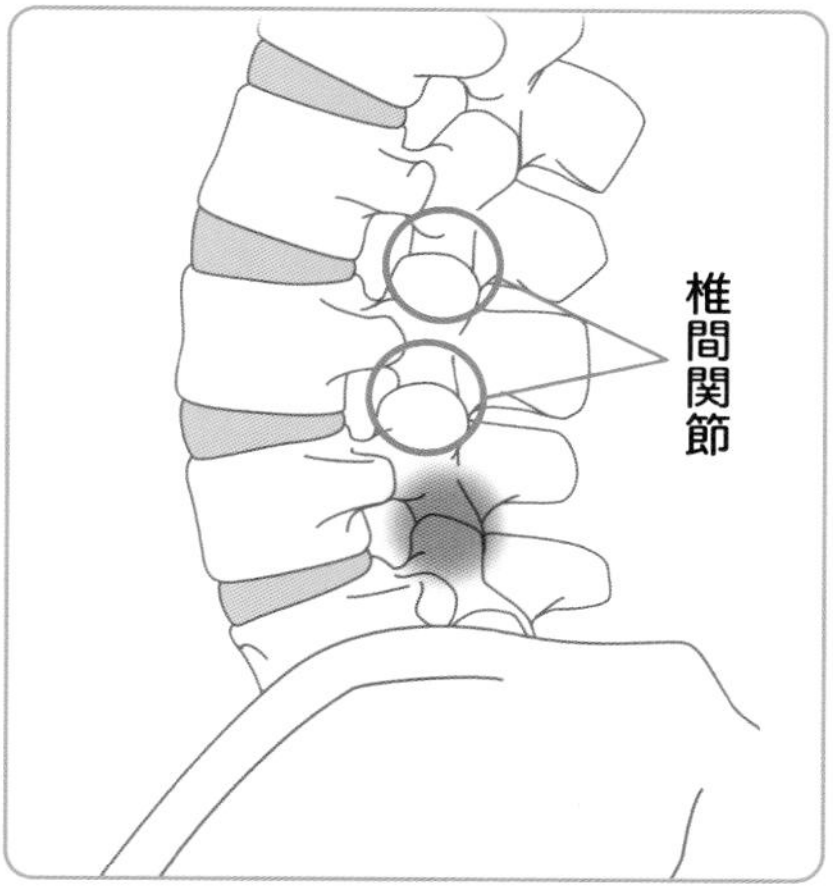

腰椎が反りすぎて、椎骨がつまっている状態。特に椎間関節（上下の椎骨がつながる関節）が圧迫される。椎骨の内部を連なる脊柱管が狭くなり、脊柱管狭窄症を発症しやすくなる。

下腹部が押し出されて「ぽっこりお腹」になる

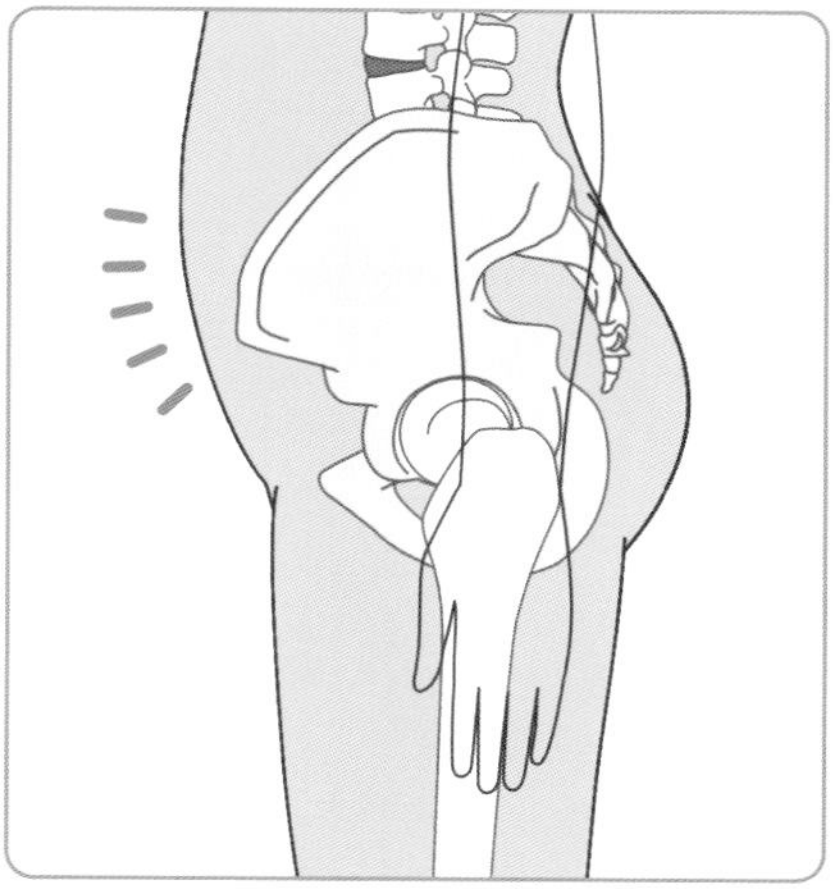

骨盤の前傾角度が深くなると、下腹部が押し出されてぽっこりお腹になる。痩せている人でもお腹がぽっこりするため、美しいボディラインの形成には反り腰の改善が必須。

反り腰になりやすい生活習慣

うつ伏せの状態は最も反り腰になりやすい体勢。日常的にうつ伏せのまま就寝したり、本やスマートフォンを見たりしている人は注意しよう。

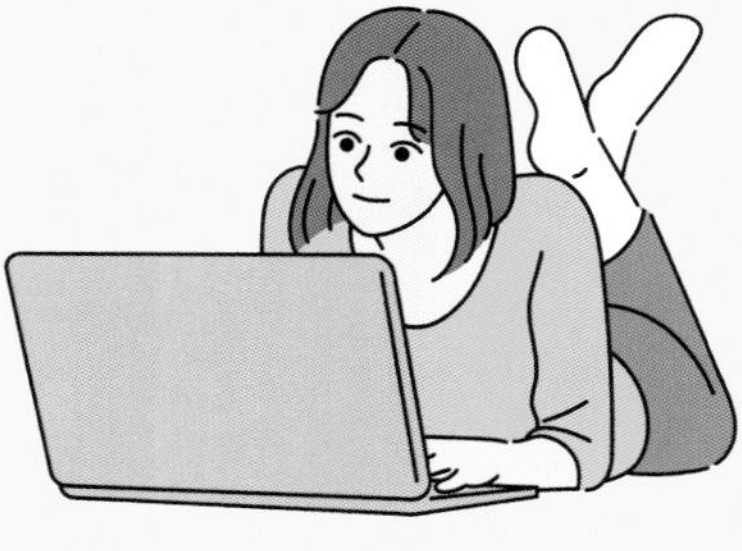

カカトが高くなるハイヒールは重心がやや前方へ移動するため、歩行動作では無意識に上体を反らして体のバランスを取る歩き方になっている。

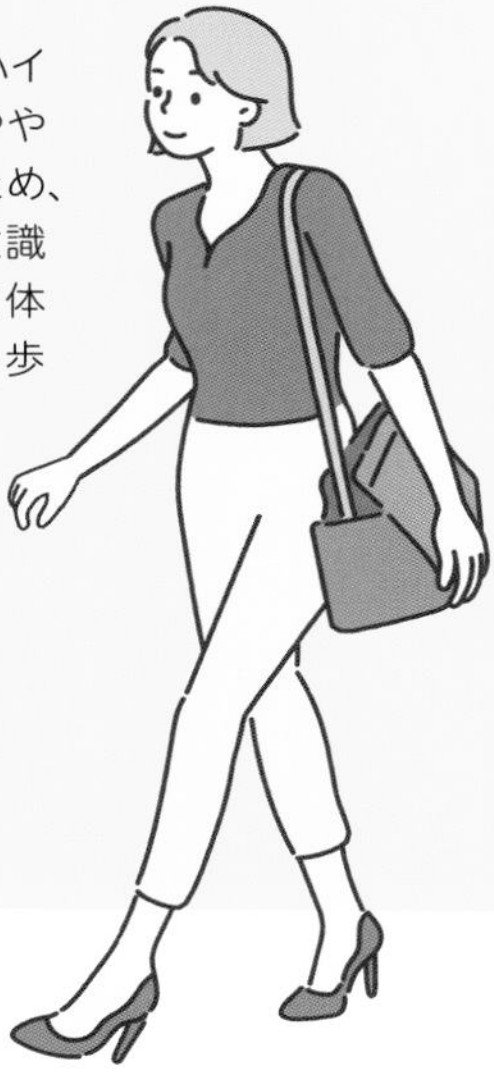

バナナ腰❷: 反り腰＋猫背タイプ

背中とお尻がついてすき間が広い

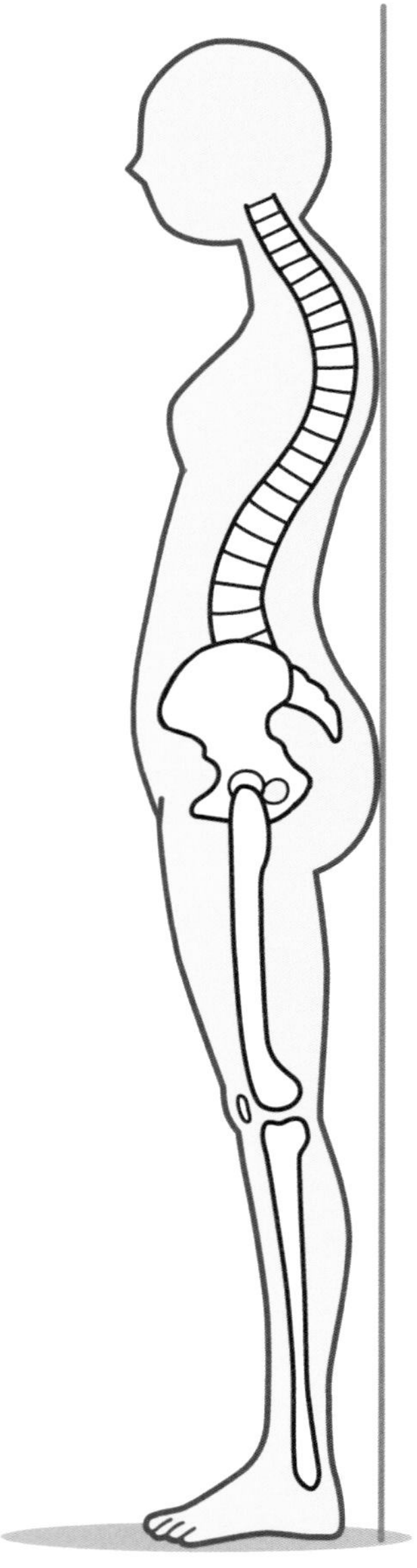

骨盤が前傾し背中が丸まる

お尻と背中がほぼ同時に壁につき、壁と腰とのすき間に手が余裕で入る人は「反り腰＋猫背タイプ」のバナナ腰。骨盤が過度に前傾して腰椎が反り、上背部が後方に傾いているため、体のバランスを取ろうとして猫背になり、頭部が肩より前に出ています。

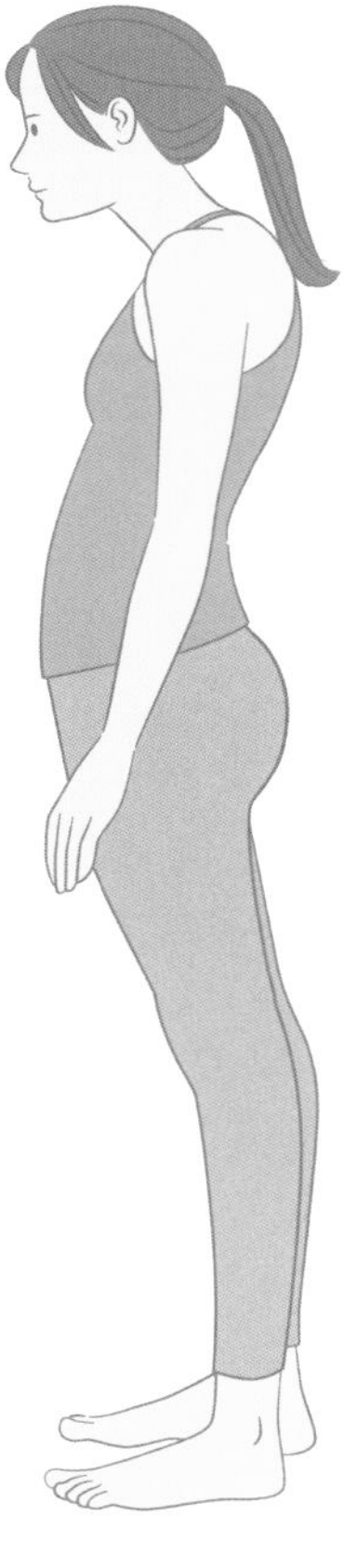

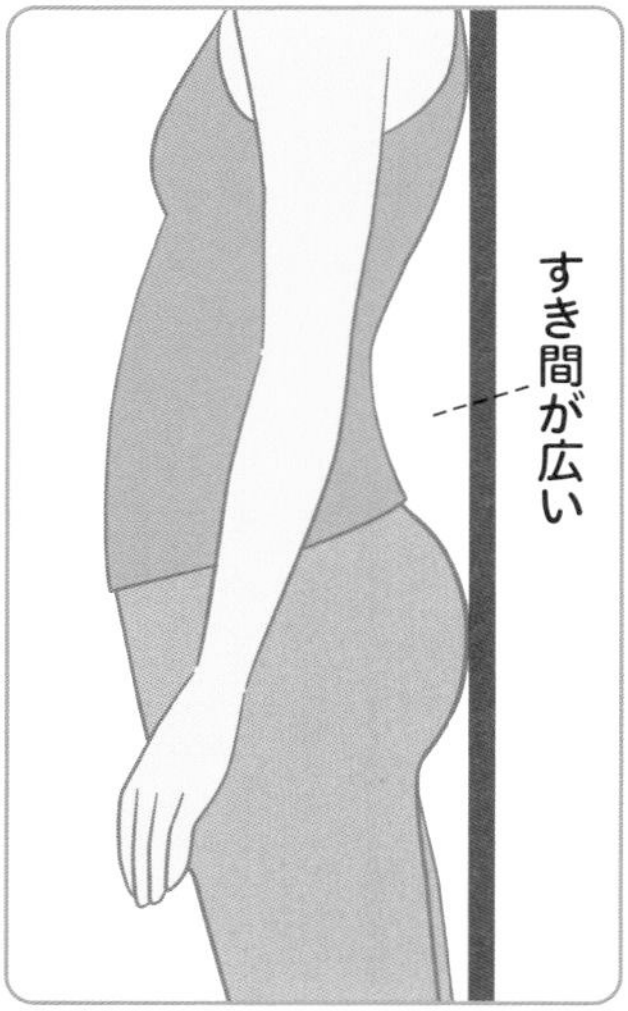

お尻と背中が壁についていると一見すると良い姿勢に見えるが壁と腰とのすき間は広い。反り腰タイプより腰の反りは強い場合が多い。上半身のラインはS字になっている。

「反り腰＋猫背タイプ」の特徴

腰から上の上背部が丸まって猫背になる

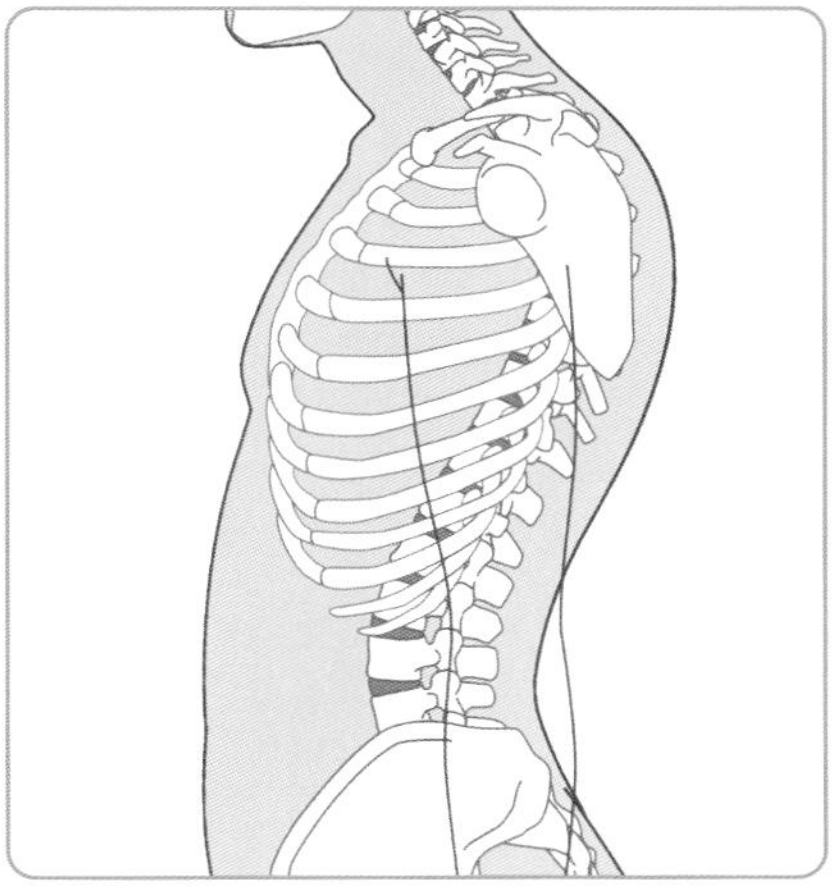

背中全体ではなく上背部だけが猫背になっているのが特徴。もともと猫背気味だった人が反り腰になり、体のバランスを取ろうとしてより猫背になってしまう場合もある。

ストレートネックになるリスクが大きくなる

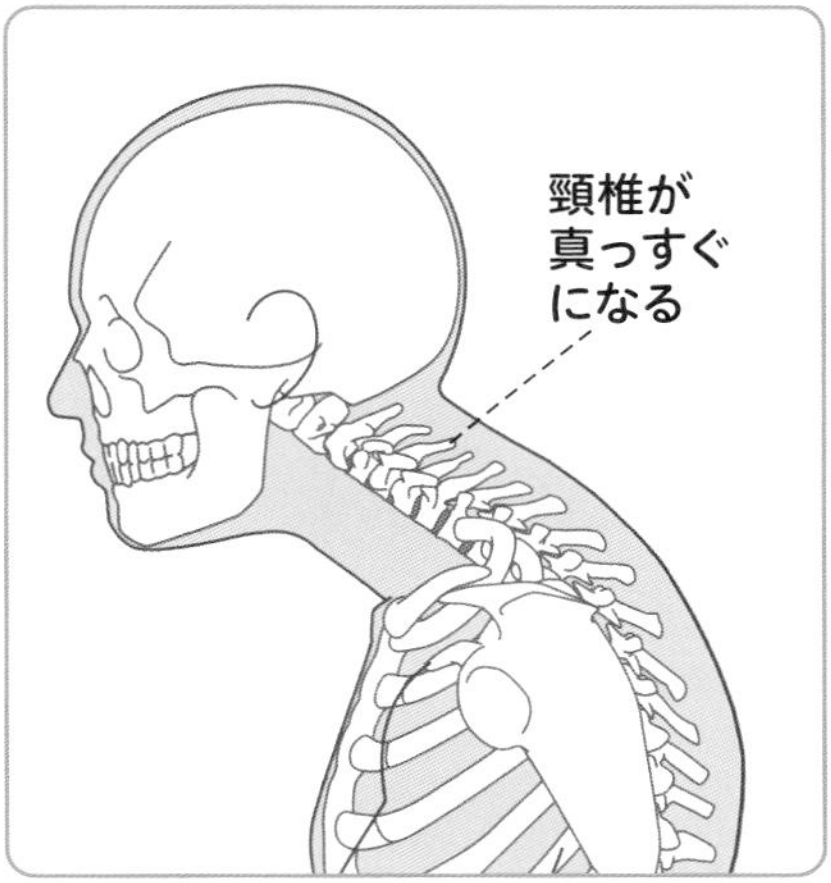

猫背になると頭部が肩よりも前に出るため、首に負担がかかり首痛や肩コリを発症する。頭部の重さを支える頸椎の反りが失われて、ストレートネックになるリスクもある。

猫背になりやすい生活習慣

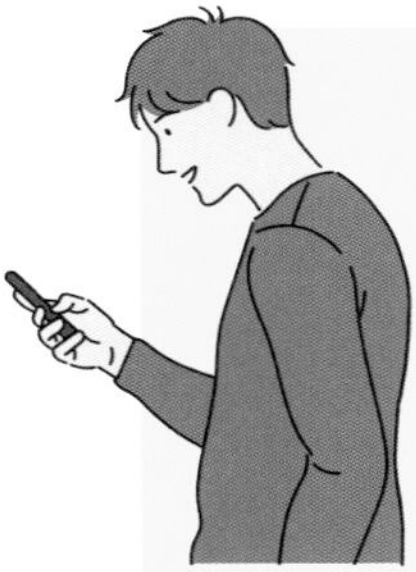

下を向いてスマートフォンを見ている時間が長い人は頭部の重さで背中が丸まるため猫背になっていく。バナナ腰の人ほど猫背で見る姿勢になりやすい。

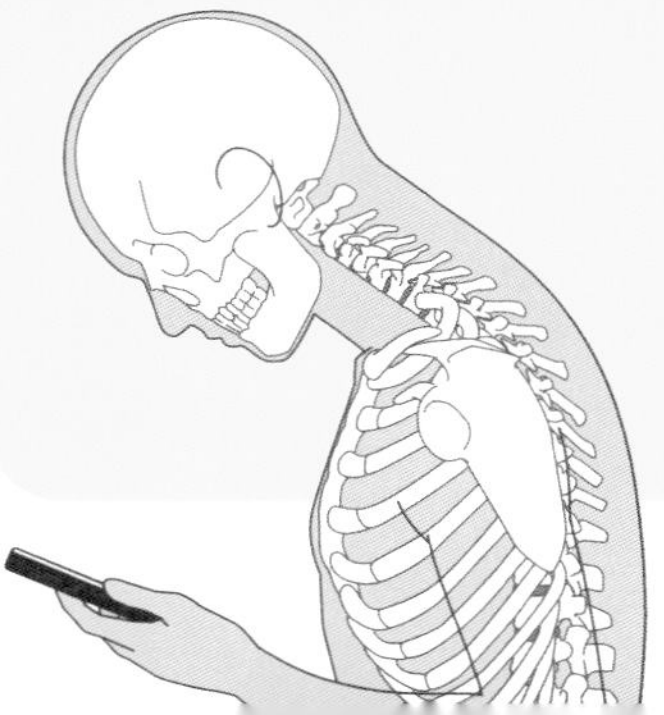

重いリュックを背負っていると重心が後方に移動するため猫背になりやすい。特に低い位置で担ぐ体勢ではリュックを骨盤で受け止めることになるため反り腰にもなりやすい。

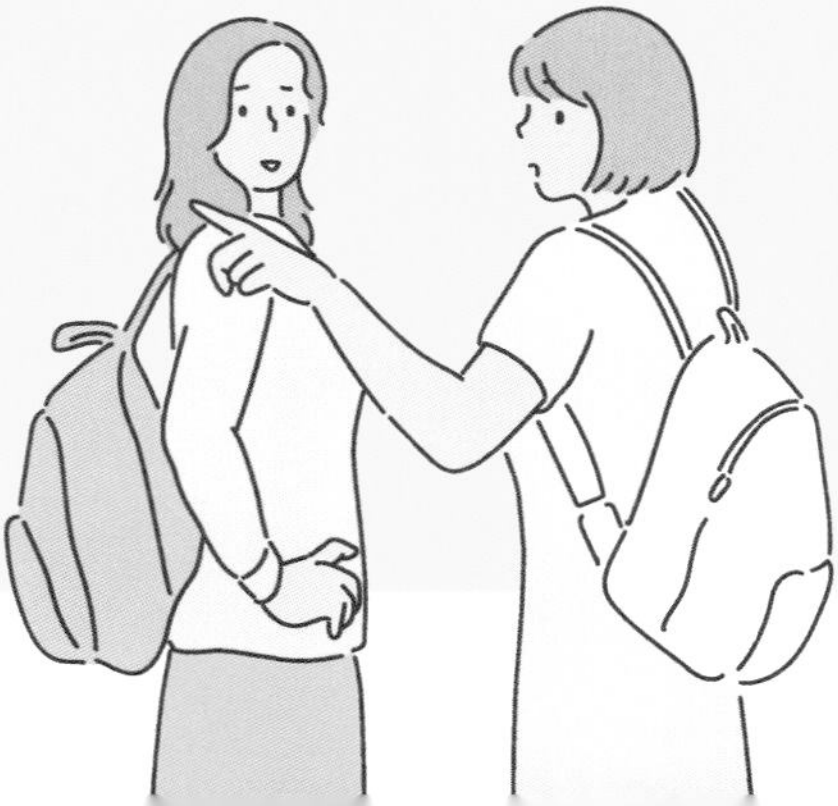

バナナ腰❸：丸まり腰タイプ

背中がお尻よりも先につく

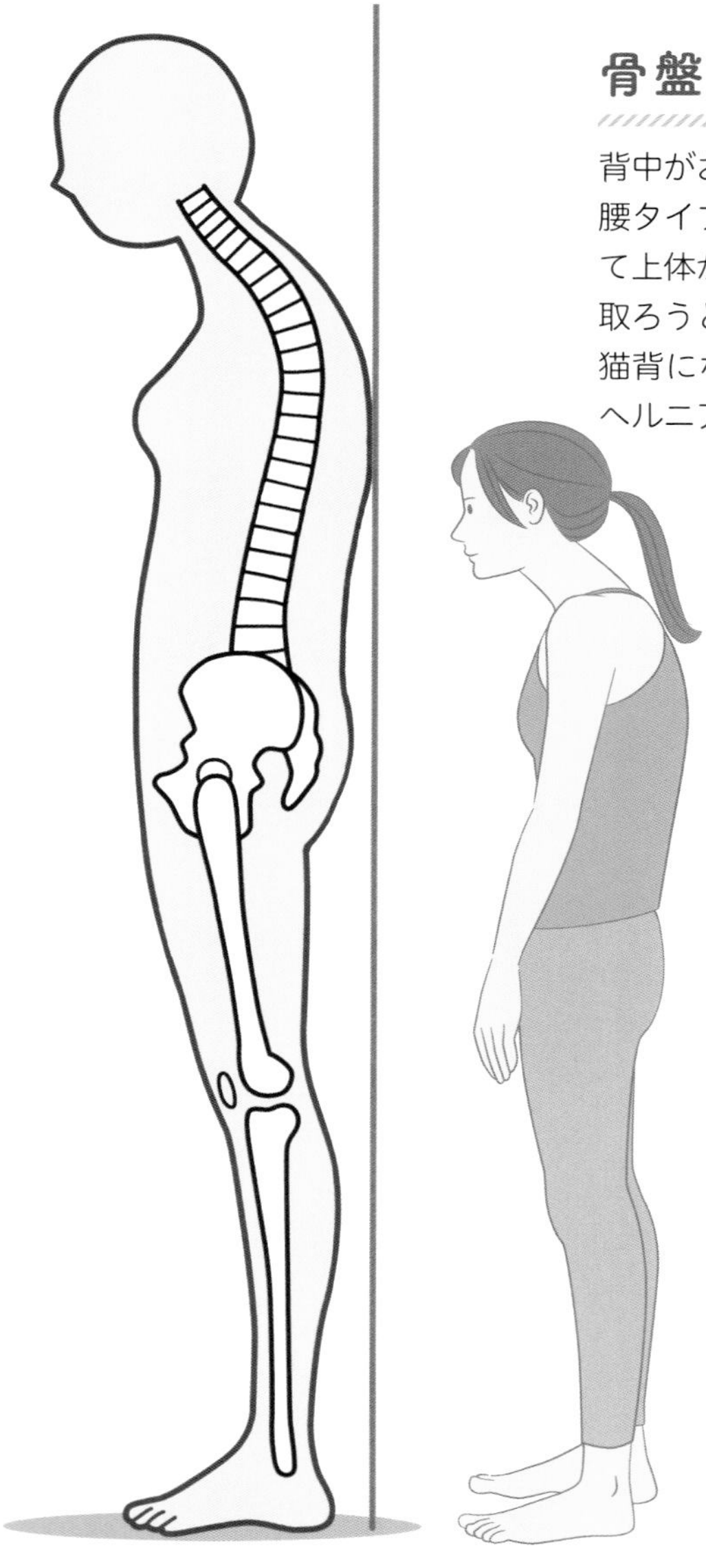

骨盤が後傾し背中が丸まる

背中がお尻より先に壁につく人は「丸まり腰タイプ」のバナナ腰です。骨盤が後傾して上体が後方に傾くため、体のバランスを取ろうとして、腰だけでなく背中も丸めて猫背になり、頭部が肩より前に出た状態。ヘルニアの原因にもなりやすいバナナ腰。

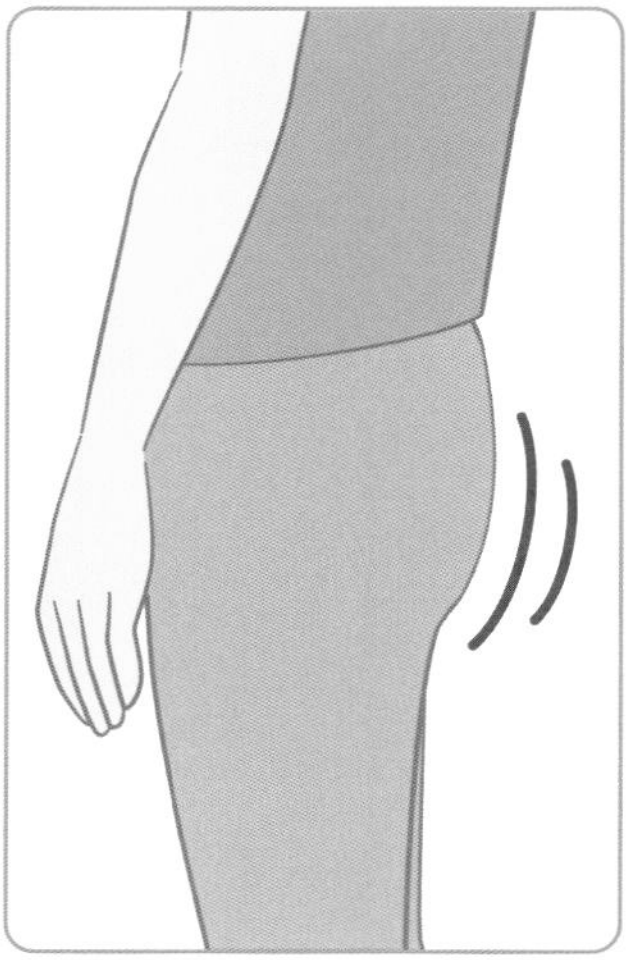

骨盤が後傾した状態になるとお尻の大殿筋が収縮したまま硬直して働きにくくなるためお尻が垂れてのっぺりとした形になっている。

丸まり腰タイプの特徴

腰椎が伸ばされて椎間板が圧迫される

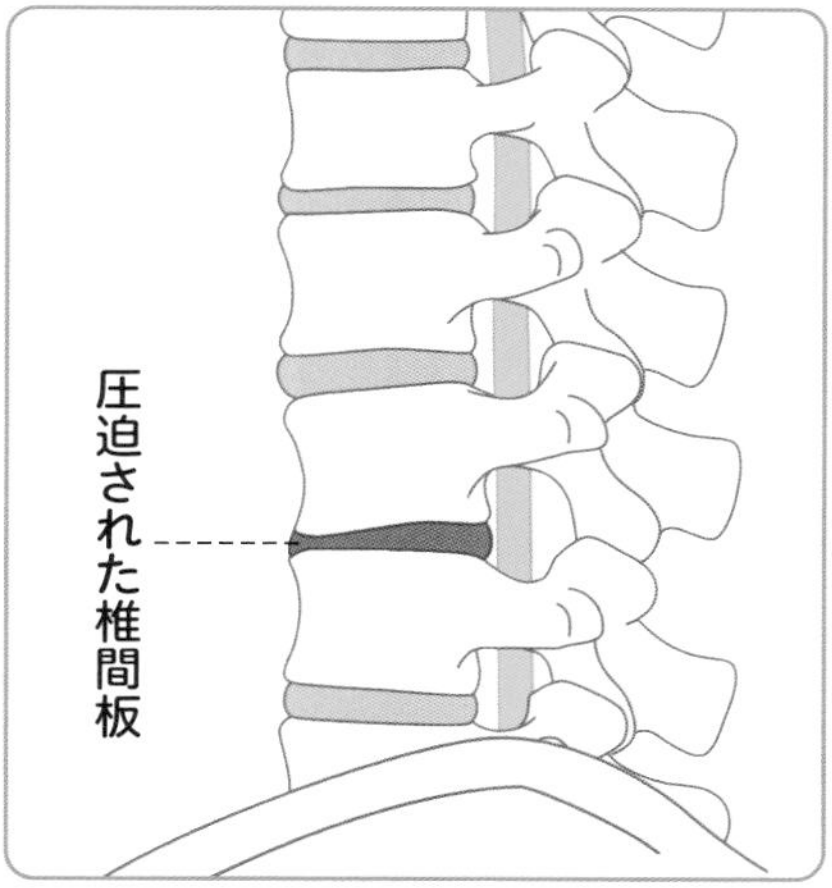

骨盤の後傾によって腰椎は伸ばされ、椎間板が圧迫された状態になる。悪化すると椎間板が変性して腰椎椎間板ヘルニアを発症する。前屈した体勢では椎間板により負担がかかる。

腰部の筋膜が緊張して腰痛を発症しやすくなる

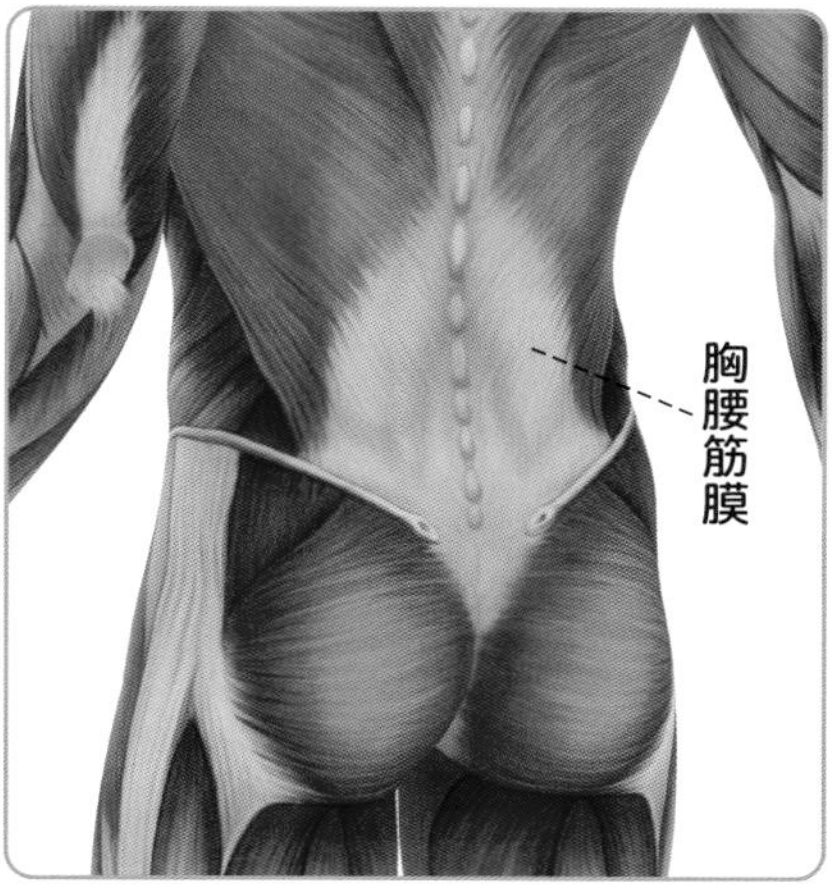

丸まり腰になるとお尻と背中をつないでいる筋膜（胸腰筋膜）が慢性的に伸ばされて緊張した状態になるため、筋膜性の腰痛（筋筋膜性腰痛症）を発症するリスクがある。

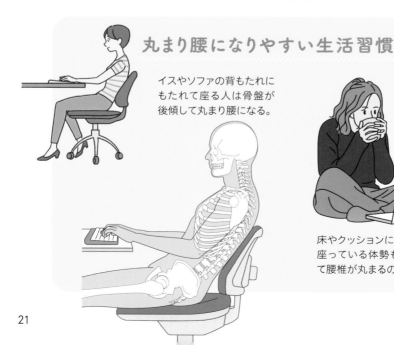

丸まり腰になりやすい生活習慣

イスやソファの背もたれにもたれて座る人は骨盤が後傾して丸まり腰になる。

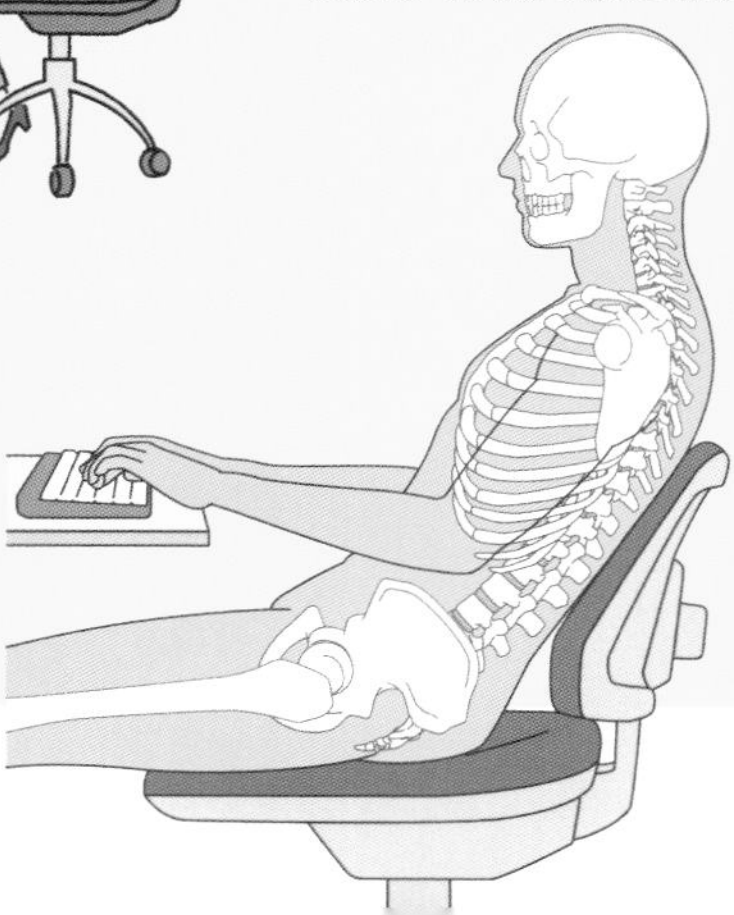

床やクッションにお尻を下ろして座っている体勢も骨盤が後傾して腰椎が丸まるので注意が必要。

ストレートネックとバナナ腰の関係

ストレートネックとは、頸椎に本来あるはずの前弯カーブが失われて真っすぐになってしまう症状です。ストレートネックになると頭部が前方に突き出た状態になるため、頭部の重さによって背中が丸まり、猫背になるリスクも高まります。さらに頸椎が伸びて椎間板が圧迫されるため頸椎椎間板ヘルニアを発症する危険もあります。

ストレートネックは、別名で「スマホ首」ともよばれているほど、下を向いてスマートフォンを見ている体勢が主な発症原因といわれていますが、実際にはバナナ腰も密接に関係しています。

バナナ腰の人は骨盤のゆがみで上体が後方に傾くため、無意識のうちに体のバランスを取ろうとして頭部の位置を前に出します。これは下を向いてスマートフォンを見ている時と同じ体勢。つまりバナナ腰の人の多くは、スマートフォンを見ていない時でも首に負担がかかっているため、よりストレートネックになるリスクが高くなります。

丸まり腰の人の上背部

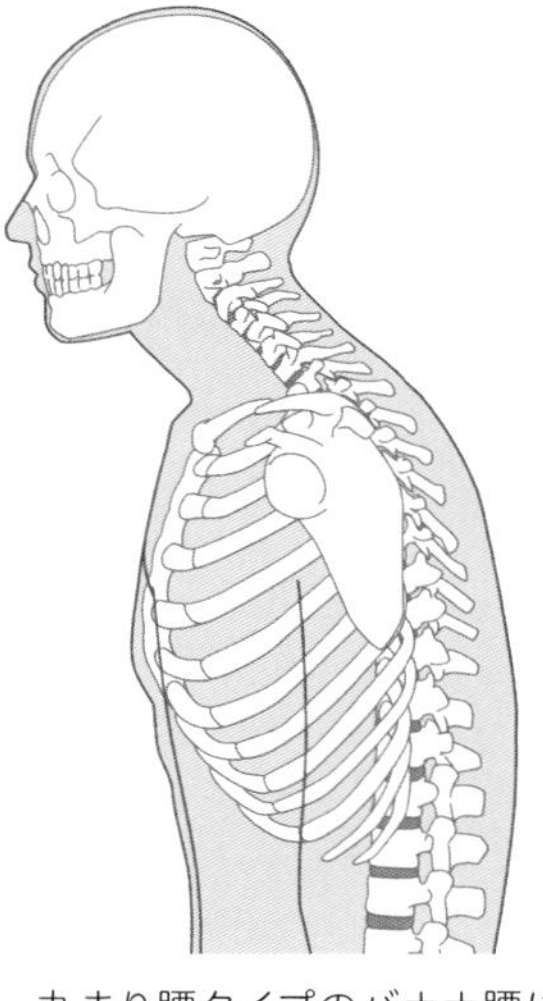

丸まり腰タイプのバナナ腰になっている人の姿勢。頭部が肩より前に出ていてスマートフォンを見る体勢に近い。

スマホを見てる人の上背部

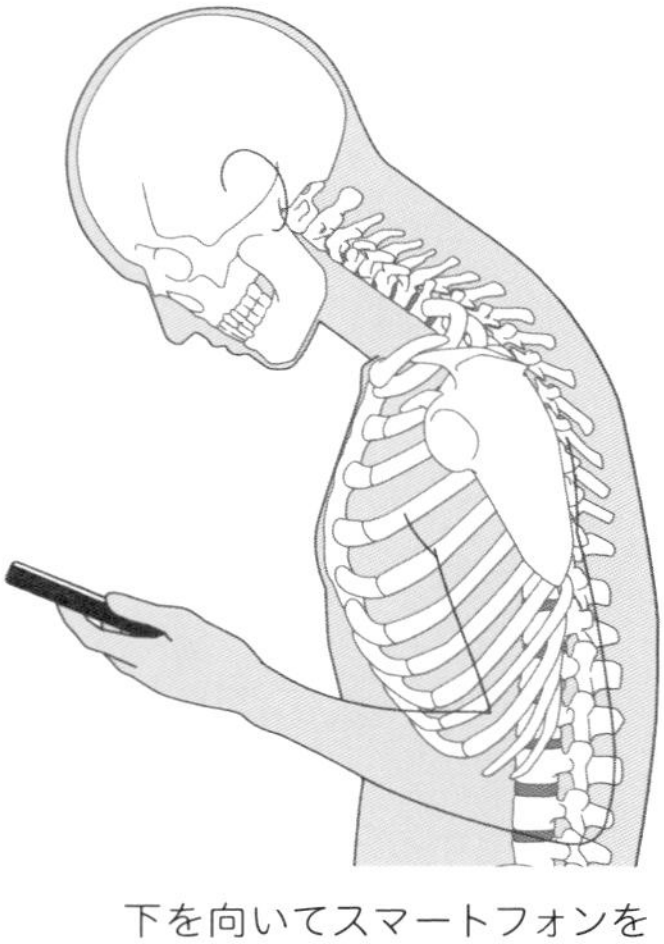

下を向いてスマートフォンを見る体勢はストレートネックの原因となる。バナナ腰の人ほどこの体勢で見ている。

第2章

タイプ別 バナナ腰の治し方

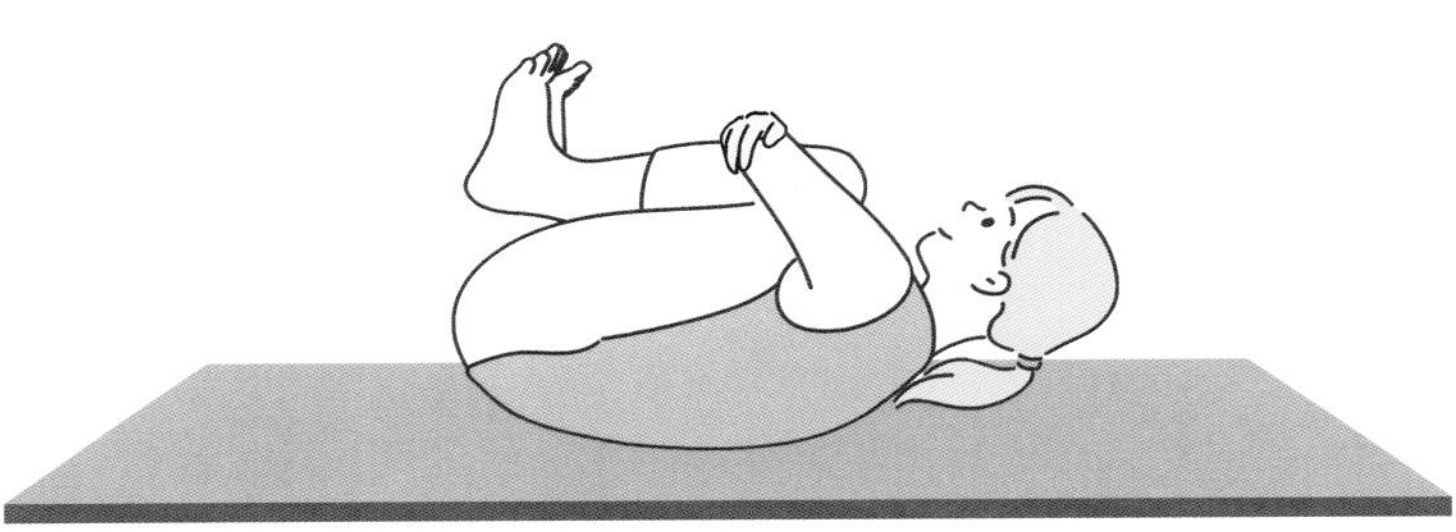

バナナ腰を治さなければ腰痛は消えない

私はこれまで整体師として腰痛に悩む3万人以上の患者さんを診てきましたが、9割以上の方がバナナ腰になっていました。1章で解説したように、猫背も脊柱管狭窄症《せきちゅうかんきょうさくしょう》も坐骨神経痛《ざこつしんけいつう》も根本原因となっているのはほとんどの場合、バナナ腰です。

いくら背すじを伸ばしても、バナナ腰を治さなければ猫背は改善できません。脊柱管狭窄症の手術をしても、バナナ腰のままでは再び脊柱管が狭くなって症状を再発してしまいます。骨格のゆがみも腰痛も、根本原因であるバナナ腰を治さなければどんな治療も無意味になってしまうのです。

日頃から健康のために運動をしている人でも、イスに長時間座っているなど、生活習慣によってバナナ腰になっている人がたくさんいます。バナナ腰であることに気づかないまま運動していると、

バナナ腰の人がヨガやピラティスを行うと、ポーズによっては腰を痛める場合があるので注意しよう。

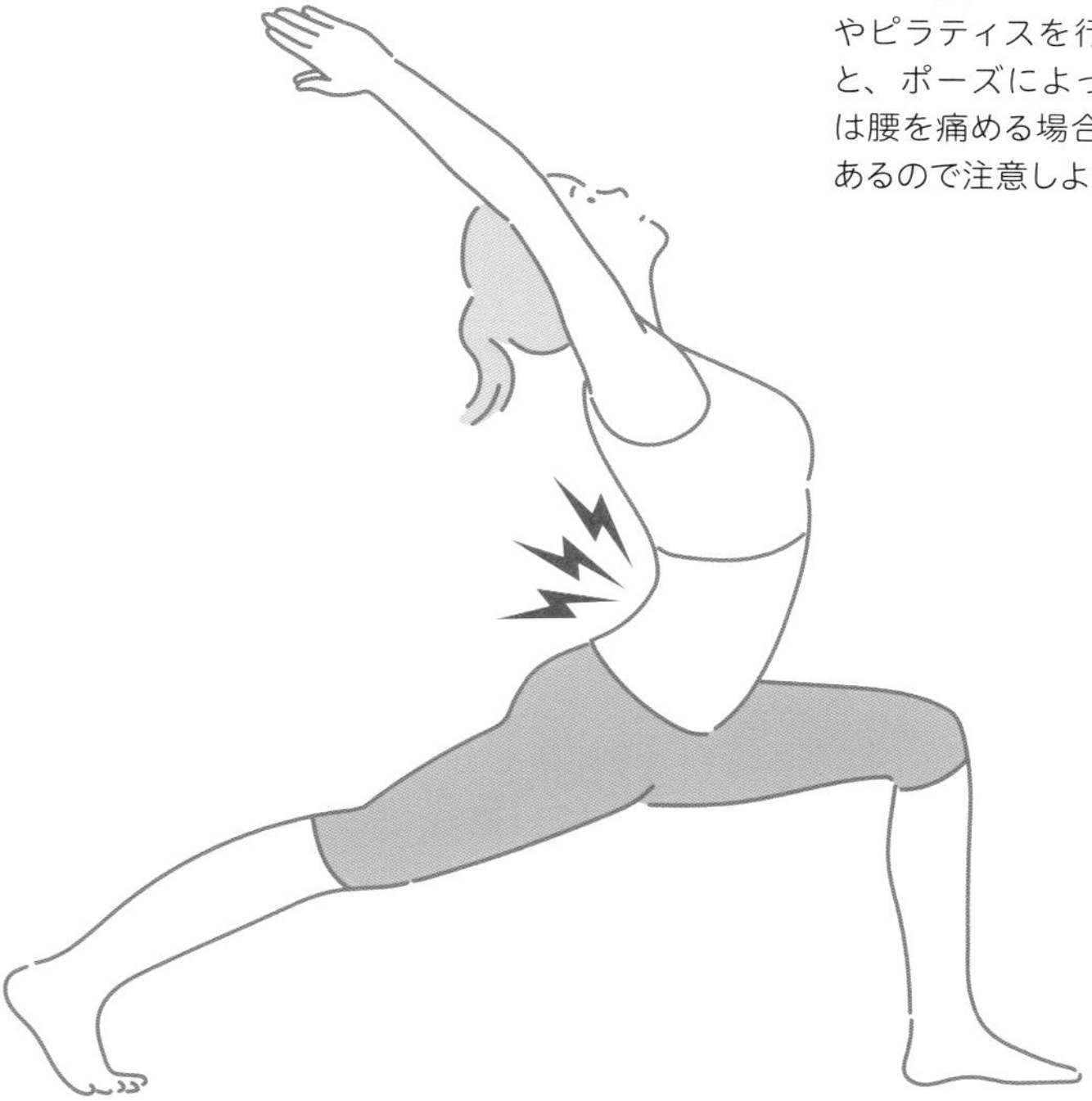

かえって腰痛になるリスクを高めてしまう危険もあるのです。たとえばヨガやピラティスのポーズで腰を反りすぎたり、筋トレで腰椎に過度な負担をかけたりすると腰痛の発症につながります。ジョギングやウォーキングもバナナ腰の人には、かえって腰を悪くする場合があるので要注意です。

だからこそ、まだ腰痛を発症していない人も早い段階でバナナ腰に気づくことが大切です。セルフチェックの方法は1章のP．14〜21で解説した通り。バナナ腰になっている人は、バナナ腰を治すことが腰痛の改善にも予防にもなるのです。

まだ腰痛を
発症していない人でも
バナナ腰であることが
分かったら、放置せず
早めに治しましょう！

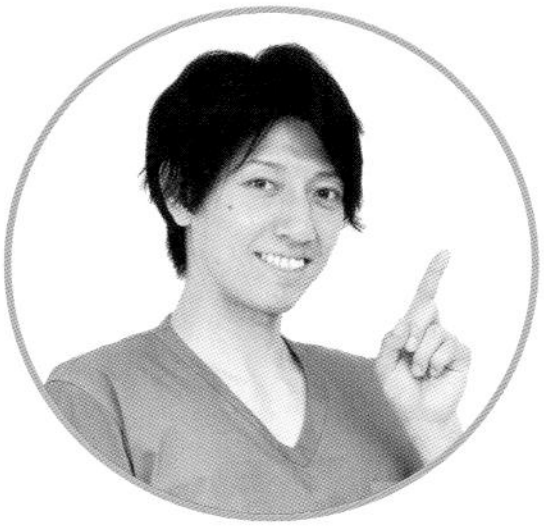

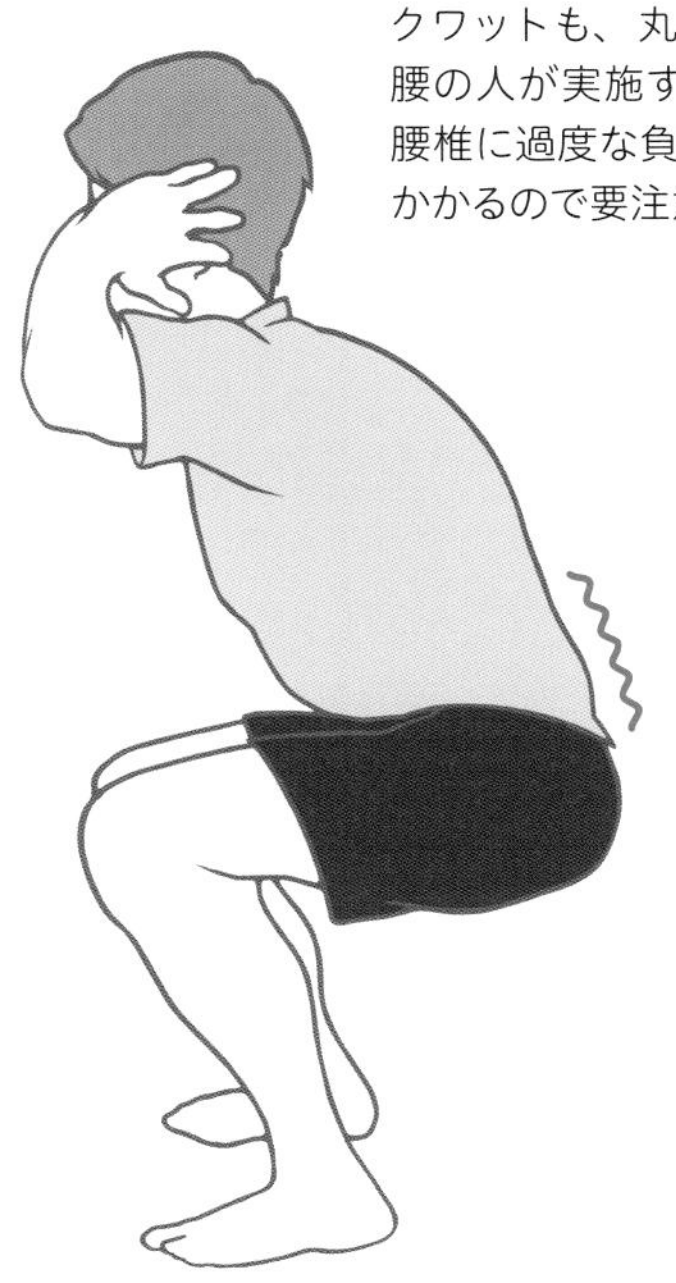

足腰を鍛える筋トレ種目として人気のスクワットも、丸まり腰の人が実施すると腰椎に過度な負担がかかるので要注意。

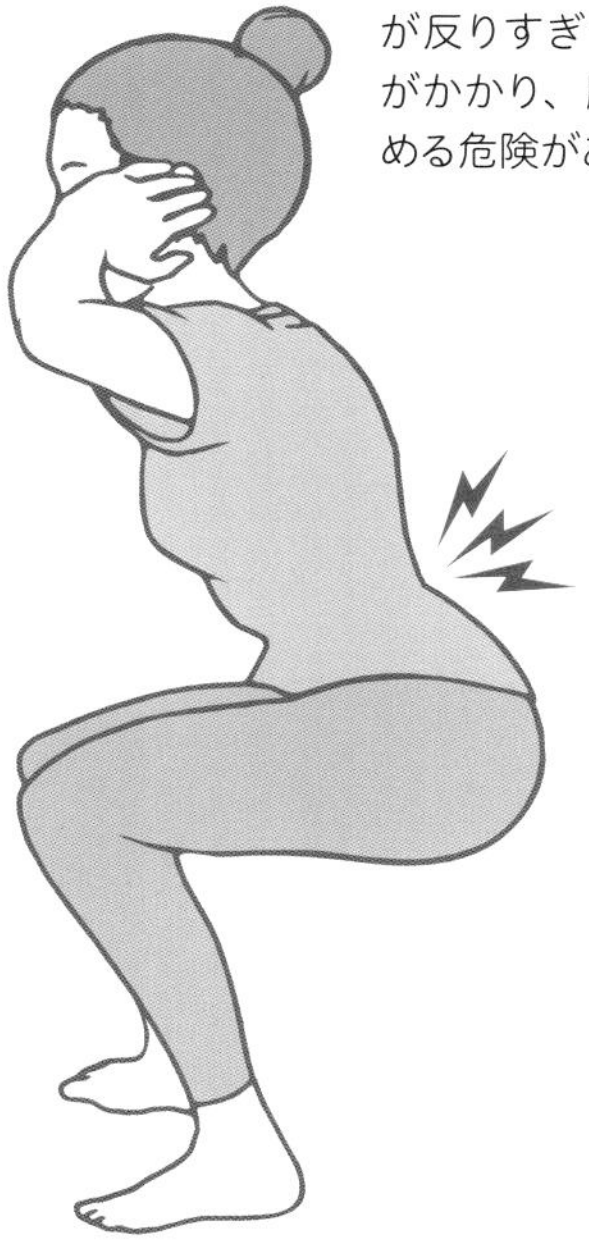

反り腰の人がスクワットをするとしゃがんだ時に腰椎が反りすぎて負担がかかり、腰を痛める危険がある。

バナナ腰になる悪い生活習慣

バナナ腰は捻挫や骨折のように瞬間的な衝撃でなるものではありません。日常生活の中でバランスの悪い姿勢を取り続けることによって、骨盤のゆがんだ状態が少しずつ定着していきます。

同じ姿勢を長い時間取り続ける生活習慣は、主に「寝ている時間」「座っている時間」「立っている時間」の3つ。ほとんどの場合、この3つの中にバナナ腰になる原因が潜んでいます。イスから立ち上がる際や、起床して起き上がる際に腰の張りを感じるという人は、座っている姿勢や寝ている姿勢に問題があると考えていいでしょう。

バナナ腰はセルフケアで改善できますが、日常生活に潜むバナナ腰の原因を解消しなければ再発防止はできません。バナナ腰を完全に治すためには、日常生活を見直すことが必須となります。

「寝ている姿勢」の悪い例

- うつ伏せで寝る
- 柔らかすぎる布団・マットレスで寝る
- 硬すぎる布団・マットレスで寝る
- 柔らかいソファにゴロ寝する
- まくらが高すぎる

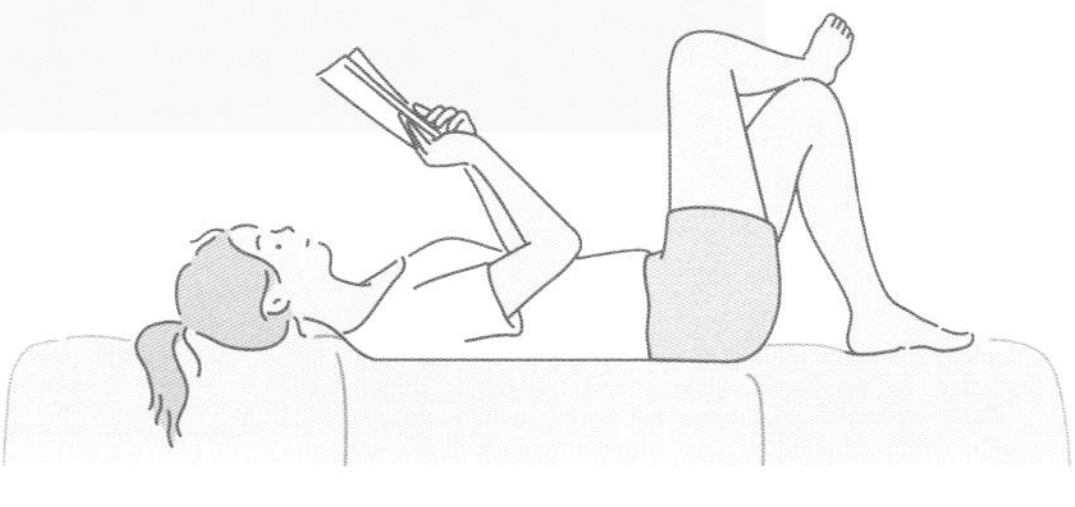

柔らかいベッドで寝ている人はお尻が沈み込むため、骨盤がゆがみやすくなる。

「座っている姿勢」の悪い例

- 背もたれにもたれて座る
- イスに浅く座る
- 足を組んで座る
- 柔らかいソファに座る
- 床に直に座る
- 女の子座りをする

イスに浅く座る人は一見すると良い姿勢に見えるが、骨盤が過度に前傾し反り腰になっている場合が多い。

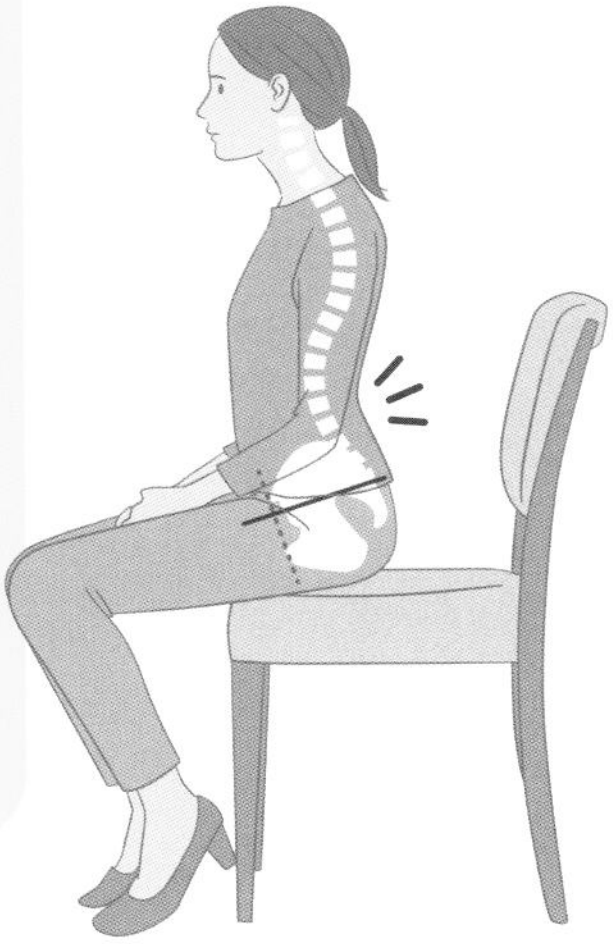

「立っている（&歩行）姿勢」の悪い例

- 片方の足に体重をかけて立つ
- ハイヒールで立つ・歩く
- 内股で立つ・歩く
- 重いリュックや鞄を持って歩く
- 狭い歩幅で歩く

ヒザを曲げず狭い歩幅で歩いている人は足の指や足首を使えていないため、歩行時の重心が傾いてバナナ腰になりやすい。

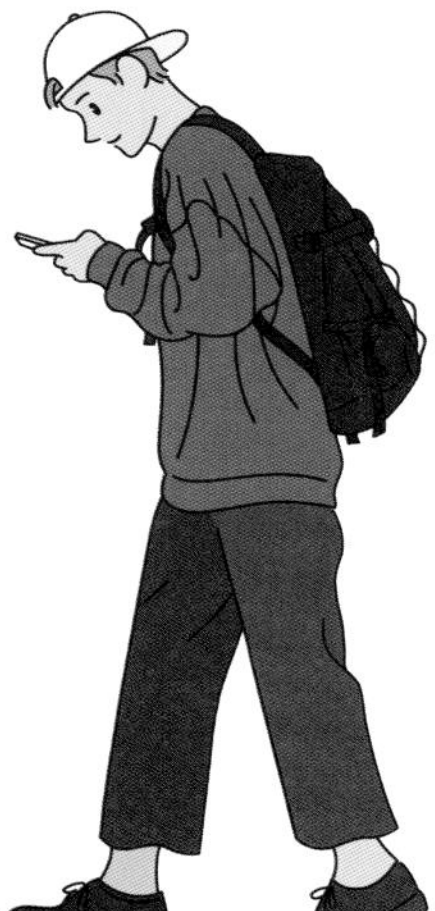

セルフケアの基本は無理をしない！

バナナ腰の主な原因は、筋肉の硬直による骨盤のゆがみ。つまり硬くなってしまった筋肉を柔らかくすることでバナナ腰は改善できます。

筋肉を柔らかくする方法は、主にストレッチとマッサージ。どちらも自宅で手軽に実施できるセルフケアになります。「セルフケアで体のゆがみを治せるの？」と疑う方もいらっしゃると思いますが、バナナ腰の改善に専門的な道具や特別な技術はいりません。自身のバナナ腰のタイプに応じて適切なストレッチやマッサージを実施すれば、誰でも必ず効果を実感することができます。

ストレッチは筋肉を柔らかくする方法として広く認知されていますが、少し誤解されている部分もあるのではないでしょうか。ストレッチは1日や1週間で筋肉を柔らかくできるものではありま

筋肉は無理に伸ばそうとしても、伸ばした痛みによって
体が力んでしまうため、かえって筋肉を伸ばしにくくなる。

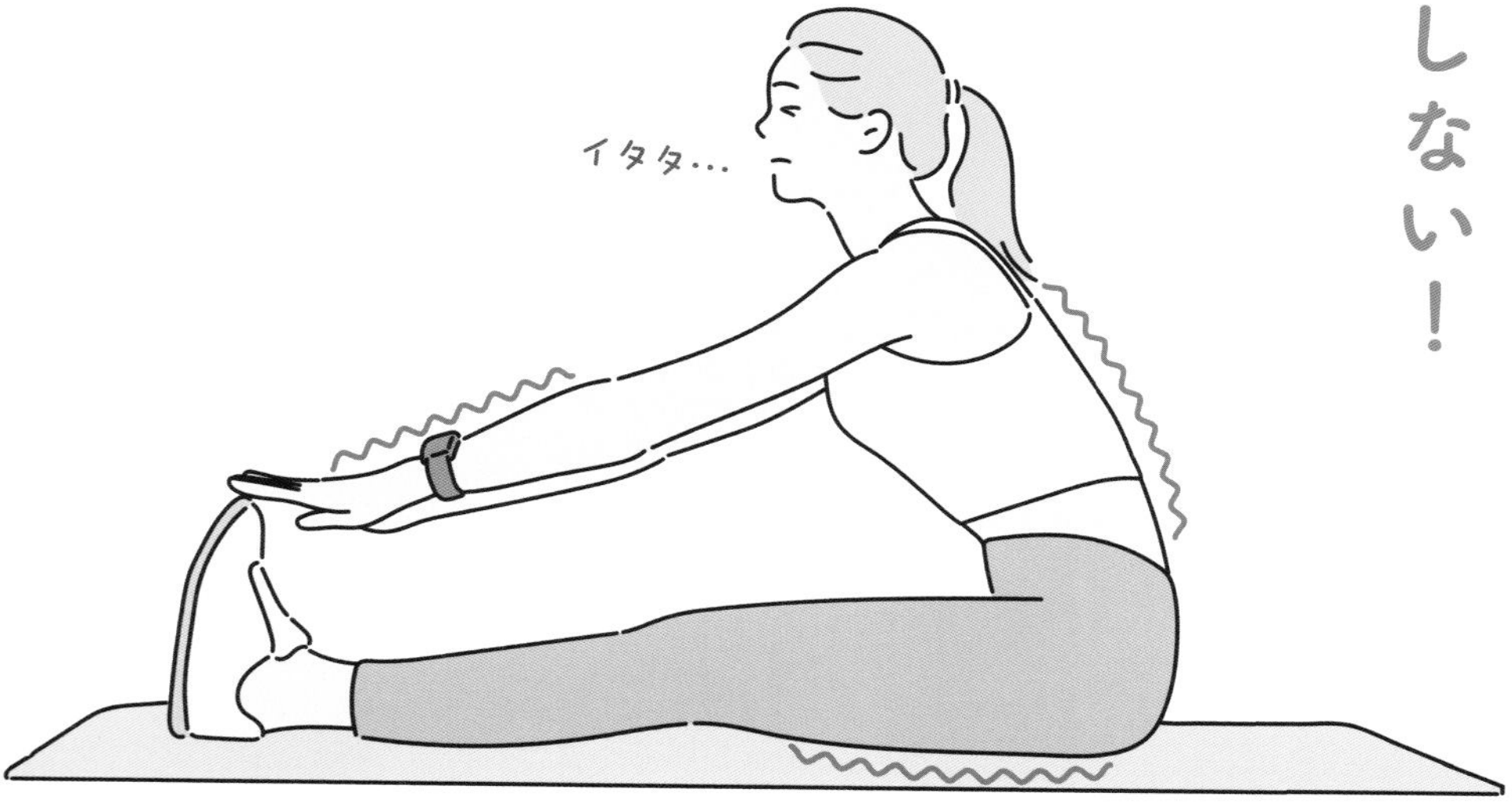

せん。もちろん筋肉をほぐす短期的な効果もありますが、基本的には継続的に行って、少しずつ筋肉の柔軟性を高めていく運動になります。

継続的にストレッチを行うためには、無理をしないことが最も重要です。痛みを感じるまで伸ばす必要はなく、「イタ気持ちいい」程度がベスト。さらに長い時間行う必要もなく、毎日1～5分ぐらいで十分です。無理に伸ばすほど体は逆に力んでしまい、伸ばしたい筋肉が脱力できなくなります。さらに痛みを感じるまで伸ばすことは、精神的なストレスになるため長続きしません。

ストレッチを継続するコツは、お風呂上がりや就寝前など毎日同じ時間、同じタイミングで実施すること。理想は歯磨きのように毎日欠かさない習慣になることであり、ストレッチが生活習慣のひとつになれば、バナナ腰が改善されるだけでなく、健康寿命が延びて、いつまでも元気でアクティブな老後を迎えることができるでしょう。

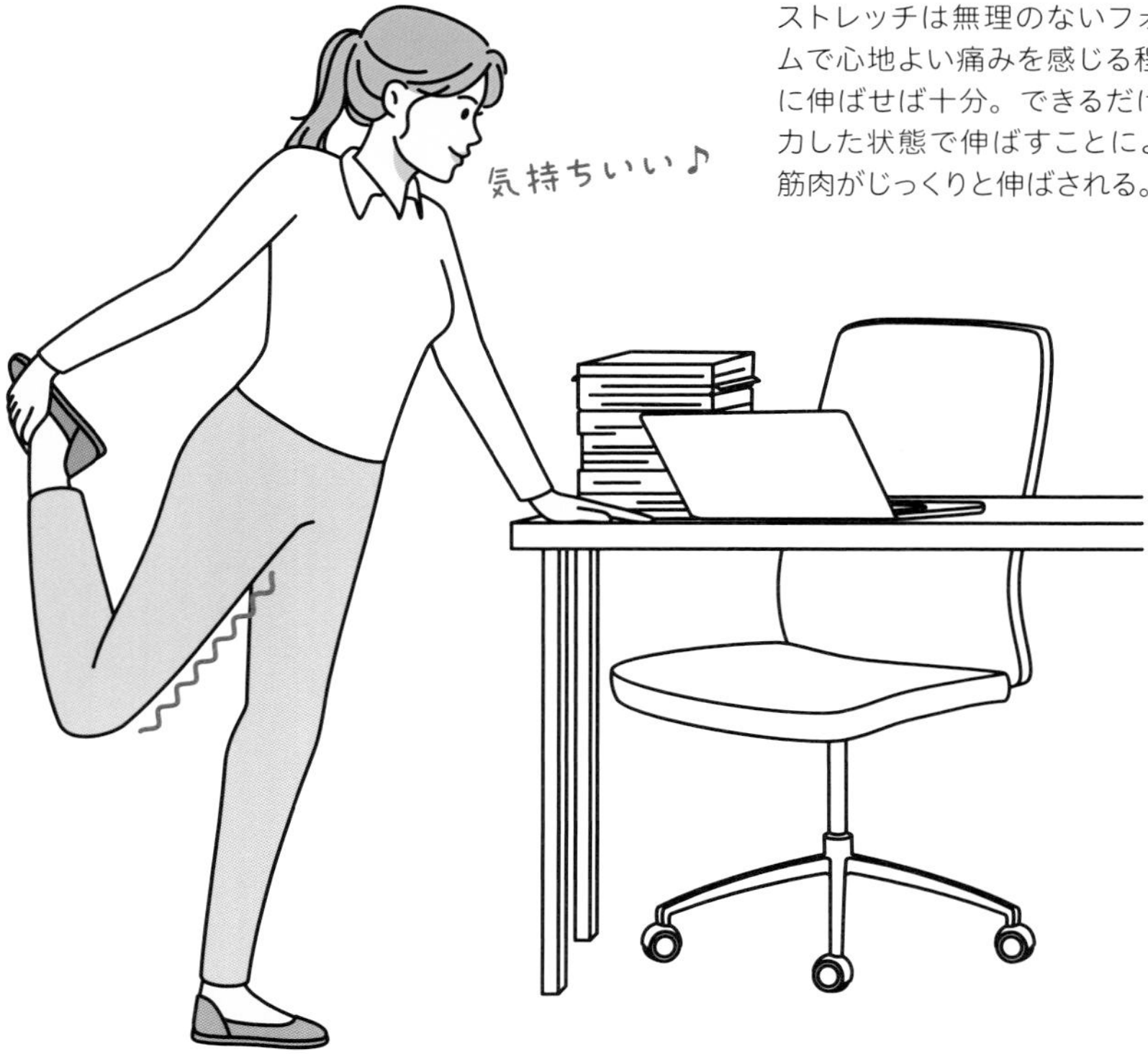

ストレッチは無理のないフォームで心地よい痛みを感じる程度に伸ばせば十分。できるだけ脱力した状態で伸ばすことにより筋肉がじっくりと伸ばされる。

体が硬い人でもバナナ腰は治せる！

バナナ腰の改善は、硬くなった筋肉を柔らかくすることが肝であり、筋肉はセルフケアで柔らかくすることができます。しかし、自分の症状や柔軟性に適していない方法でケアしても十分な効果は得られません。本書ではひとつの部位に対して、「ツボ押しマッサージ」「ソフトストレッチ」「ストレッチ」という3種類のセルフケアを紹介しているため、誰でも自分の体に適した方法で筋肉を確実に柔らかくすることができます。

腰痛を発症していて痛みやシビれがあるという人には動きが少ないツボ押しマッサージが最適。体は動くものの、柔軟性が低いという人はソフトストレッチから始めることをオススメします。ソフトストレッチでは物足りないという人はストレッチで筋肉をしっかり伸ばしていきましょう。

痛み・シビれのある人向け

ツボ押しマッサージ (➡P.32)

体を動かさずに筋肉を揉《も》みほぐす

腰痛などで体に痛みやシビれが出ている人は、無理に体を動かさずセルフマッサージで筋肉をほぐせばOK。

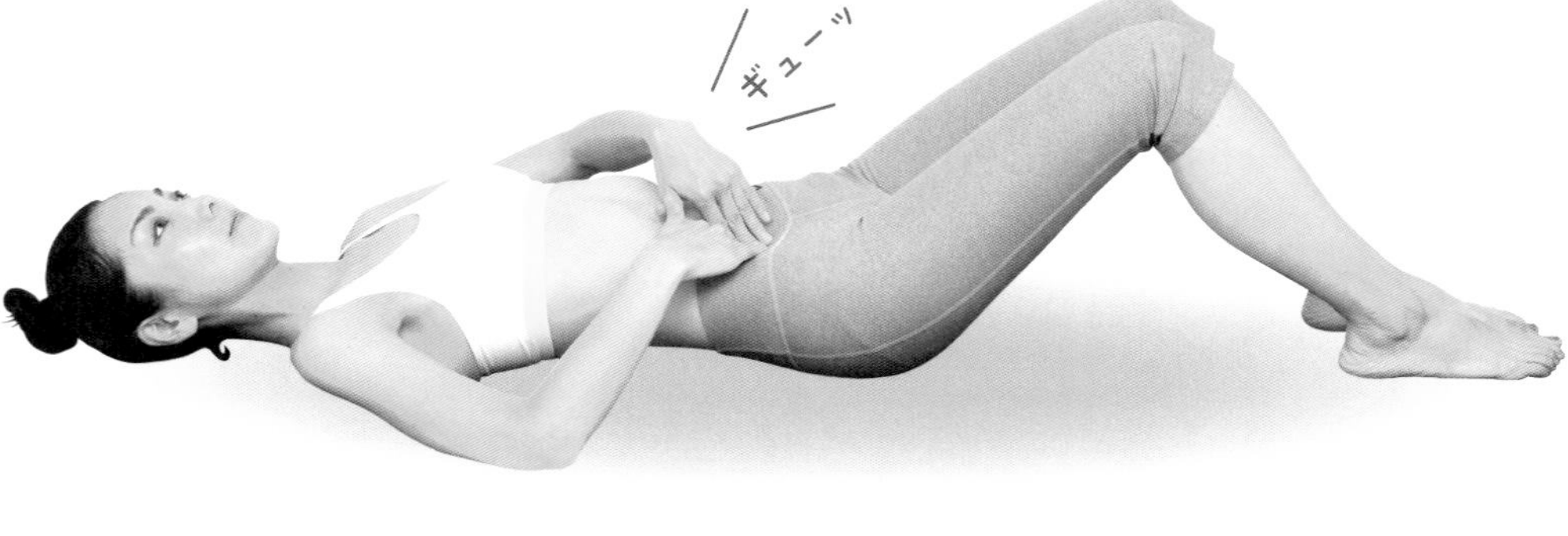

体が硬い人向け

ソフトストレッチ(➡P.34)

無理のないフォームで筋肉を伸ばす

柔軟性が低い人でも比較的実施しやすいストレッチ種目を、本書では「ソフトストレッチ」として紹介します。寝たまま実施できて脱力しやすい種目が多いのも特徴。

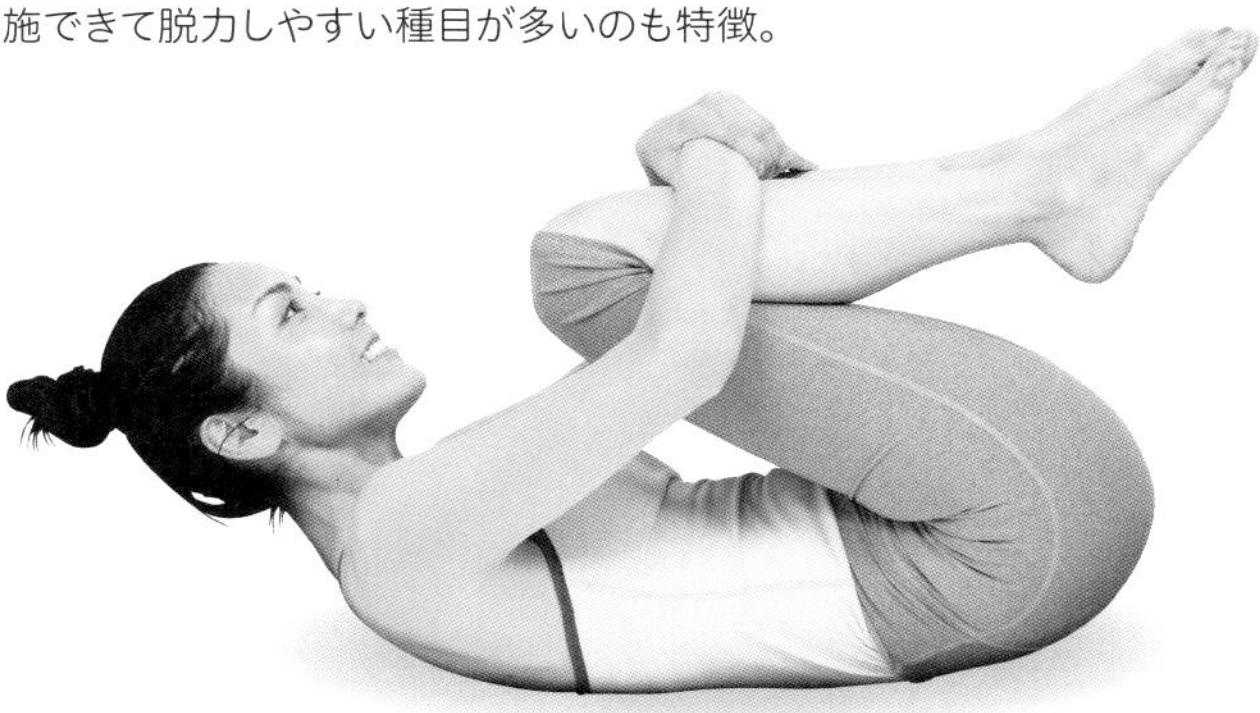

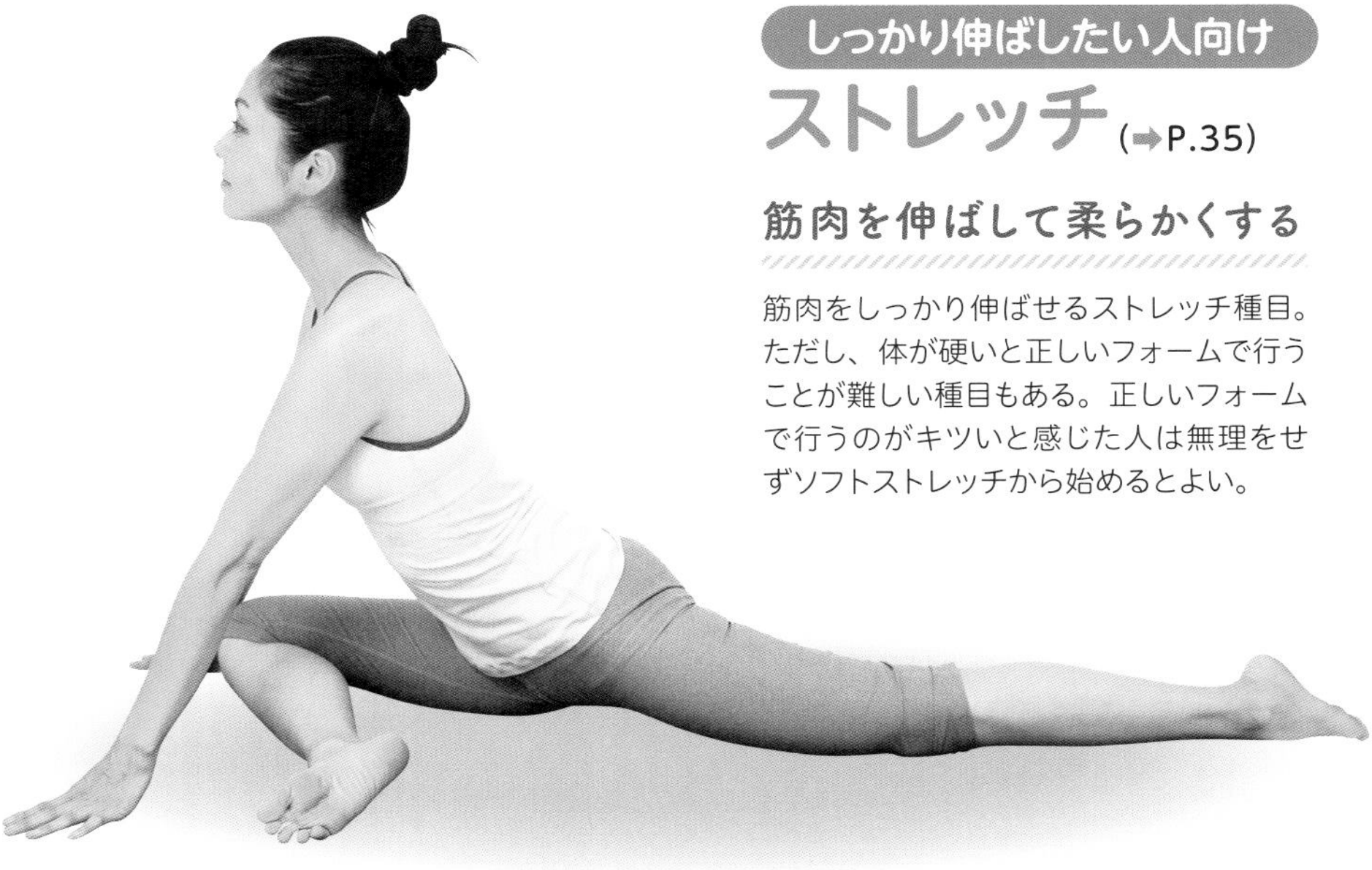

しっかり伸ばしたい人向け

ストレッチ(➡P.35)

筋肉を伸ばして柔らかくする

筋肉をしっかり伸ばせるストレッチ種目。ただし、体が硬いと正しいフォームで行うことが難しい種目もある。正しいフォームで行うのがキツいと感じた人は無理をせずソフトストレッチから始めるとよい。

ツボ押しマッサージ

私は日々、整体師として腰痛に悩む患者さんに施術しています。施術のベースとなっているのは、柔道整復師、鍼灸《しんきゅう》師、あん摩マッサージ指圧師という3つの国家資格。この3分野の知識・技能を駆使して3万人以上の患者さんを診てきました。

ここで紹介する「ツボ押しマッサージ」の〝ツボ〟というのは、鍼《はり》治療などのツボとは異なり、これまでの施術経験で確立した〝筋肉のコリをほぐすツボ〟になります。基本的には、各筋肉の中で特にコリやすい場所、硬くなりやすい場所になります。ツボをピンポイントで押すことにより、筋肉全体を効率よくほぐすことができるのです。

本書では、部位によってテニスボールを当てて押す方法と、手の平や指先で押す（または揉む）

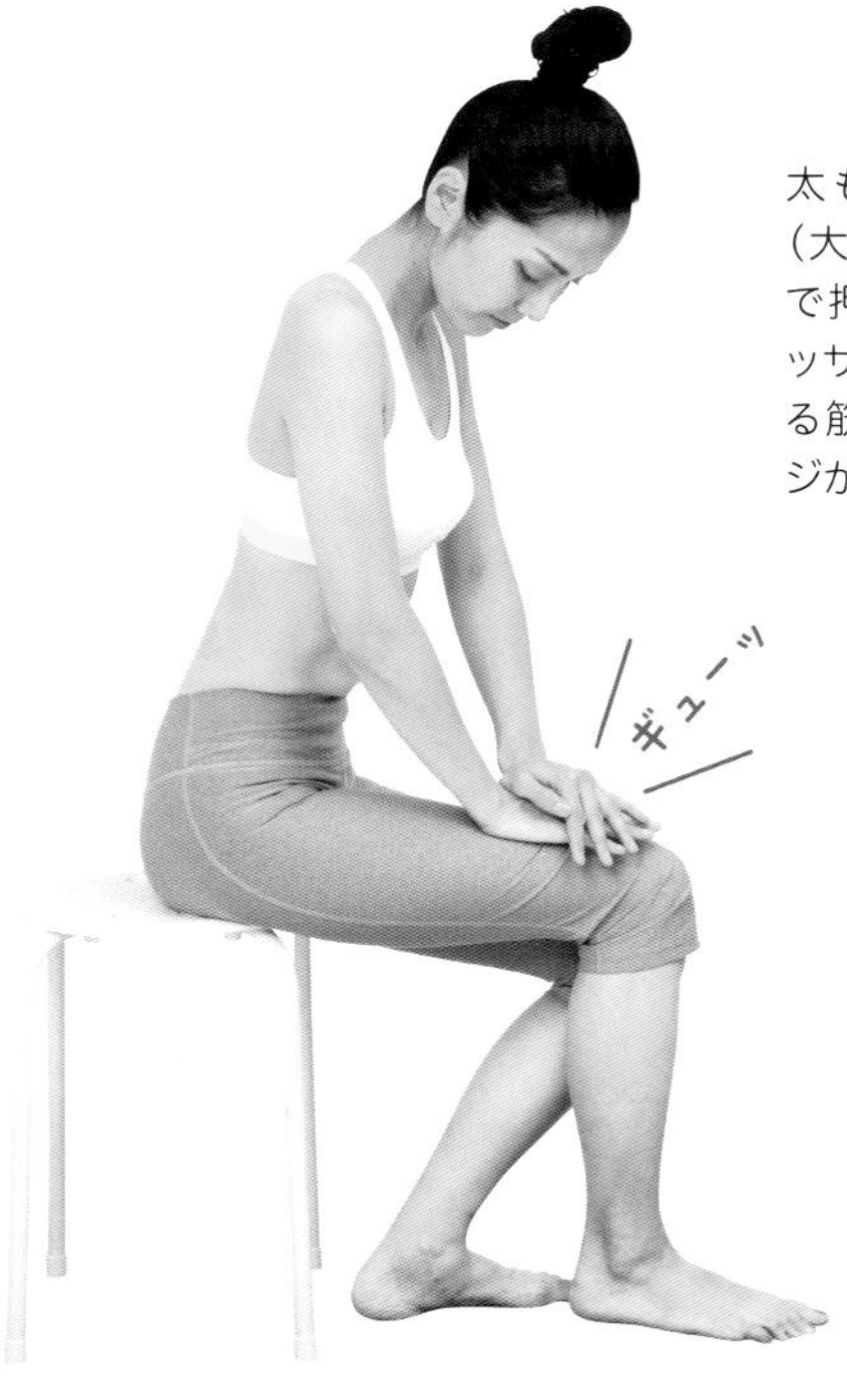

太もも前面の大腿直筋（大腿四頭筋）を手の平で押していくツボ押しマッサージ。体の前面にある筋肉はセルフマッサージがやりやすい。

方法を紹介しています。痛みを感じるほど強く押す必要はなく、「イタ気持ちいい」程度でツボを押せば、硬くなった筋肉をしっかりほぐせます。

ツボ押しマッサージは最小限の動きで筋肉をほぐせるため、腰痛などで体に痛みやシビれがある人でも実施可能です。体が硬くてストレッチは難しいという人でも無理なく実践できます。ツボ押しマッサージを続けていて物足りなくなったら、次のステップに進みストレッチを始めましょう。

「ツボ押しマッサージ」の長所

- 最小限の動きで筋肉をほぐせる
- 体が硬くても無理なくできる
- 効果をすぐに実感できる

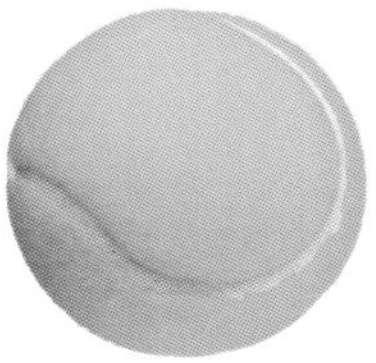

テニスボールは中身が空洞で弾力性があるため、強めに押した時はボールが凹んで押す強度が緩和される。

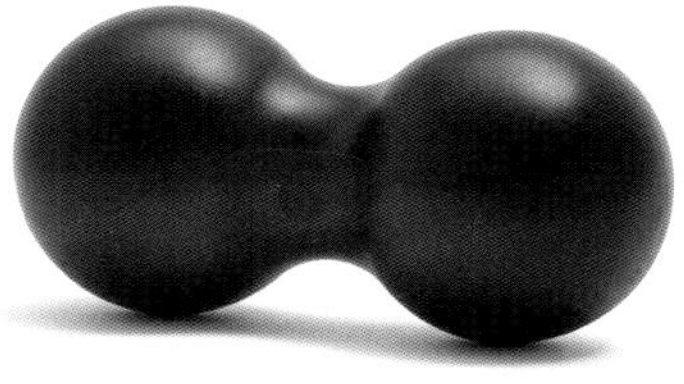

ボールがズレないようにボールを2つつなげた形状のマッサージボールなども市販されている。

骨盤側部の大腿筋膜張筋にテニスボールを当てて揉みほぐすツボ押しマッサージ。体の後面にある筋肉は、床においたボールに体重をかけることでほぐしていく。

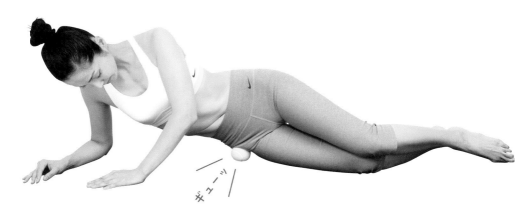

ソフトストレッチ

ストレッチは筋肉の柔軟性を高めるのに最適な方法となりますが、体が硬い人は関節の可動域が狭くなっているため、正しいフォームで行うことが難しい種目もあります。硬くなった筋肉を無理に伸ばそうとすると伸張《しんちょう》反射《はんしゃ》という反射作用で筋肉が収縮し、ビリビリした痛みが生じるため、体が力んでしまい脱力して筋肉を伸ばすことが難しくなります。しかし、ストレッチ種目の中には体が硬い人でも無理なく実施できる種目もあるため、難易度の低い種目を選べば問題ありません。本書では体が硬い人向けのストレッチ種目を「ソフトストレッチ」として紹介しています。寝たままリラックスして実施できる種目が多いので、体が硬い人はソフトストレッチから始めましょう。

「ソフトストレッチ」の長所

- 体が硬い人でも実施できる
- 脱力して筋肉を伸ばせる
- 寝たまま行える種目が多い

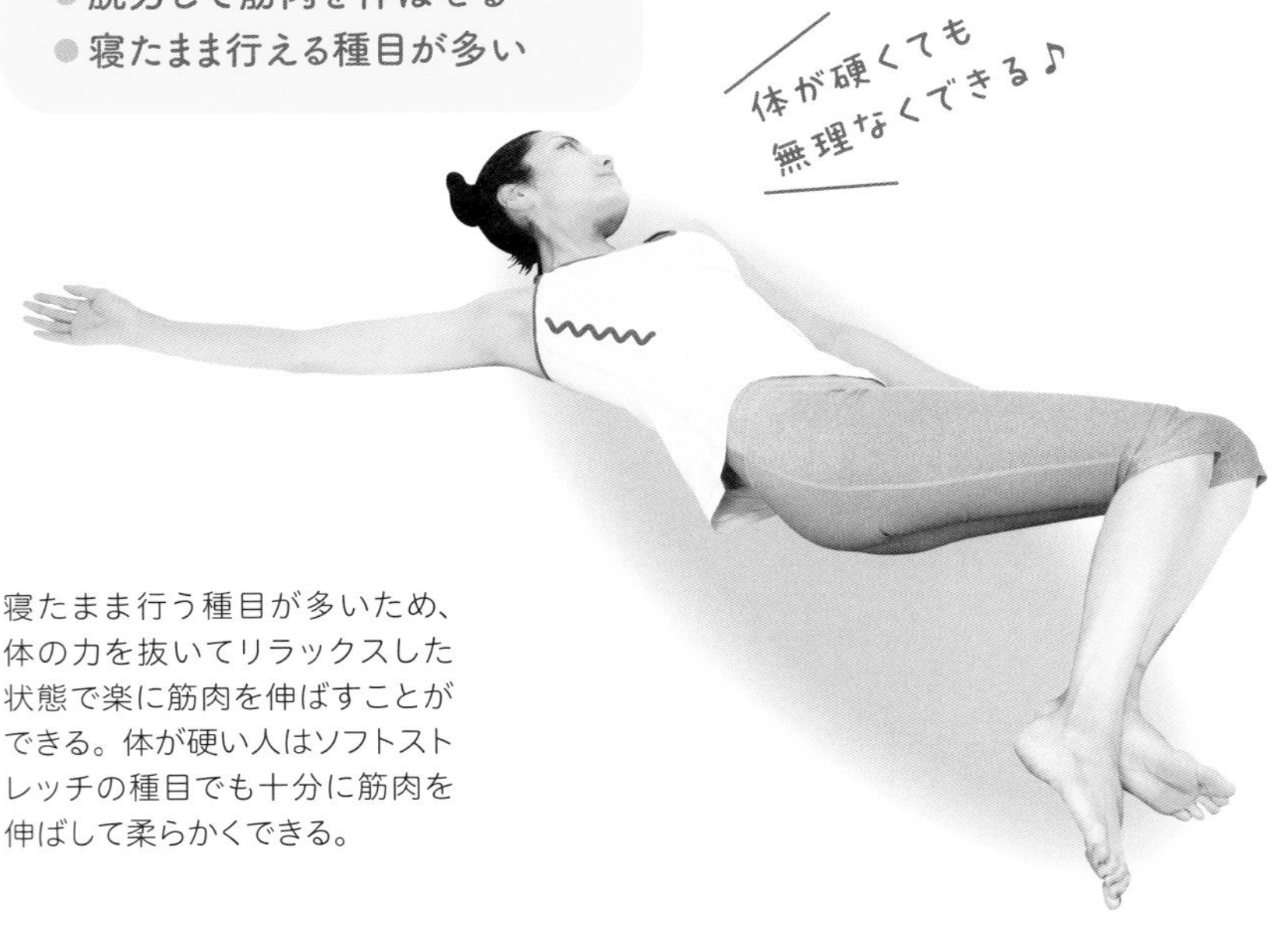

寝たまま行う種目が多いため、体の力を抜いてリラックスした状態で楽に筋肉を伸ばすことができる。体が硬い人はソフトストレッチの種目でも十分に筋肉を伸ばして柔らかくできる。

セルフケア 3 しっかり伸ばしたい人向け

ストレッチ

ストレッチとは、筋肉の両端（起始部と停止部）を遠ざけて筋肉を伸ばす運動です。継続的に行うことで筋肉の材質自体が柔らかくなり、正常に機能する状態となります。バナナ腰をはじめとする骨格のゆがみは、硬くなった筋肉が正常に働かなくなることで生じるため、ストレッチこそが最強かつ最良のセルフケアといえるでしょう。

ストレッチは1種目あたり15秒でOK。しっかり伸ばしたいという人は30秒行ってください。重要なのは柔軟性の変化よりも自分の感覚で効果を確かめること。伸ばした部位が「ほぐれた気がする」「ポカポカしてるかも」と感じればOK。このような感覚を積み重ねていくことで筋肉は次第に柔らかくなり、バナナ腰も改善されます。

ソフトストレッチより筋肉をしっかり伸ばせるがややフォームの難度は高い。体の部位（筋肉）によって柔軟性は異なるため、柔軟な部位はストレッチの種目、硬い部位はソフトストレッチの種目というように使い分けて実施するとよい。

「ストレッチ」の長所

- 筋肉をしっかり伸ばせる
- 大きい筋肉でも伸ばせる
- 柔軟性向上効果が高い

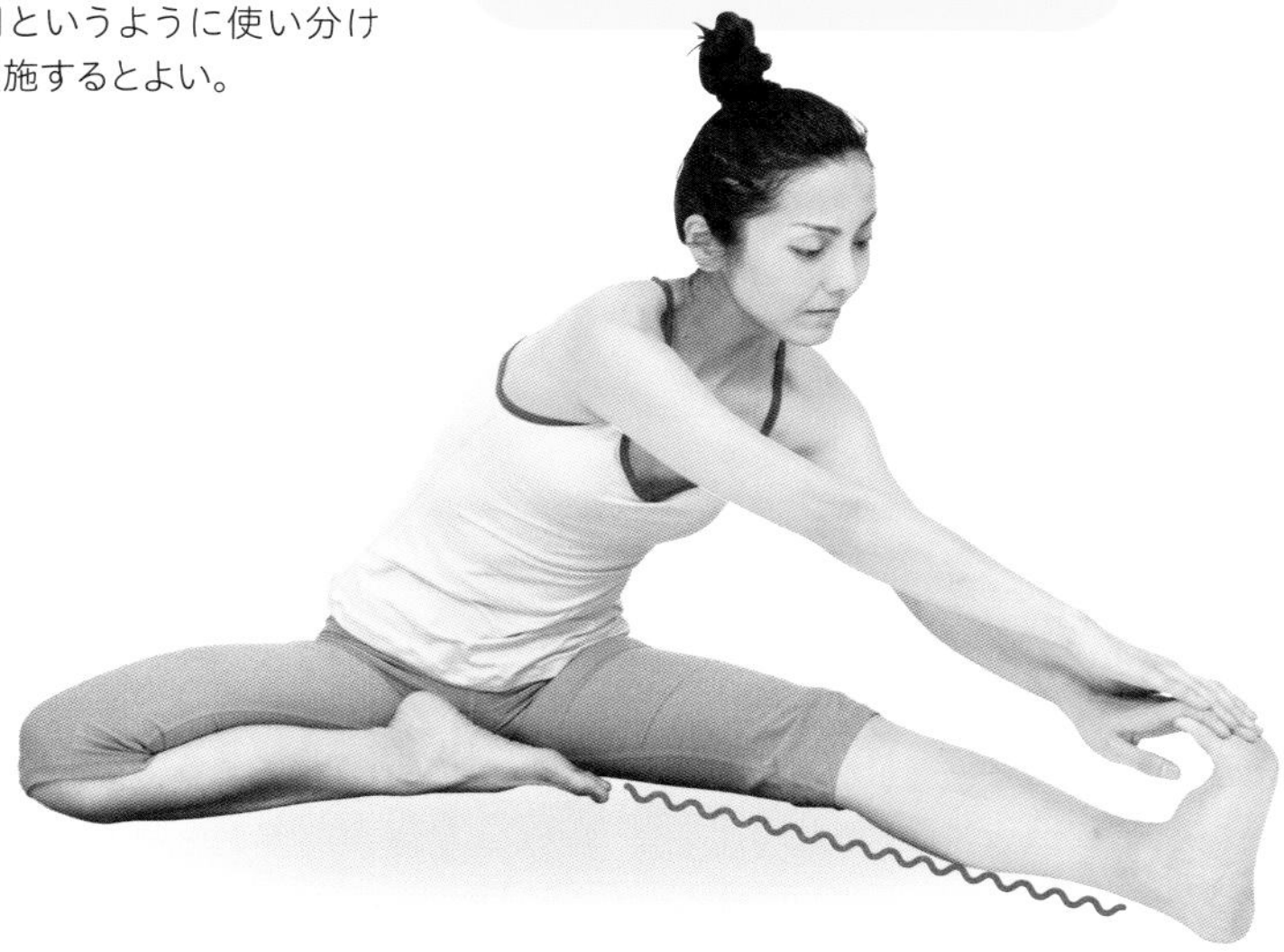

ストレッチのタイミングは寝る前がベスト！

ストレッチを実施するタイミングは就寝前がベストです。特に本書では寝たまま実施できる種目を数多く紹介しているため、布団やマットレスの上で寝ながらリラックスして行うことができます。あとは消灯して寝るだけ、というタイミングはストレッチを習慣化するには最適。忙しい日でも寝る前であれば時間に流されることはありません。

さらにストレッチは硬い床で行うよりも柔らかい布団やマットレスの上で行ったほうが、体が沈み込んで自然に体重がかかるため、床では力んでしまう種目でも無理なく正しいフォームで筋肉を伸ばせます。特にバナナ腰の人は、硬い床でストレッチを行うとフォームが崩れやすく、種目によっては腰を痛めたりする場合もあるので、布団やマットレスの上で行うことをオススメします。

ストレッチを布団やマットレスの上で行うと体との接地面が柔らかいため、リラックスして筋肉を伸ばせる。

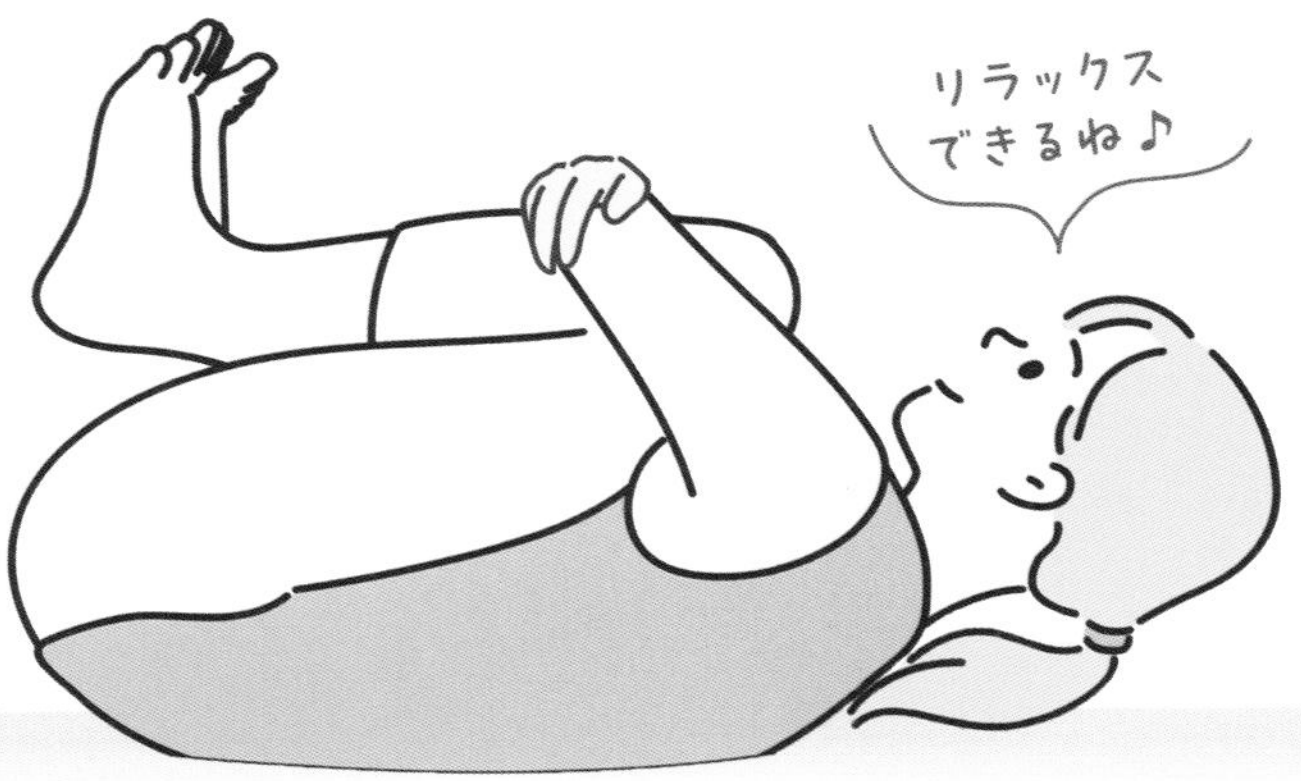

ストレッチは筋トレのように汗をかくほどの運動量ではないため、就寝前に行っても問題なし。呼吸を止めずにリラックスして行えば副交感神経が優位になり、寝つきもよくなります。

1日の終わりに布団で寝ながらストレッチ。ぜひこれを毎日の習慣にしていきましょう！

布団やマットレスの上でストレッチを行うメリット

- 体との接地面が柔らかいため
  リラックスできる
- 体が沈み込むため
  体重をかけて伸ばしやすい
- 床面が凹むため
  骨盤を動かしやすい
- 寝たまま全身を伸ばせる
  スペースが確保できる
- ヨガマットなどを敷く手間が省ける

布団やマットレスの上でストレッチを行うと体重のかかる部位が沈み込むため、自然に体重をかけやすい状態になり、正しいフォームで実践できる。

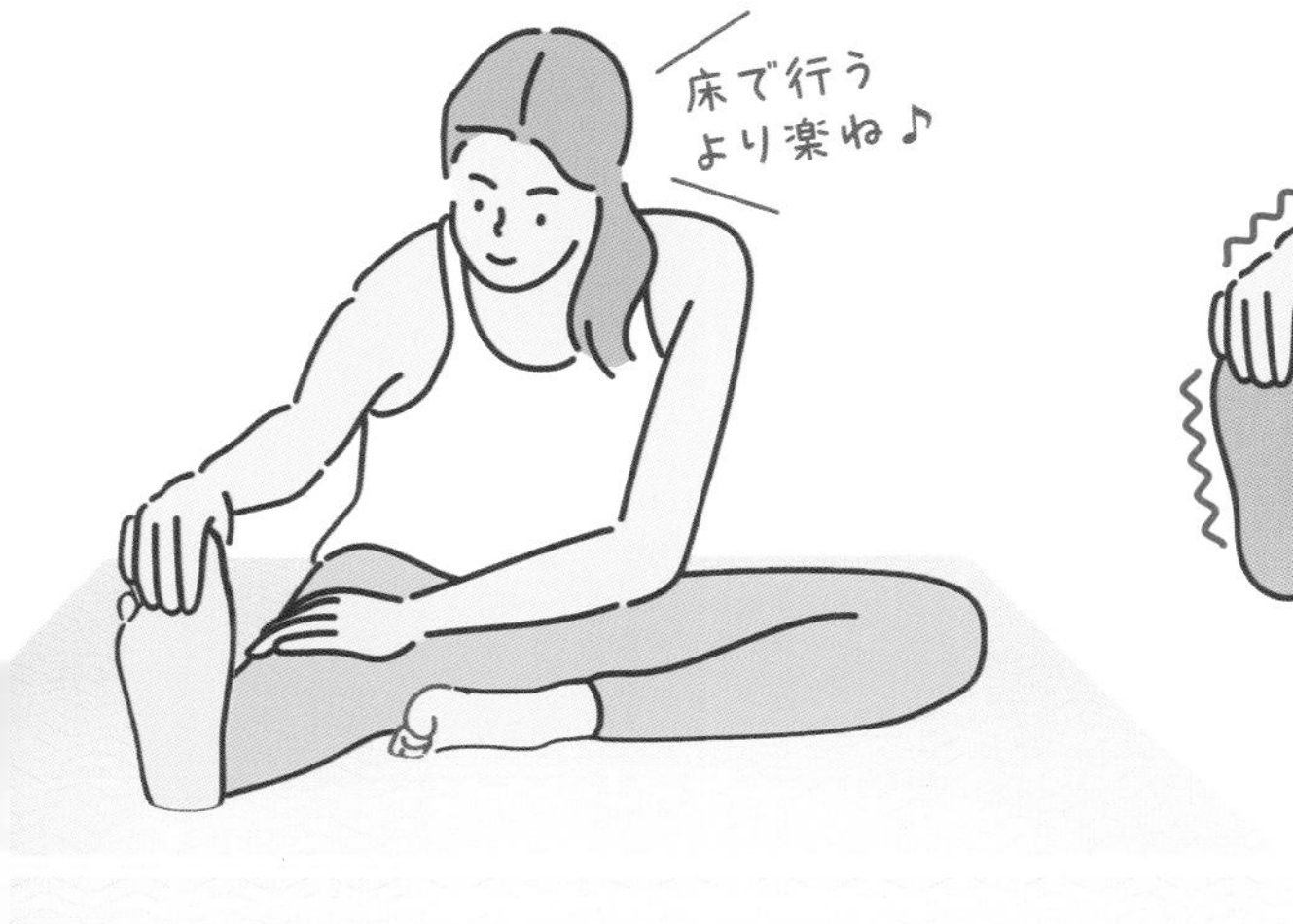

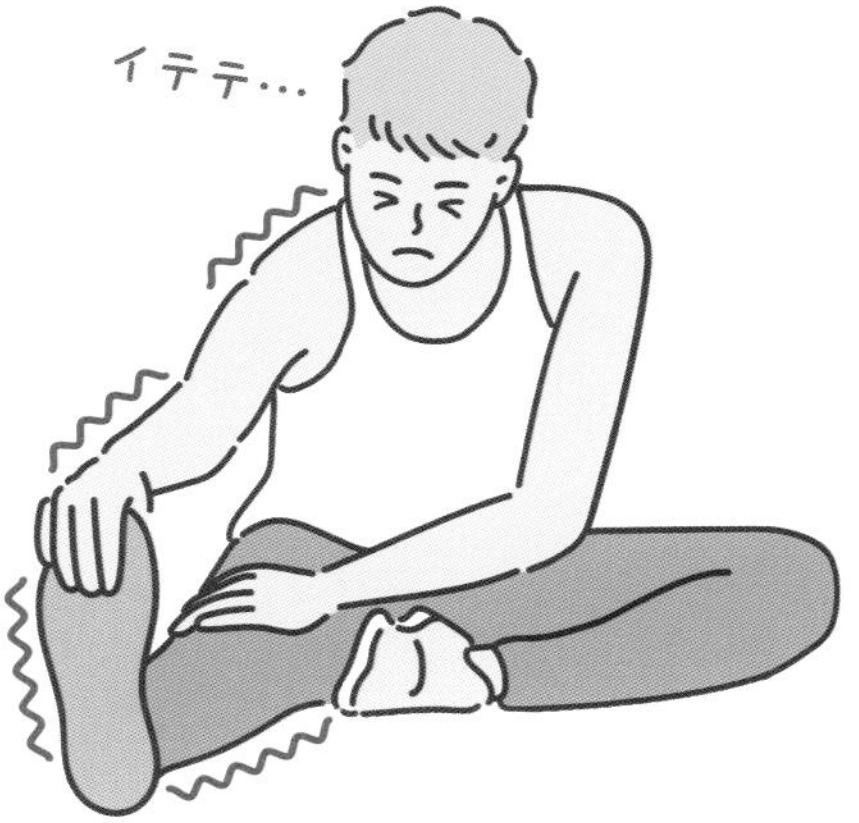

体の硬い人が硬めの床の上でストレッチを行うと体重をかける動きが難しく、フォームが崩れたり力んだりしやすい。

「反り腰」の治し方

バナナ腰には、「反り腰タイプ」と「丸まり腰タイプ」があります。両者は骨盤のゆがみ方が異なっているため、治し方も異なります。

いずれのタイプもストレッチ&マッサージのセルフケアが有効となりますが、反り腰タイプと丸まり腰タイプでは、ほぐして柔らかくする筋肉が異なります（一部は重複する場合もある）。

骨盤が過度に前傾している「反り腰タイプ」は、骨盤の前側に付着して股関節をまたいでいる筋肉群の硬直により、骨盤が後傾しにくくなっていると考えられます。つまり骨盤を引きつけて前傾させている筋肉を柔らかくすれば、骨盤のゆがみは解消されます。反り腰は脊柱管狭窄症や坐骨神経痛の原因にもなるので早めのケアが重要です。

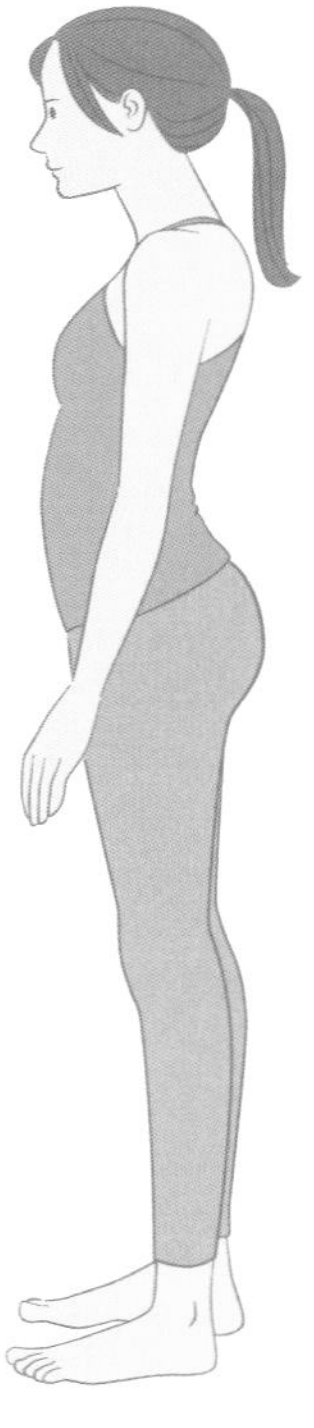

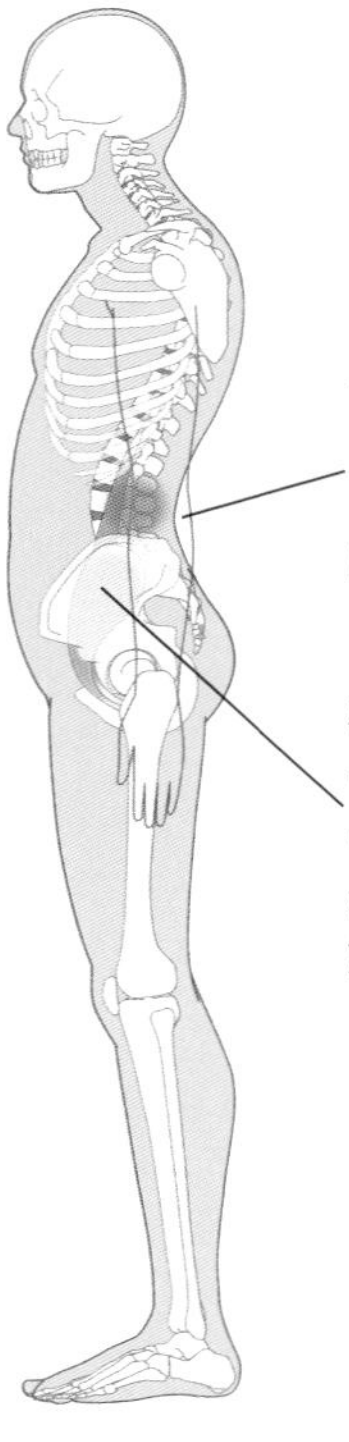
骨盤が前傾すると腰椎が反って（前弯して）反り腰になる。
硬直した筋肉が骨盤を引きつけ、骨盤の前傾角度が深くなった状態のまま固まる。

骨盤を前傾させている筋肉をほぐして「反り腰」を改善

硬直した筋肉によって骨盤が過度に前傾

骨盤の前傾が緩んで「反り腰」も改善！

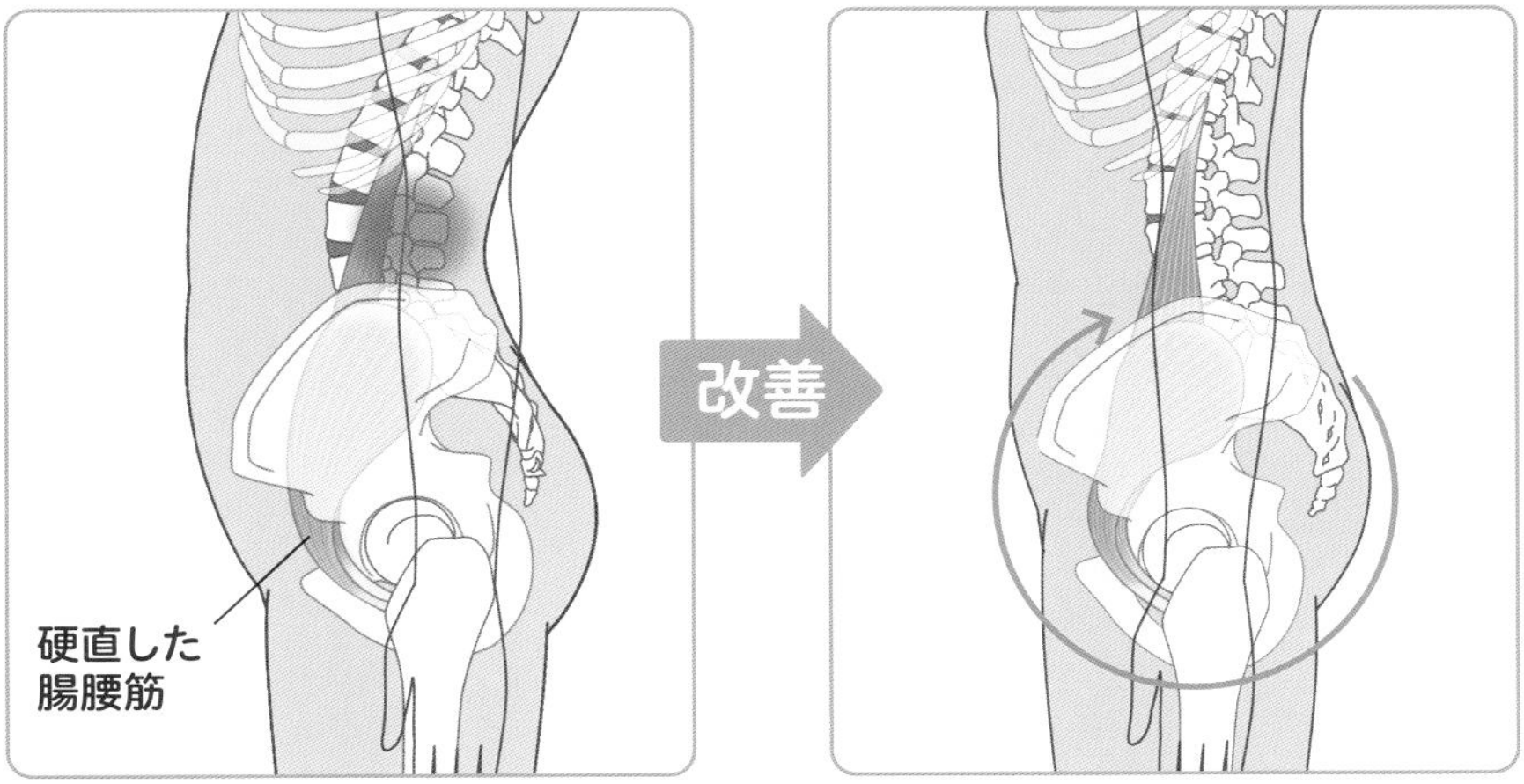

硬直した股関節前側の筋肉（※上図は腸腰筋）が骨盤を引きつけて前傾させることで反り腰になっている。

骨盤を前傾させている筋肉をほぐし柔らかくすることによって骨盤が後傾しやすくなり、反り腰も改善される。

「反り腰」の原因となる主な筋肉

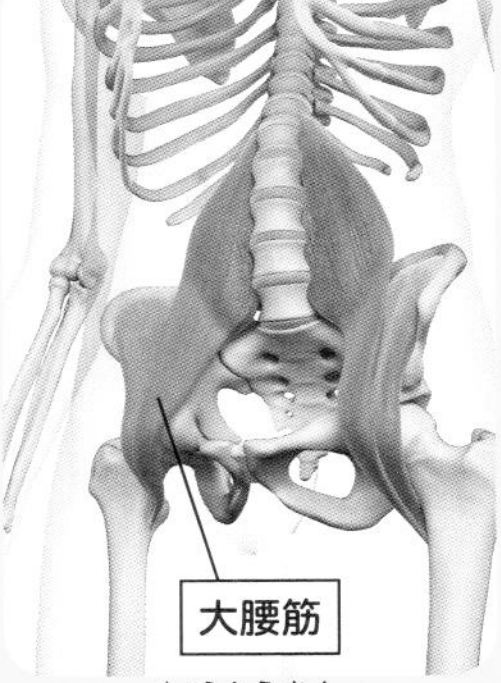

腸腰筋《ちょうようきん》
（特に大腰筋《だいようきん》）

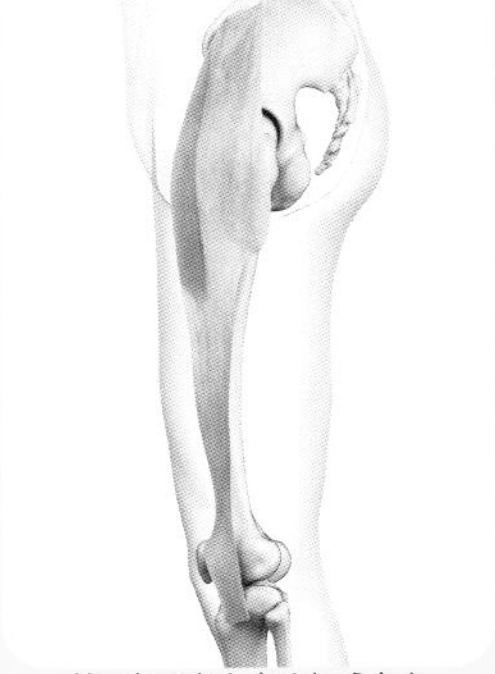

大腿筋膜張筋《だいたいきんまくちょうきん》

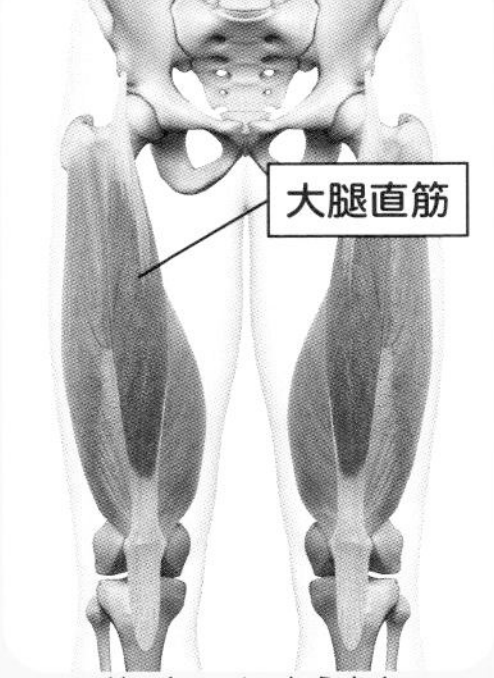

大腿四頭筋《だいたいしとうきん》
（特に大腿直筋《だいたいちょっきん》）

正しい姿勢・適正な寝具で寝る

腰が反らない寝姿勢と寝具をチョイスする

適切な硬さの布団やマットレスで寝る

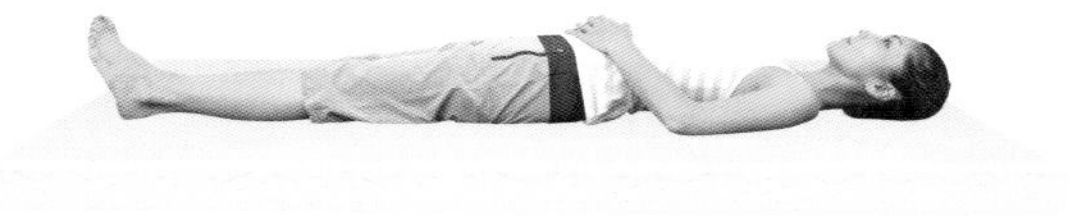

適切な硬さのマットレス

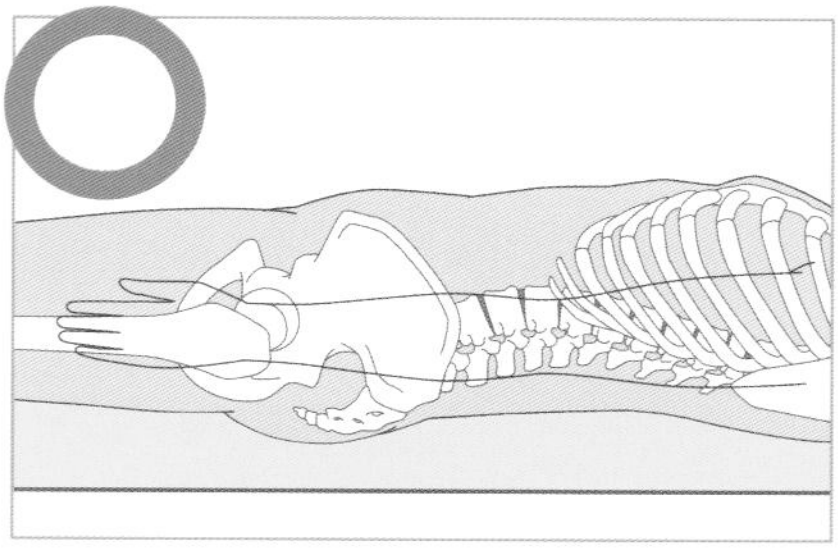

敷き布団やマットレスはお尻が適度に沈む適切な硬さの商品を選べば反り腰を防げる。

柔らかすぎるマットレス

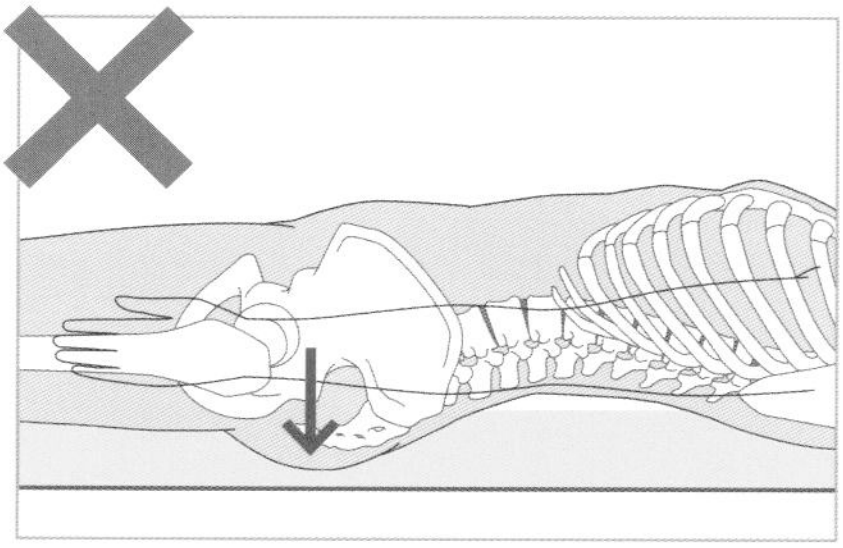

敷き布団やマットレスが柔らかすぎると、お尻が深く沈んでしまい反り腰になるのでNG。

うつ伏せの体勢では睡眠や作業をしない

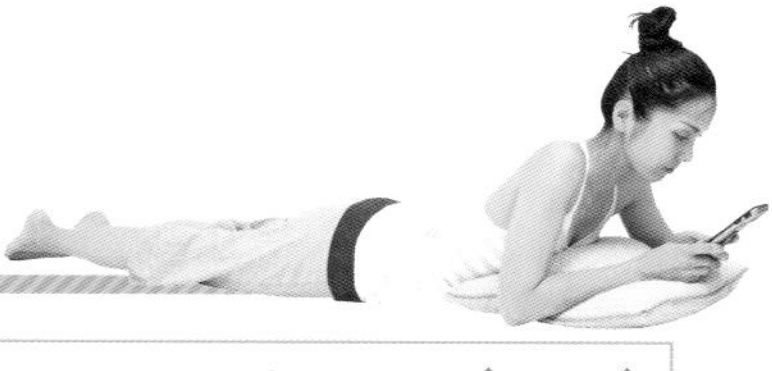

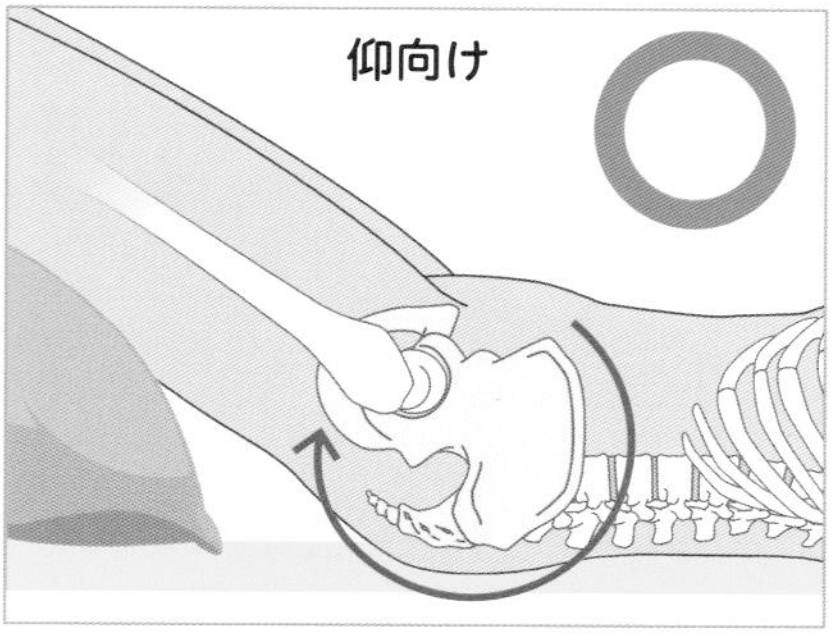

ゴロ寝する場合は仰向けになり厚めのクッションなどに脚を乗せると骨盤が後傾するため反り腰にならない。睡眠時でも同様に有効。

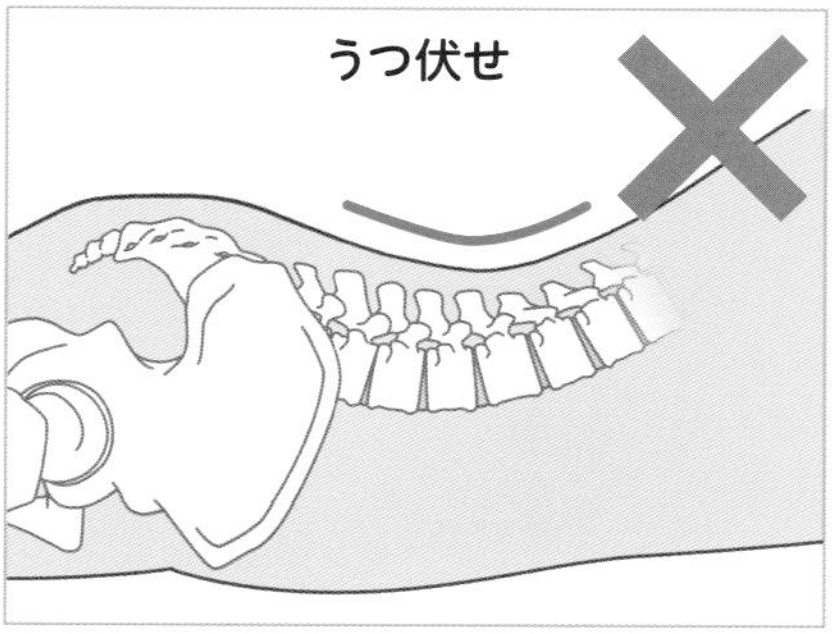

うつ伏せの体勢では骨盤が前傾して反り腰になってしまうため、できるだけやらないようにする。睡眠時も仰向けで寝るようにする。

「反り腰」の原因となる生活習慣の改善

正しいフォームで歩く

足先を使って歩くことで重心のバランスが整えられる

歩幅を少し広げて後ろ脚の足先で地面を蹴る

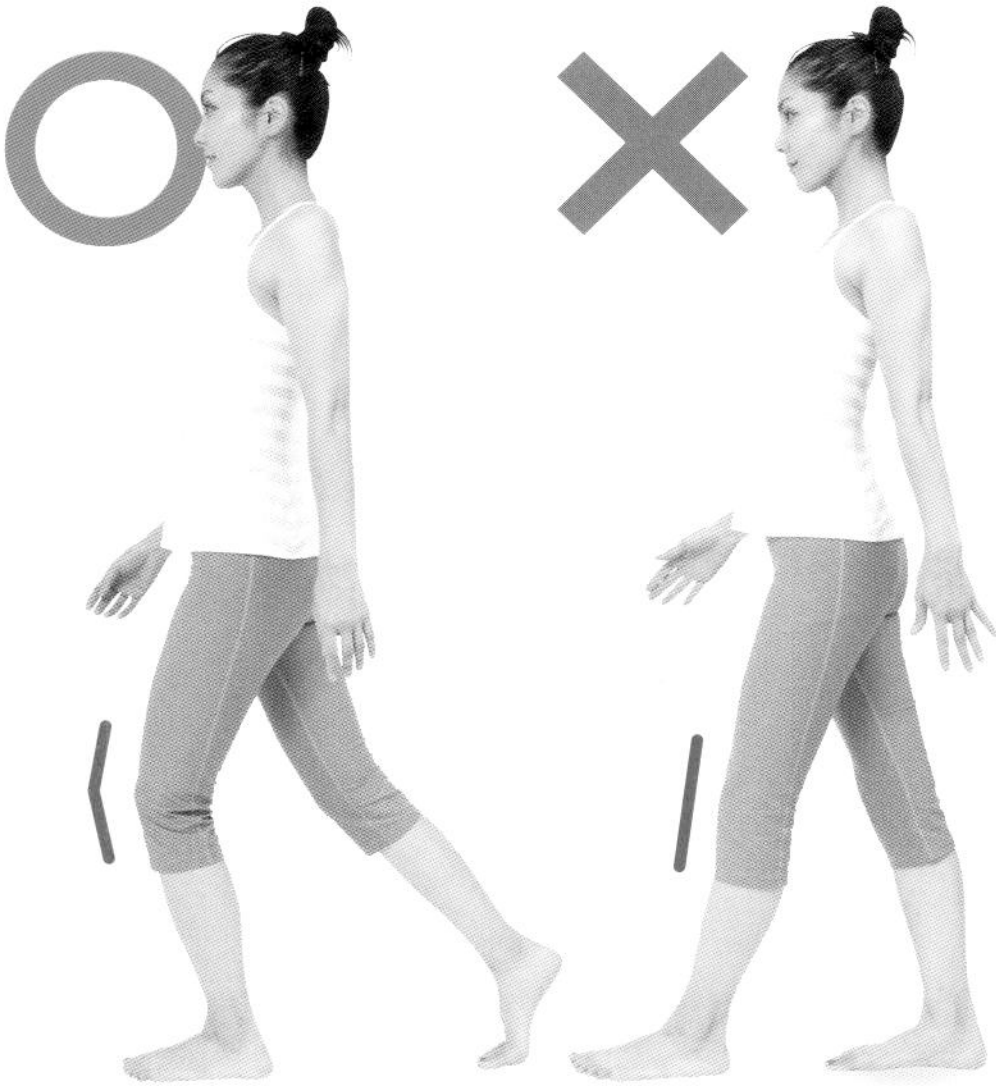

歩幅が狭いとヒザを伸ばして歩くフォームになるため重心が傾いてバナナ腰の原因になる。後ろ脚の足先で地面を蹴るように歩くと歩幅が広がってヒザを使った良い歩き方になるため、自然に重心のバランスも整えられる。

歩く際は左右の足の間隔を狭くして親指側に体重を乗せ、1本の線に沿うように歩を進める。

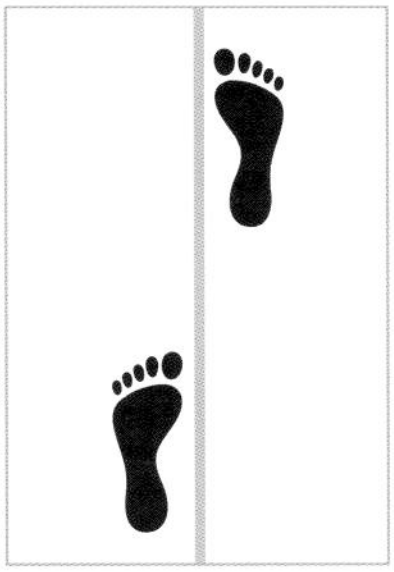

内股で歩かない

内股の人は歩行時も内股気味になるため、大腿筋膜張筋が収縮したまま硬くなる。内股の状態では骨盤が後傾しにくいので、つま先を進行方向に向けて歩いていく。

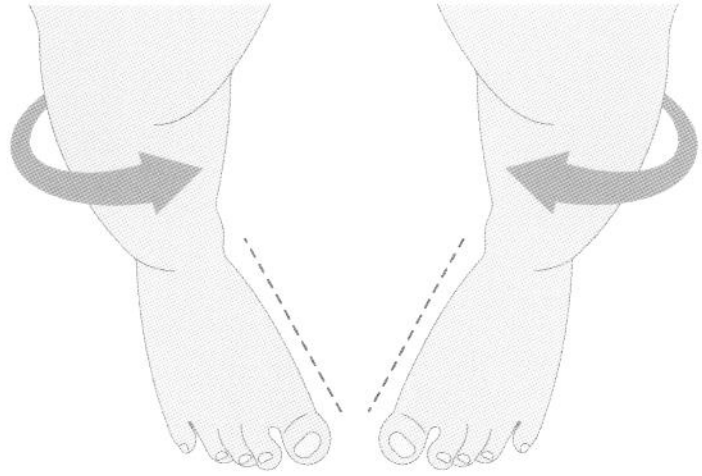

ハイヒールを常用しない

ハイヒールはカカトが高くなって重心がつま先寄りになるため、体のバランスを取ろうとして骨盤が前傾しやすくなる。ハイヒールを履く時間は極力少なくする。

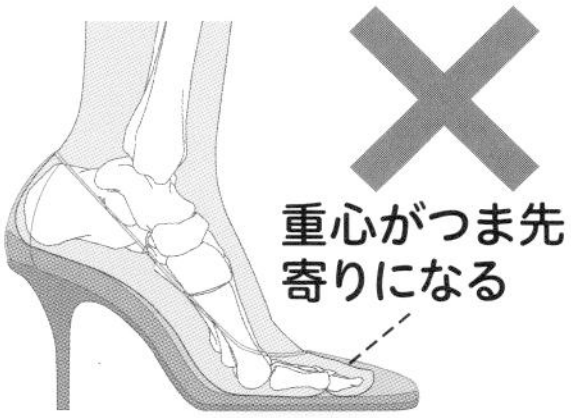

大腰筋（腸腰筋）をほぐす・伸ばす

「大腰筋《だいようきん》」は腸骨筋《ちょうこつきん》、小腰筋とともに股関節深部の腸腰筋（複合筋）を構成する筋肉。腸腰筋には股関節を曲げる（太ももを持ち上げる）働きがあり、仰向けの状態では骨盤を前傾させて上体を起こす動きにも働きます。腸腰筋とお尻の大殿筋が引っぱり合うことで骨盤の適正な前傾角度が保たれています。しかし、腸腰筋が収縮したまま硬くなると骨盤が過度に前傾した状態になります。特に大腰筋は腰椎に付着している筋肉であるため、硬直すると腰椎を引きつけ反り腰にするとともに腰椎の土台である骨盤を前傾させます。

　反り腰の改善には硬くなった大腰筋のケアが必須となります。また大腰筋のストレッチ種目では腸骨筋や小腰筋も一緒に伸ばすことができます。

大腰筋

硬くなった大腰筋が腰椎を引きつけて骨盤を前傾させる

大腰筋は股関節をまたいで腰椎と大腿骨をつないでいる筋肉。腰椎に付着する唯一の股関節筋。股関節の深部を走行しているが下腹部の位置ではやや表層にあるため指で押してほぐせる。

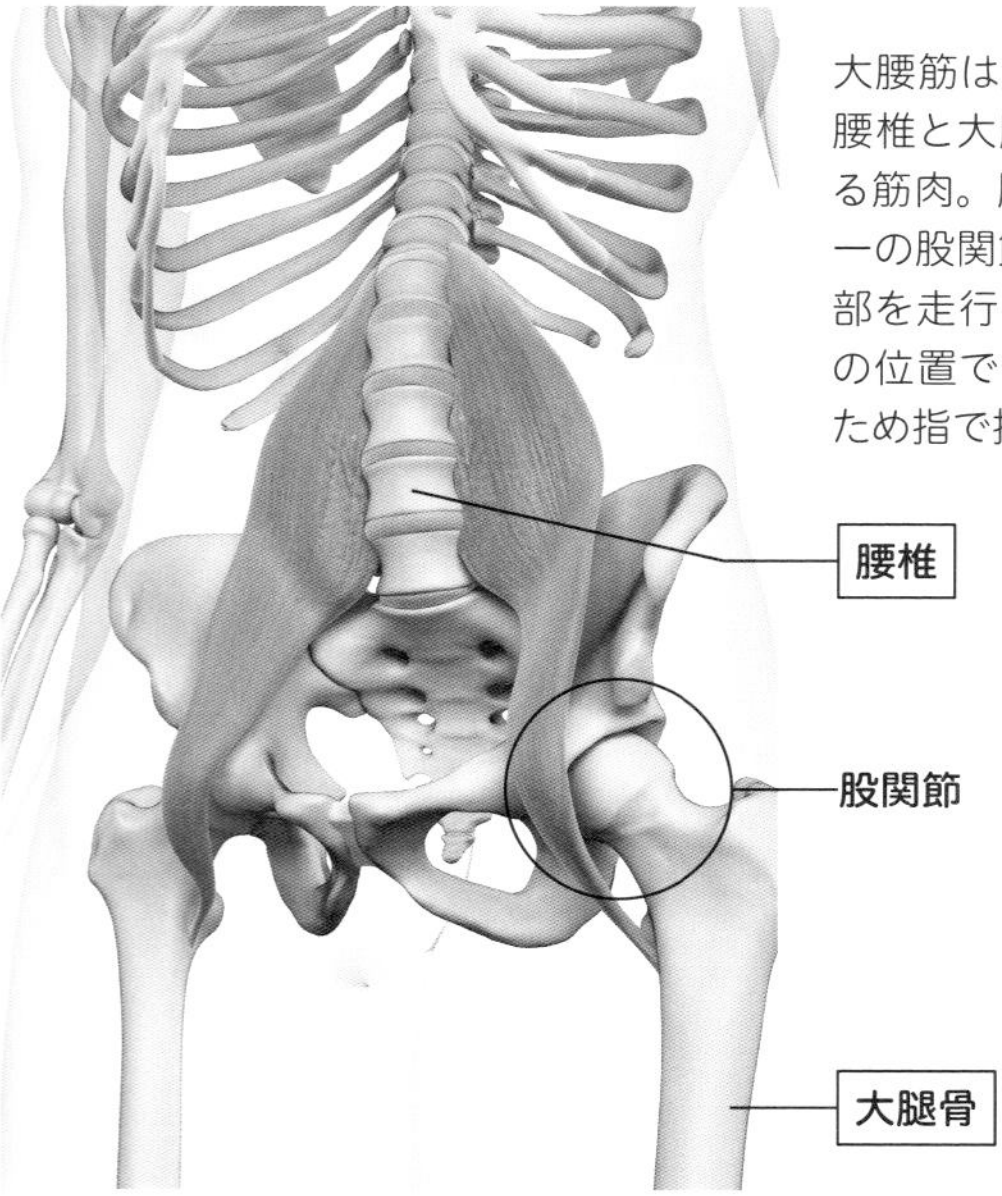

痛み・シビれのある人向け

大腰筋のツボ押しマッサージ

おへその斜め下の位置を両手の指先で押す

1 両手の指先で大腰筋を押す

仰向けに寝ておへそから指３本分外側、そこからさらに指３本分だけ下の位置を両手の指先で押す。両ヒザを立てて腰が反らないようにする。

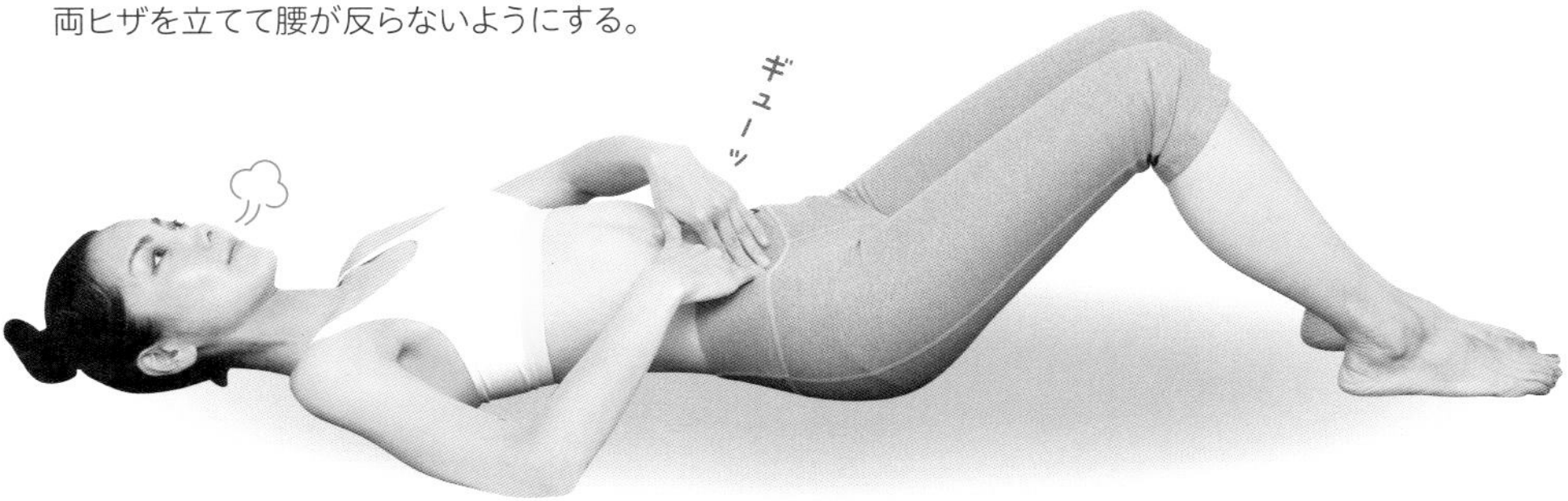

2 指先を斜め上に引き上げる

両手で押しながら大腰筋の線維方向にそって指先を斜め上（おへその方向）に引き上げる。深呼吸しながら押して15秒間（物足りない人は30秒間）キープ。反対側の大腰筋も同様に押しほぐす。

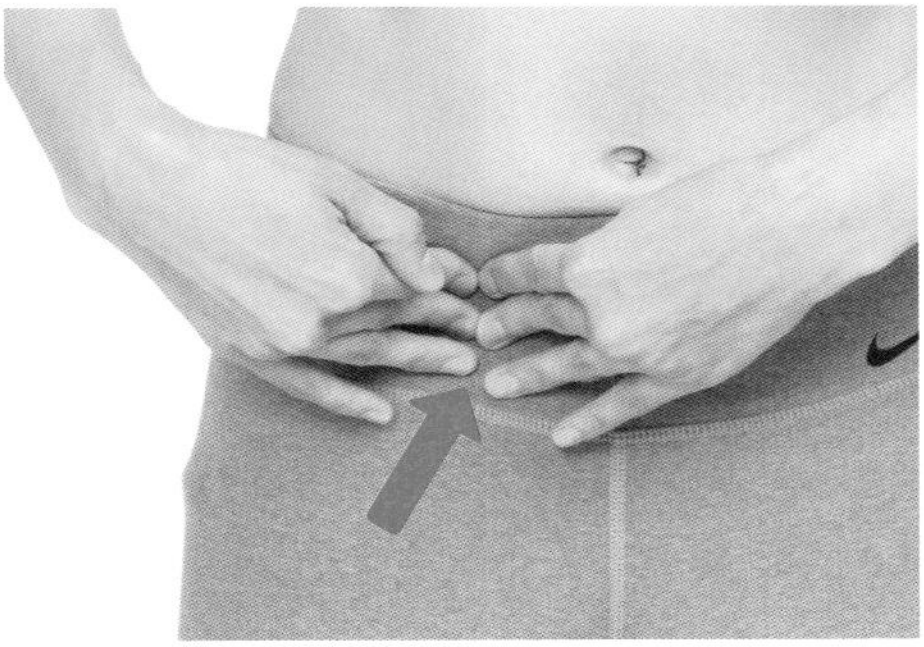

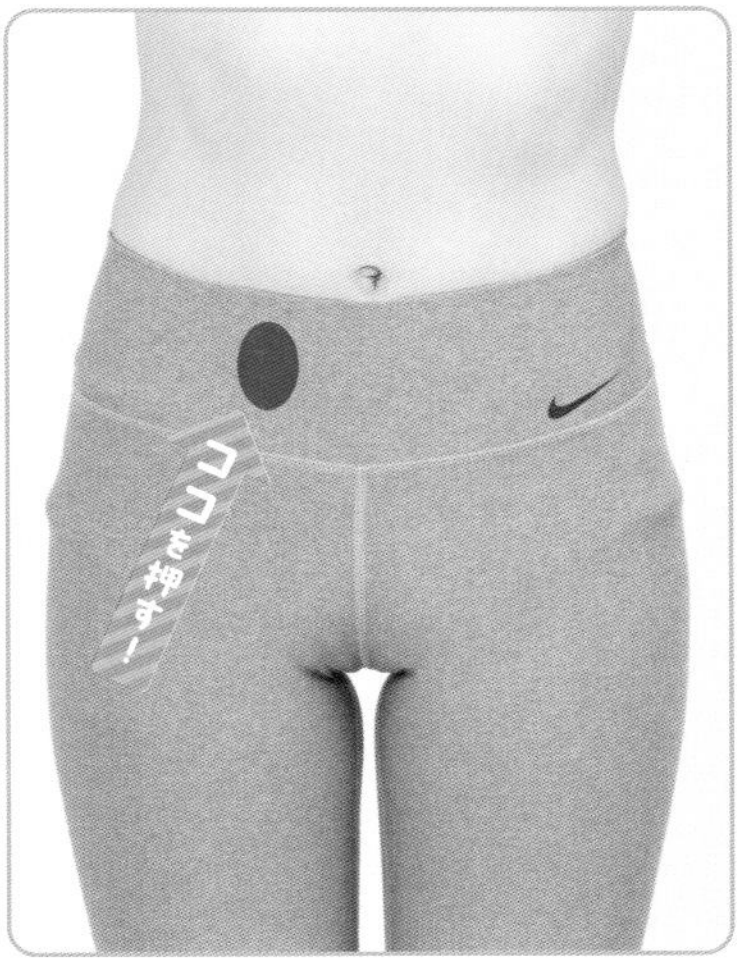

体が硬い人向け

大腰筋のソフトストレッチ

股関節を動かす動的ストレッチ＋ツボ押しでほぐす

1 イスに座って大腰筋を押す

イスに座っておへそから指３本分外側、そこからさらに指３本分だけ下の位置を指先で押す。指先で押し込んだまま、斜め上（おへその方向）に指先を引き上げる（※押す位置はP.43を参照）。

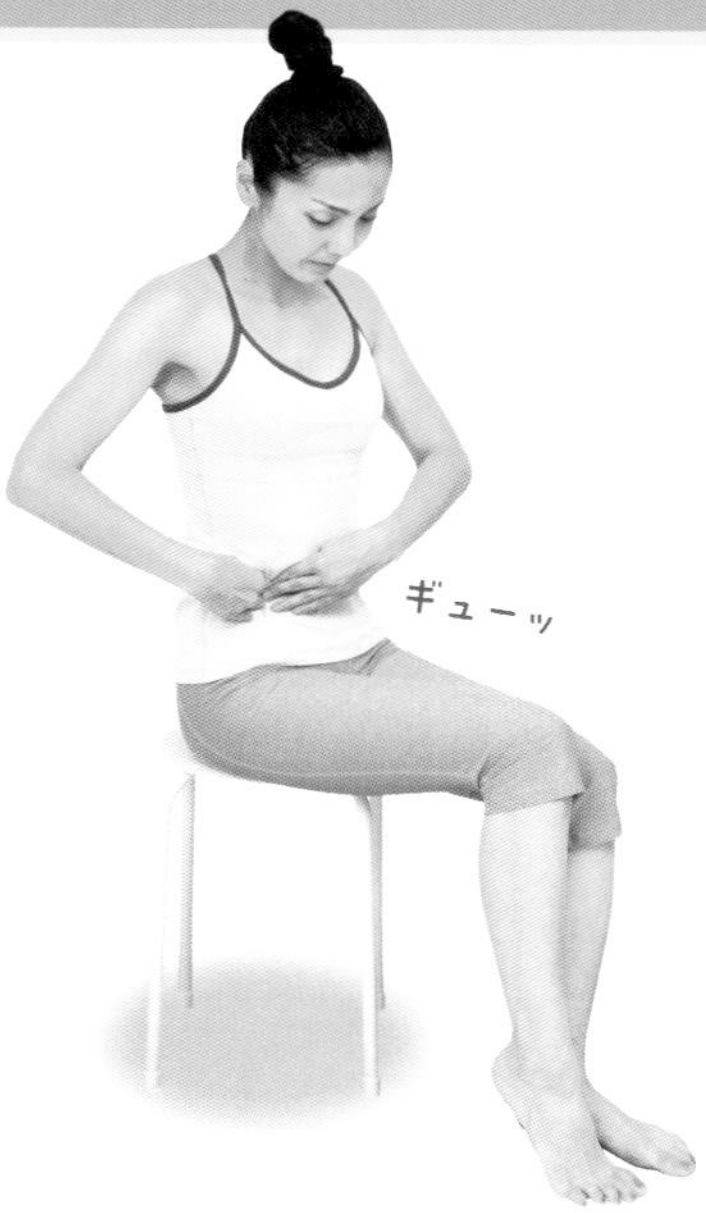

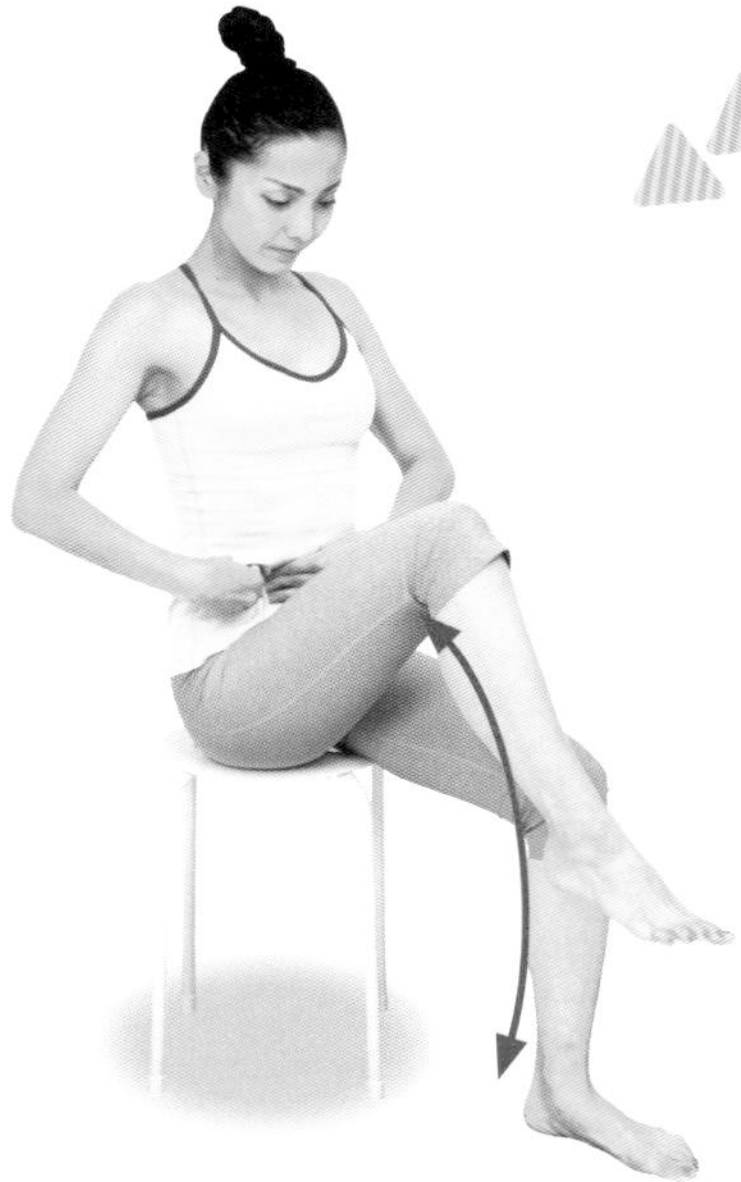

2 大腰筋を押したまま脚を上げ下げする

指先で大腰筋を押したまま、股関節の動きで押している側の脚を15秒間（物足りない人は30秒間）上げ下げする。脚を左右入れ替えて反対側の大腰筋を押しながら同じように行う。

NG

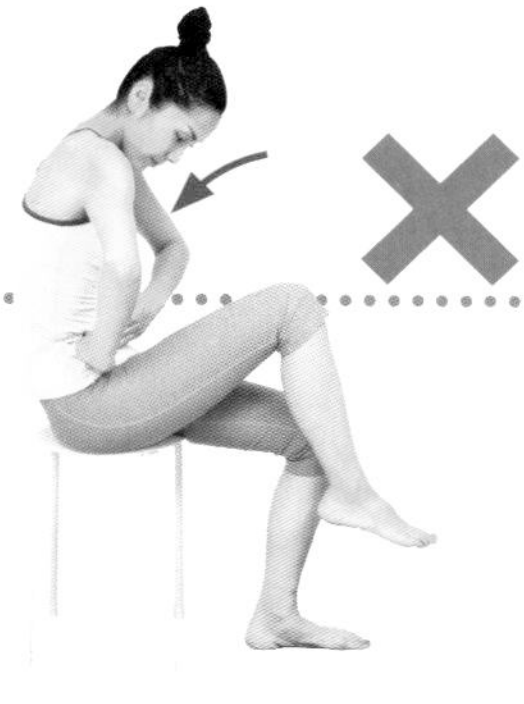

上体が後方に倒れる

脚を上げた時に上体が後ろに倒れると大腰筋への刺激が小さくなる。骨盤を立てたまま脚を上げることで大腰筋をしっかり伸縮できる。

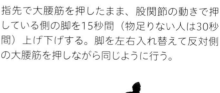

しっかり伸ばしたい人向け

大腰筋のストレッチ

脚を後方に振るヒザ立てストレッチで伸ばす

1 脚を前後に開き片ヒザをつく

脚を前後に開き後ろ脚のヒザをつく。両ヒザは90度前後に曲がった状態。床が硬ければ座布団やクッションにヒザを乗せる。両手は前脚のヒザにそえて体のバランスを安定させる。

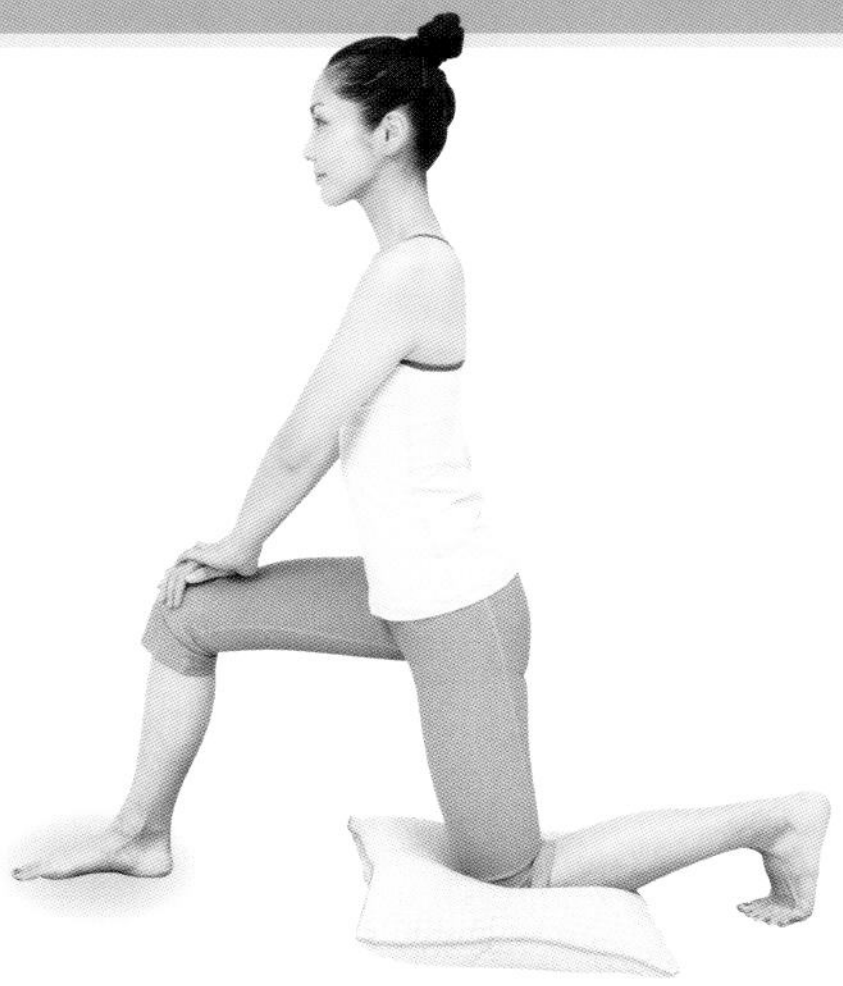

2 重心を前方にスライドさせる

上体を立てたまま両手でヒザを押すように重心を前方へスライドさせて後ろ脚を後方に振る。この体勢を15秒間（物足りない人は30秒間）キープ。反対側の大腰筋も同様に伸ばす。

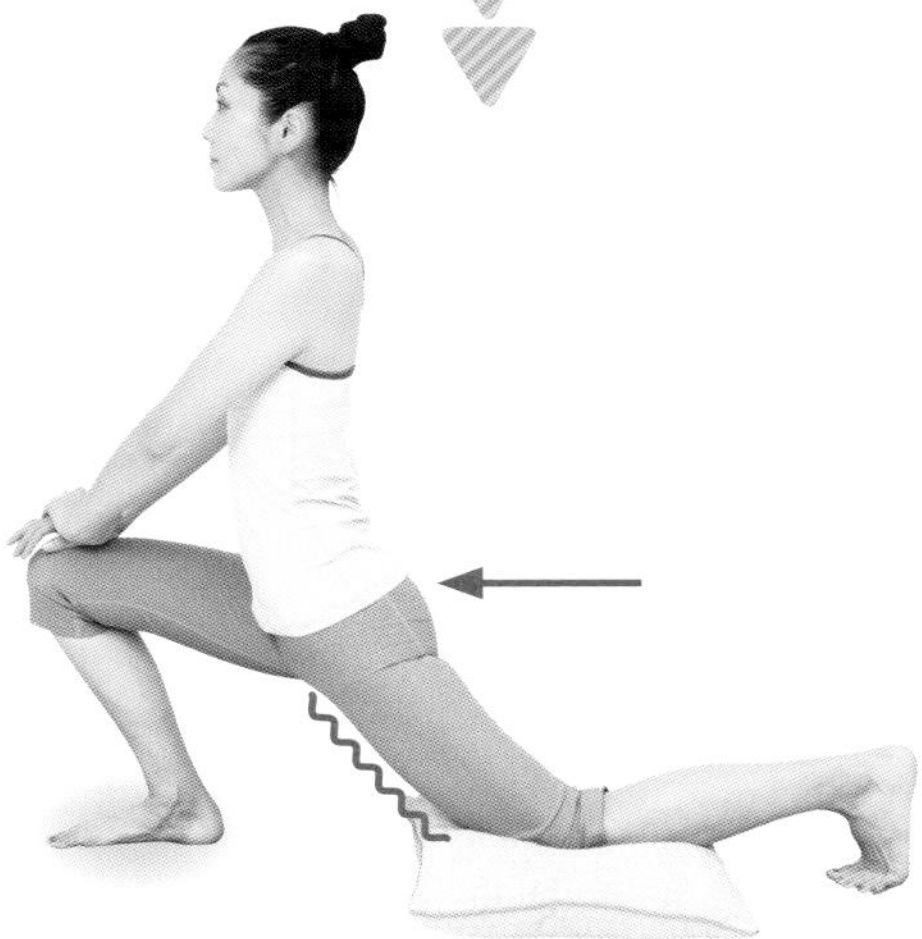

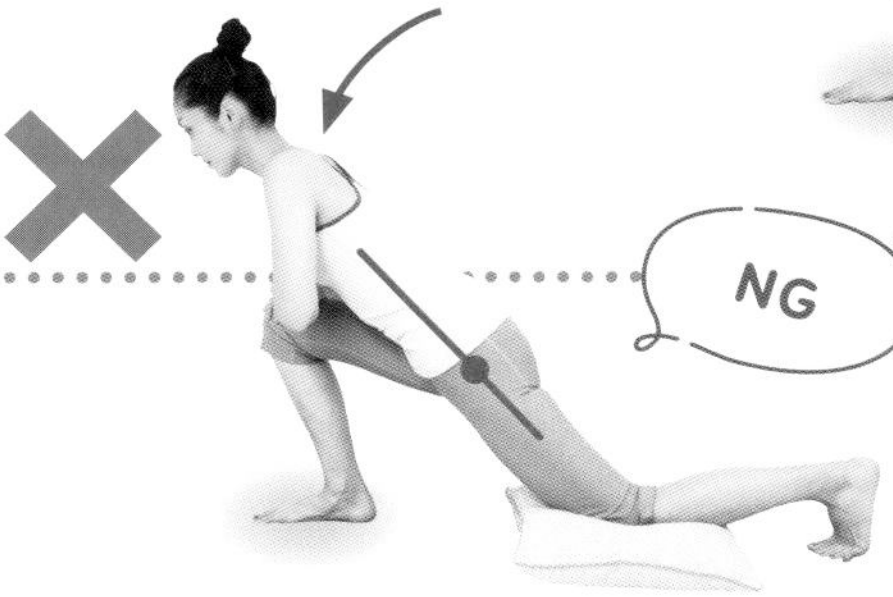

NG

上体が前方に倒れる

上体が前方に倒れると後ろ脚側の股関節が伸展せず、大腰筋がしっかり伸びなくなるのでＮＧ。

大腿筋膜張筋をほぐす・伸ばす

「大腿筋膜張筋《だいたいきんまくちょうきん》」は骨盤から太ももの側部を走行している筋肉で、下部は下腿部まで伸びる腸脛靱帯につながっています。腸腰筋（大腰筋、腸骨筋、小腰筋）とともに股関節を屈曲する（太ももを持ち上げる）動きに働き、収縮したまま硬くなると骨盤が後傾しにくくなります。さらに股関節を内旋して（太ももを付け根から内向きにひねって）脚の向きを適正に調節する働きも担っているため、大腿筋膜張筋が硬くなって機能しなくなると、脚が内向きにねじれて内股気味になり、骨盤が過度に前傾する原因となってしまいます。

　大腿筋膜張筋を柔らかくすることによって骨盤は後傾しやすくなり、反り腰につながる股関節の内旋を抑制・改善することもできます。

大腿筋膜張筋

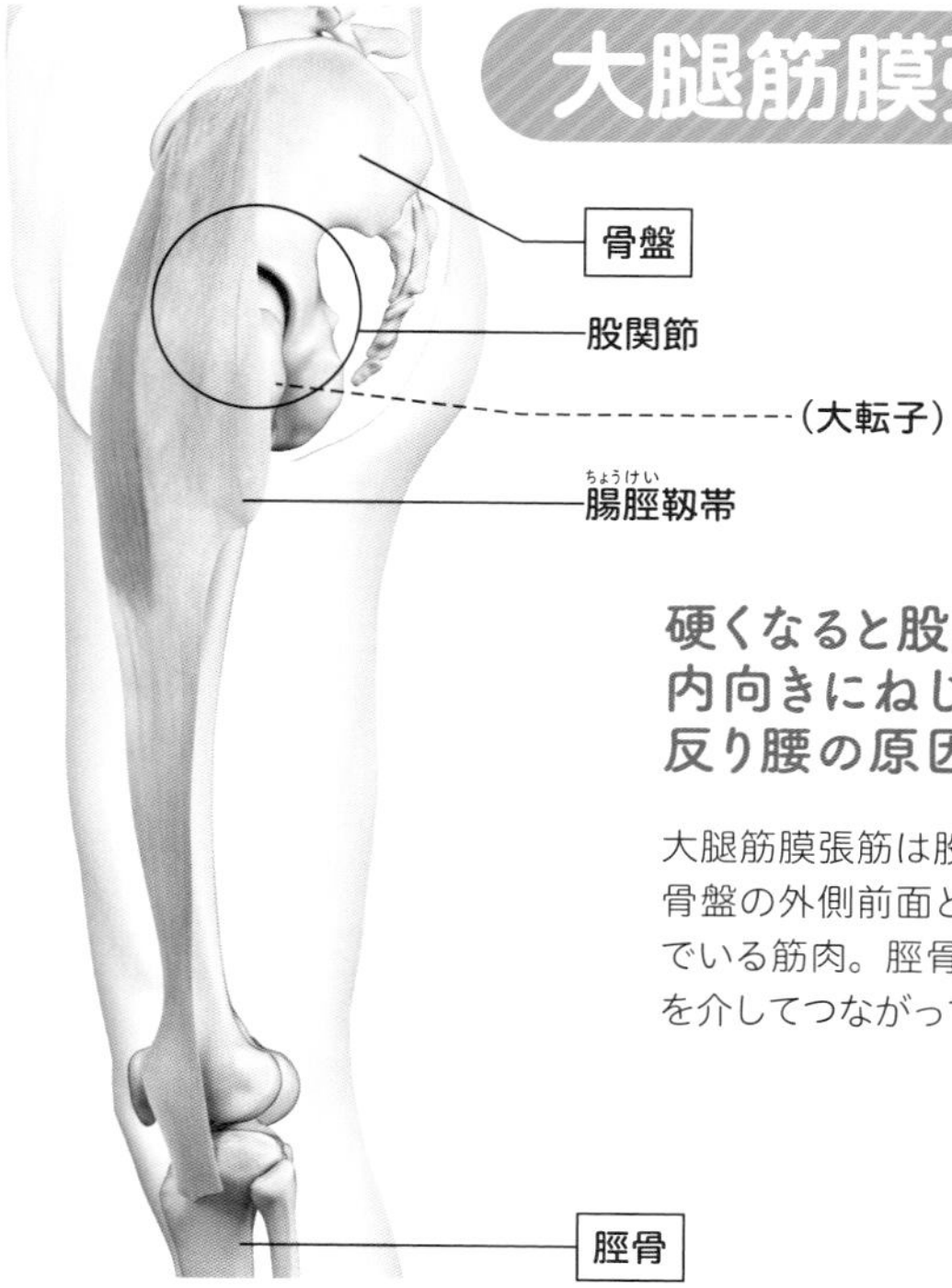

硬くなると股関節が内向きにねじれて反り腰の原因になる

大腿筋膜張筋は股関節をまたぎ骨盤の外側前面と脛骨をつないでいる筋肉。脛骨には腸脛靱帯を介してつながっている。

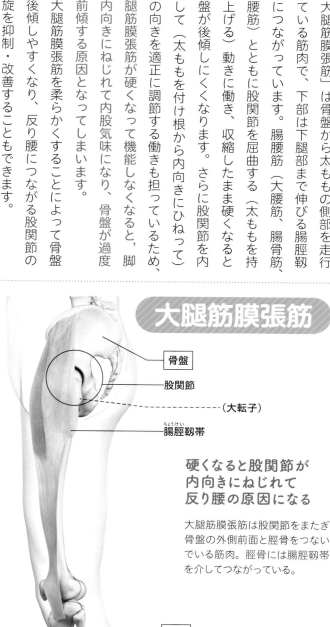

痛み・シビれのある人向け

大腿筋膜張筋のツボ押しマッサージ

大転子から斜め上の位置をボールで押す

1 大腿筋膜張筋にボールを当てる

横向きに寝そべり大腿骨の大転子（脚の付け根の外側にある骨の出っぱり）から指４本分（またはテニスボール１個分）だけ上、そこからさらに指４本分だけ前の位置にボールを当てる。

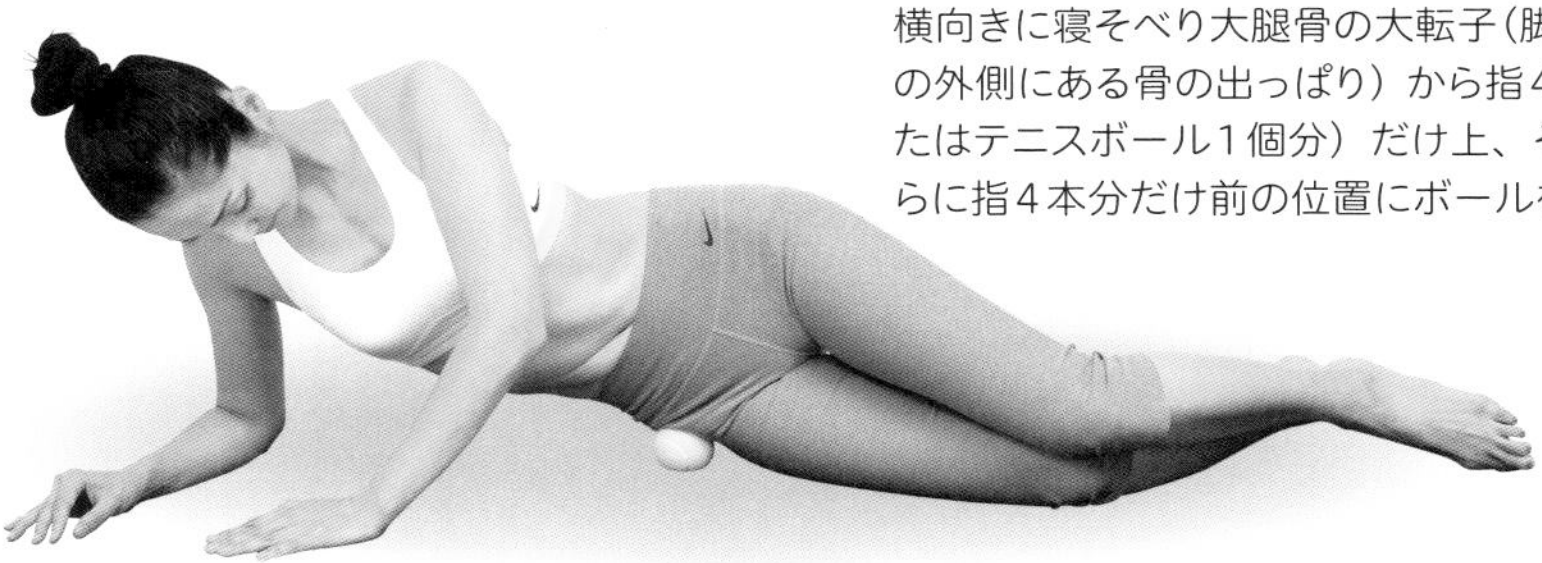

2 ボールに体重をかける

上体を床まで倒し、脱力した状態でボールに体重をかけて15秒間（物足りない人は30秒間）押す。反対側の大腿筋膜張筋も同様に押しほぐす。

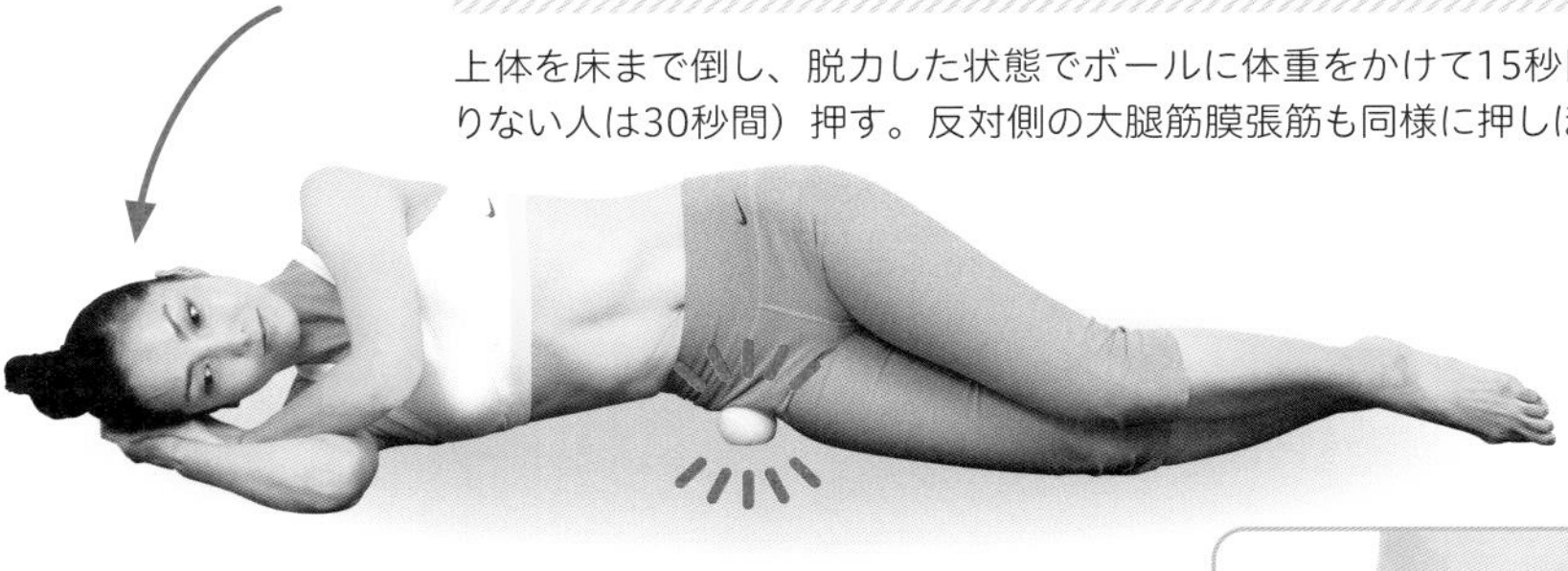

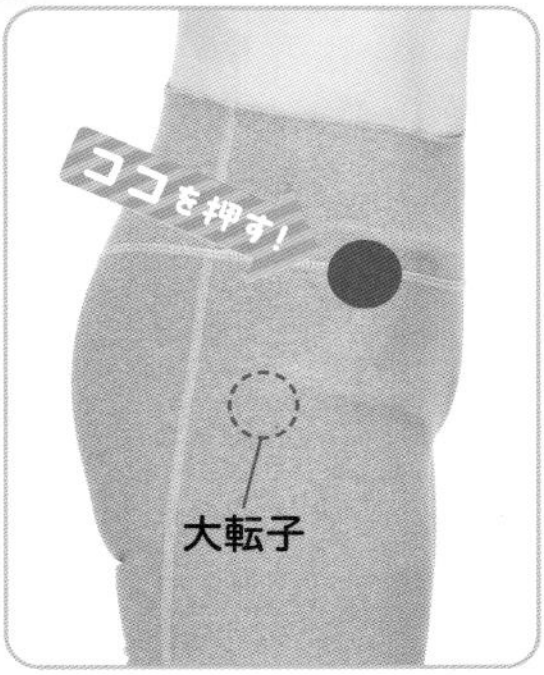

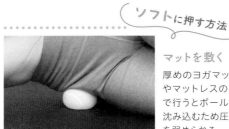

ソフトに押す方法

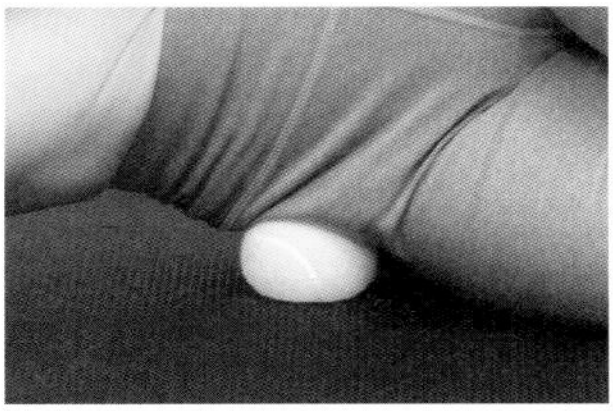

マットを敷く

厚めのヨガマットやマットレスの上で行うとボールが沈み込むため圧力を弱められる。

体が硬い人向け

大腿筋膜張筋のソフトストレッチ

足をかけて固定する「4の字ストレッチ」でほぐす

1 イスに座って足をかける

イスに座って片脚を持ち上げ、もう片方の脚の太ももに足先をかける。手で足先がズレ落ちないように押さえる。くるぶしより少し上の位置をかけて骨が太ももに当たらないようにする。

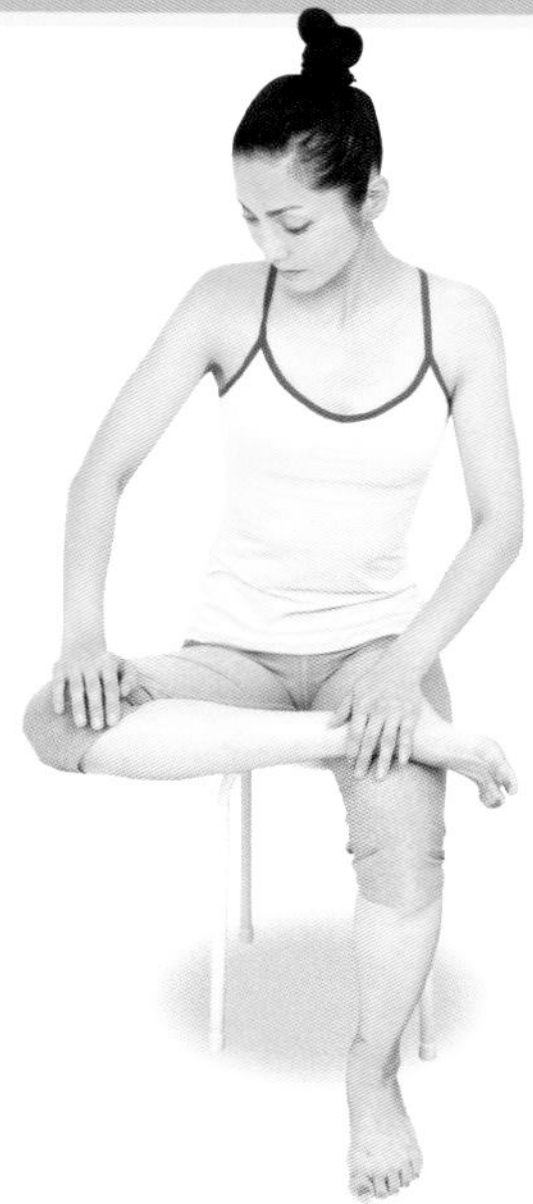

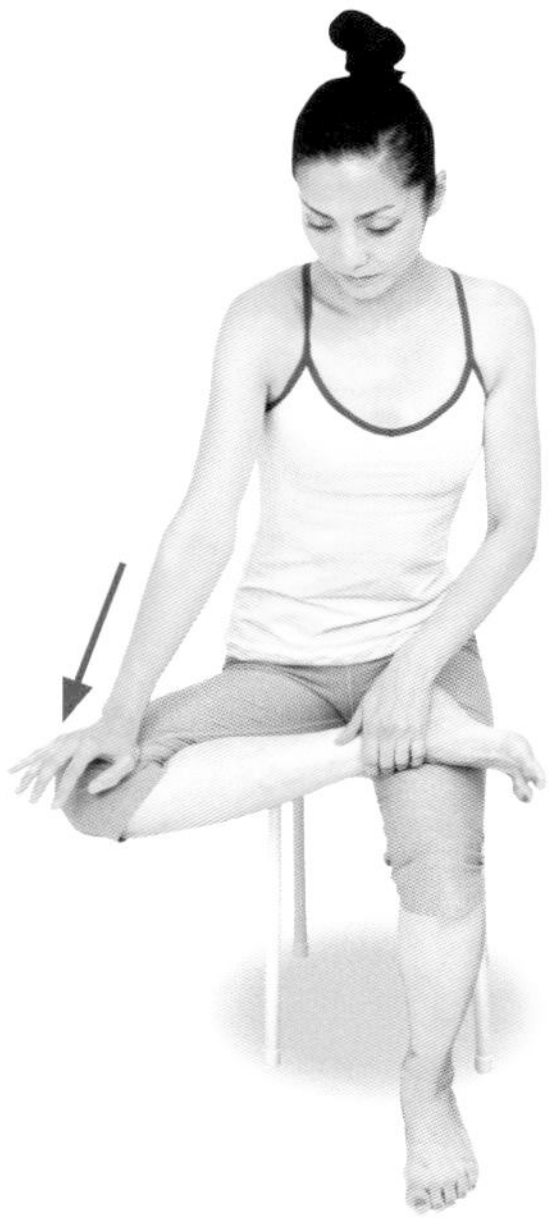

2 組んだ脚のヒザを押し下げる

組んだ脚のヒザを手で上から押して15秒間（物足りない人は30秒間）伸ばす。脚を組み替えて反対側の大腿筋膜張筋も同様に伸ばす。

POINT

体重をかけて押す

手の力でヒザを押すのではなく、腕を伸ばして突っ張り、手先からヒザに体重をかけて力まずに押していく。

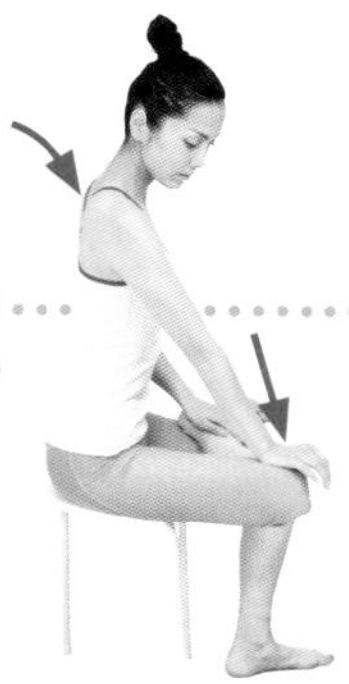

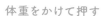

しっかり伸ばしたい人向け

大腿筋膜張筋のストレッチ

4の字ストレッチからさらに上体を倒してしっかり伸ばす

1 4の字に足を組みヒザを押し下げる

イスに座って足をかけ、組んだ脚のヒザを押してP.48の４の字ストレッチのフォームをつくる。

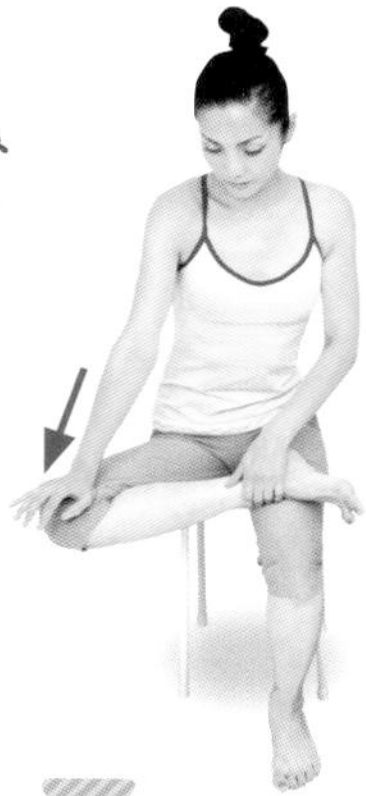

2 上体を前方に倒していく

組んだ脚のヒザに体重をかけて押し下げた状態のまま股関節から上体をできるだけ前方に倒す。

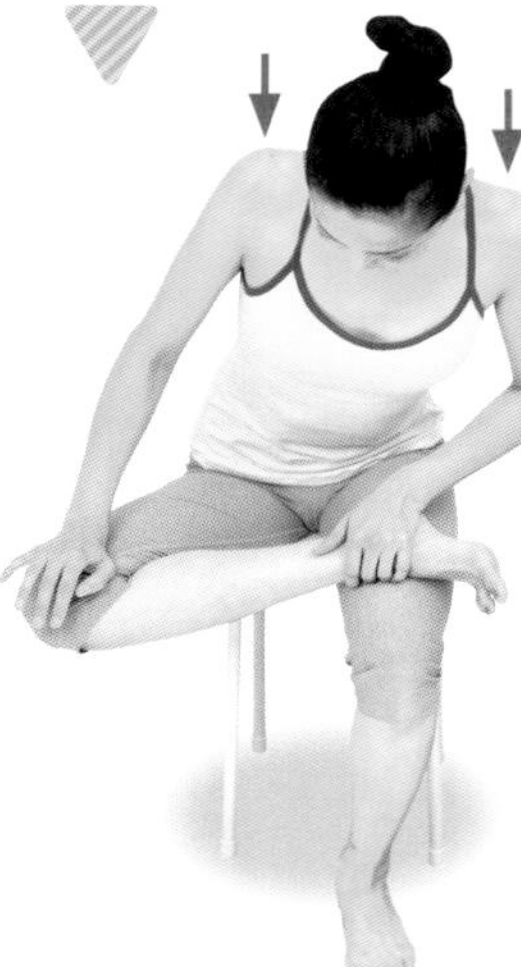

3 さらに上体を横に倒す

前方に倒した上体をさらに横に倒す。この体勢を15秒間（物足りない人は30秒間）キープ。脚を組み替え反対側の大腿筋膜張筋も同様に伸ばす。

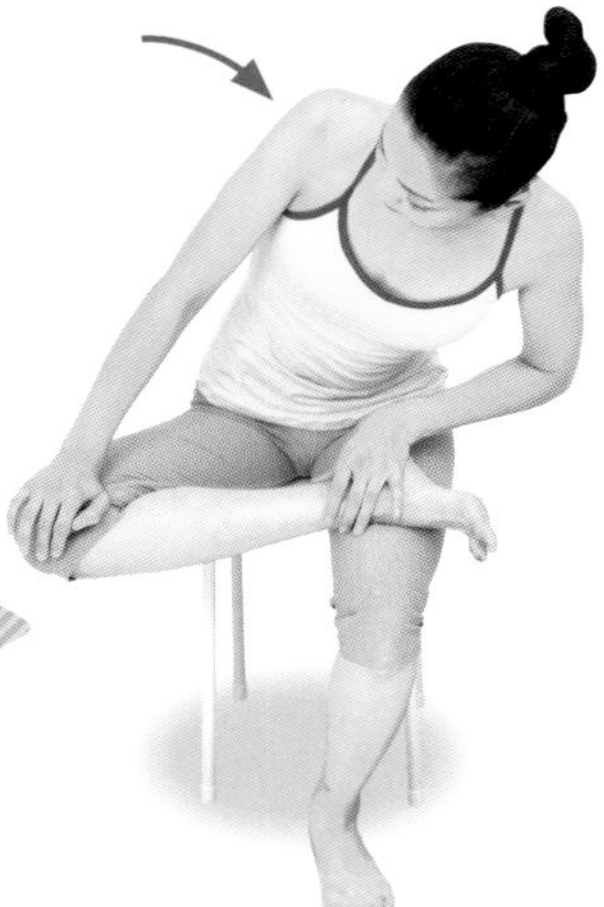

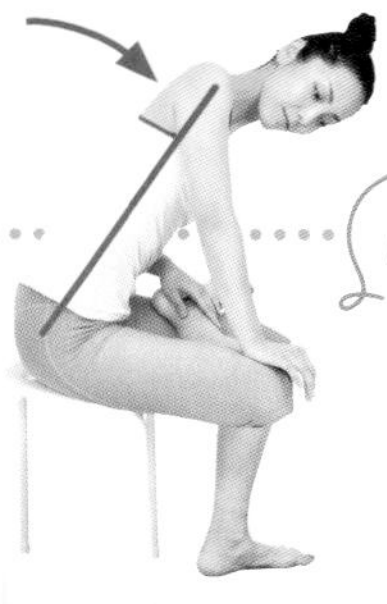

POINT

背すじを伸ばす

背すじを伸ばしたまま股関節から上体を前方に倒すと大腿筋膜張筋をより強く伸ばせる。上体を横に倒す際も背すじは伸ばしたまま。

大腿直筋（大腿四頭筋）をほぐす・伸ばす

「大腿直筋《だいたいちょっきん》」は太もも前面の大腿四頭筋（複合筋）を構成する筋肉のひとつ。大腿四頭筋はヒザ関節を動かす筋肉ですが、大腿直筋のみ股関節もまたいで骨盤に付着しています。２つの関節をまたいでいて、股関節を曲げる（太ももを持ち上げる）動きと、ヒザ関節を伸ばす動きに働くため、ストレッチで伸ばす際は股関節とヒザ関節の動きを連動させて筋肉全体を伸ばします。

　大腿直筋が収縮したまま硬くなると骨盤を引きつけて前傾させるため、反り腰を改善するためにはストレッチやマッサージで柔らかくする必要があります。反り腰になると重心がつま先寄りになり、バランスを調節する大腿四頭筋（※大腿直筋を含む）が緊張しやすくなるので注意しましょう。

大腿直筋

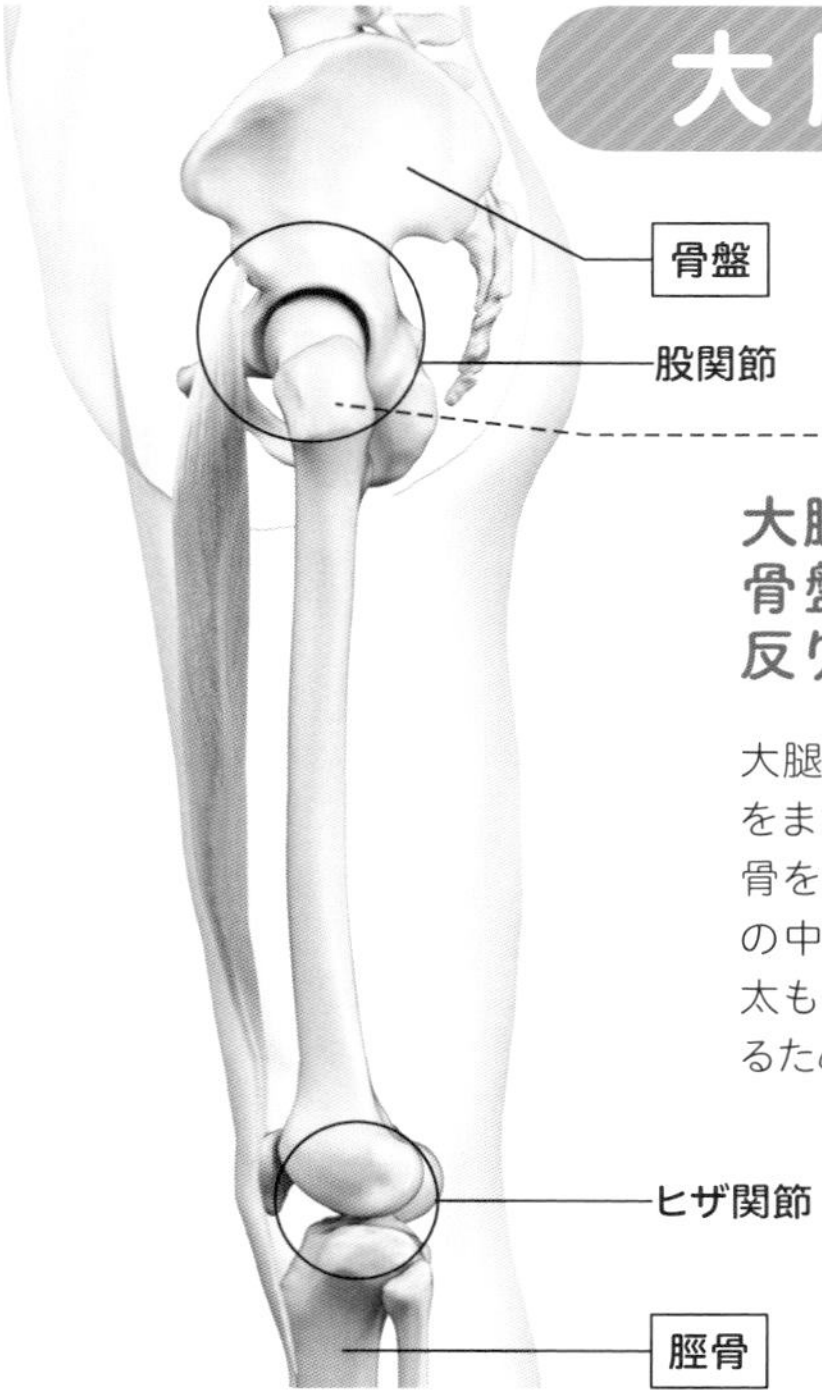

大腿直筋が硬くなると骨盤を引きつけて反り腰の原因になる

大腿直筋は股関節とヒザ関節ををまたいで骨盤の外側前面と脛骨をつないでいる。大腿四頭筋の中央に位置する筋肉であり、太もも前面の表層を走行しているためマッサージしやすい。

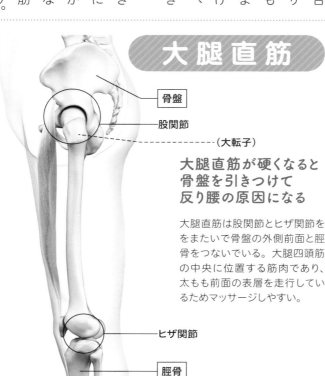

痛み・シビれのある人向け

大腿直筋のツボ押しマッサージ

太ももの前面を上から下まで押しほぐす

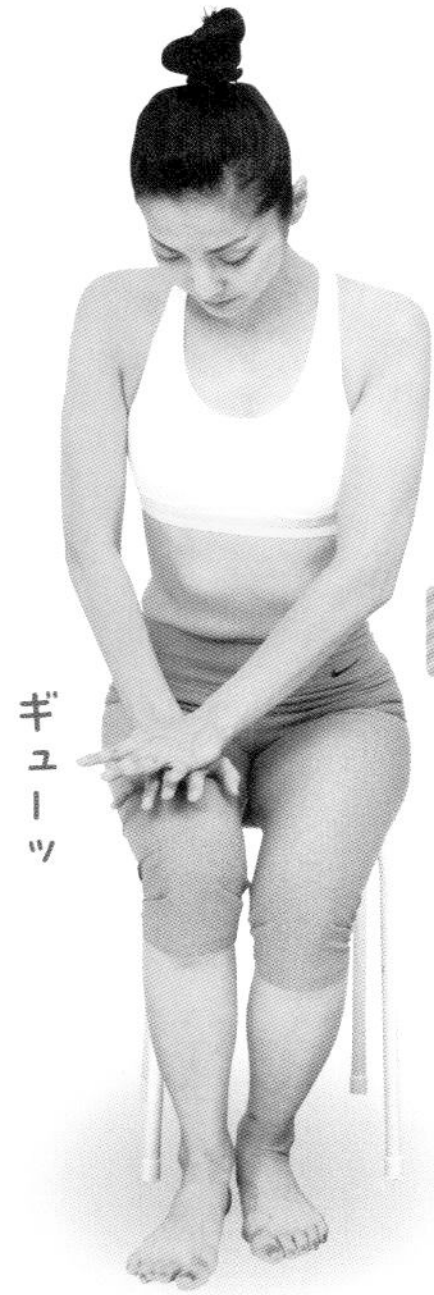

1 太ももの前面に両手をおく

イスに座って太ももの前面に両手を乗せる。手の平全体ではなく、手の平の付け根部分を中心に押せるように両手を上下に重ねる。

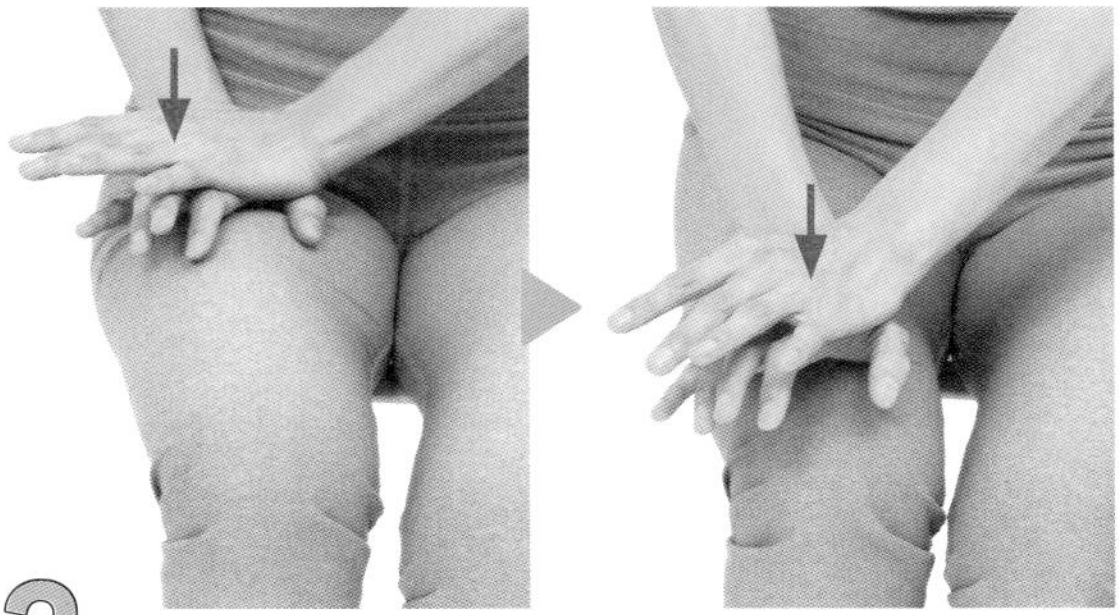

2 太もも前面の中心を押していく

体重をかけて太ももの前面をしっかり押す。筋肉が大きいため脚の付け根からヒザ上まで太もも前面の中心を上から下まで押していく。左右反対側の大腿直筋も同じように押す。

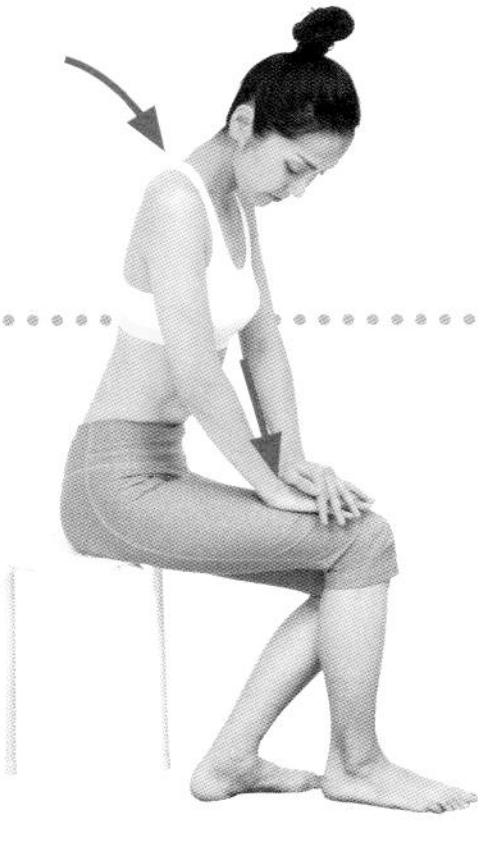

POINT

体重をかけて押す

腕を伸ばし気味にして、両手から太ももに体重をかけて力まずに押す。

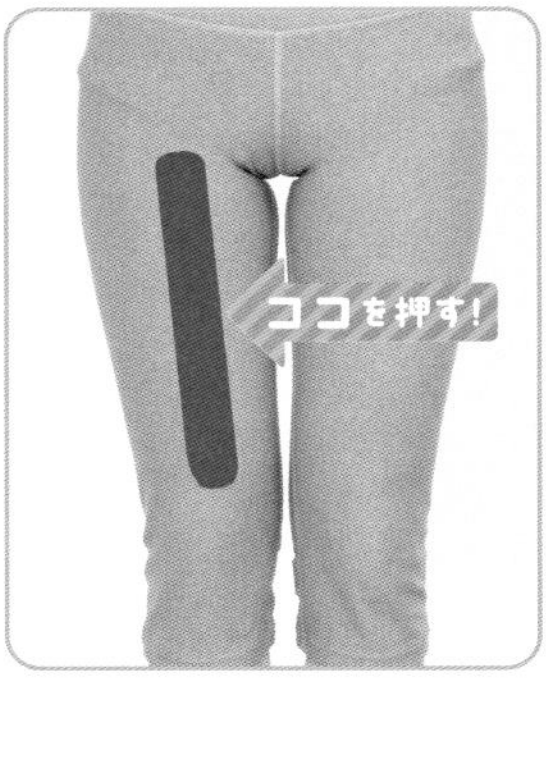

体が硬い人向け

大腿直筋のソフトストレッチ

股関節とヒザ関節を連動させて筋肉を両端から伸ばす

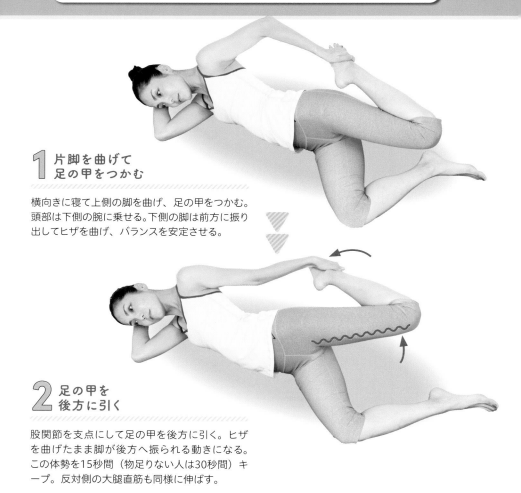

1 片脚を曲げて足の甲をつかむ

横向きに寝て上側の脚を曲げ、足の甲をつかむ。頭部は下側の腕に乗せる。下側の脚は前方に振り出してヒザを曲げ、バランスを安定させる。

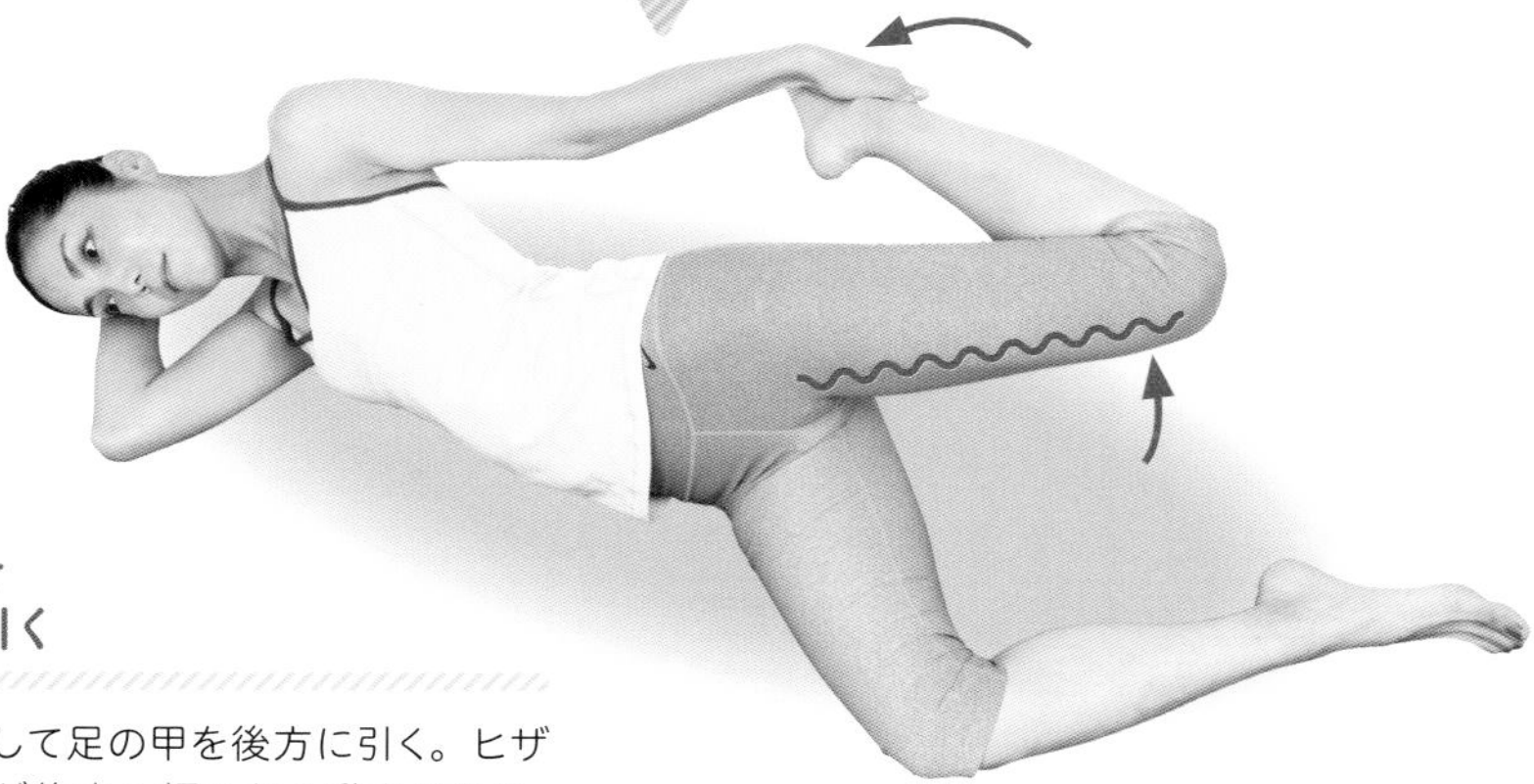

2 足の甲を後方に引く

股関節を支点にして足の甲を後方に引く。ヒザを曲げたまま脚が後方へ振られる動きになる。この体勢を15秒間（物足りない人は30秒間）キープ。反対側の大腿直筋も同様に伸ばす。

×

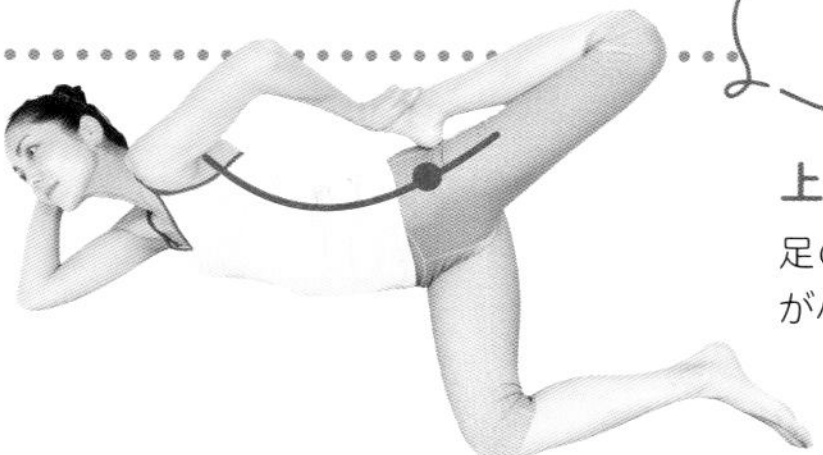

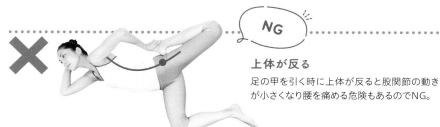

NG

上体が反る

足の甲を引く時に上体が反ると股関節の動きが小さくなり腰を痛める危険もあるのでNG。

しっかり伸ばしたい人向け

大腿直筋のストレッチ

脚に体重を乗せて力を使わずハードに伸ばす

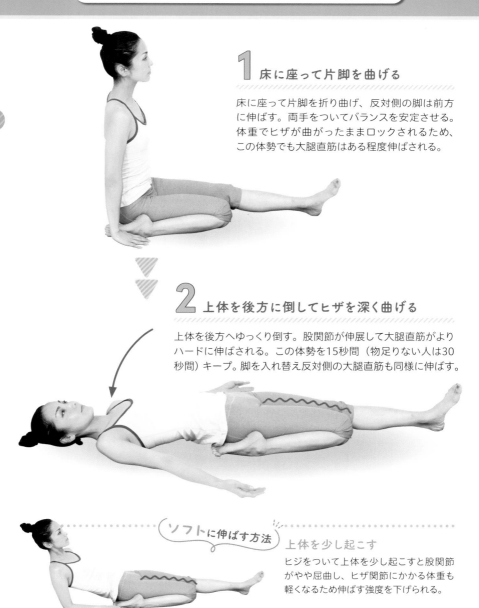

1 床に座って片脚を曲げる

床に座って片脚を折り曲げ、反対側の脚は前方に伸ばす。両手をついてバランスを安定させる。体重でヒザが曲がったままロックされるため、この体勢でも大腿直筋はある程度伸ばされる。

2 上体を後方に倒してヒザを深く曲げる

上体を後方へゆっくり倒す。股関節が伸展して大腿直筋がよりハードに伸ばされる。この体勢を15秒間（物足りない人は30秒間）キープ。脚を入れ替え反対側の大腿直筋も同様に伸ばす。

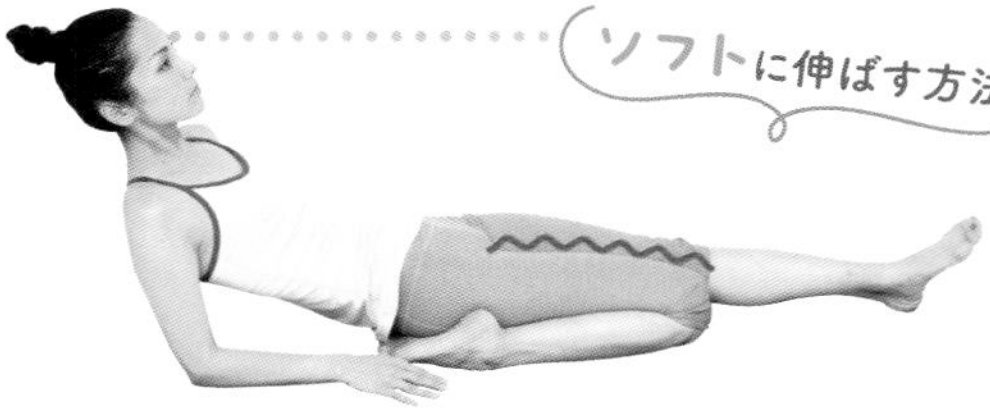

ソフトに伸ばす方法

上体を少し起こす

ヒジをついて上体を少し起こすと股関節がやや屈曲し、ヒザ関節にかかる体重も軽くなるため伸ばす強度を下げられる。

腰方形筋をほぐす・伸ばす

反り腰になると、腰椎が反りすぎて腰まわりは緊張した状態になります。特に腰部の深層にある「腰方形筋《ようほうけいきん》」という筋肉が硬くなります。腰方形筋には腰椎を反らせる働きがあるため、収縮したまま硬くなると腰椎が反った状態で固まってしまいます。股関節筋のケアで骨盤を後傾させても、腰椎が反ったままでは反り腰を改善できないため、腰方形筋もケアすることが有効です。腰方形筋は腰椎を側屈する（横に曲げる）動きにも働くため、ストレッチでは腰に負担をかけず、上体を左右に曲げる動きで伸ばすことができます。腰部をほぐすと、腰まわりの緊張を一時的に緩和する効果もあります。反り腰による腰の張りを感じている人は股関節筋とともに腰方形筋もほぐしましょう。

腰方形筋

腰方形筋が硬くなると腰椎が反った状態から動かしにくくなる

腰方形筋は第12肋骨・腰椎と骨盤の後部をつないでいる筋肉で腰椎の動きに働く。背中の筋肉の深部にあるためマッサージをする際は圧力を強めにして表層の筋肉と一緒にほぐしていく。

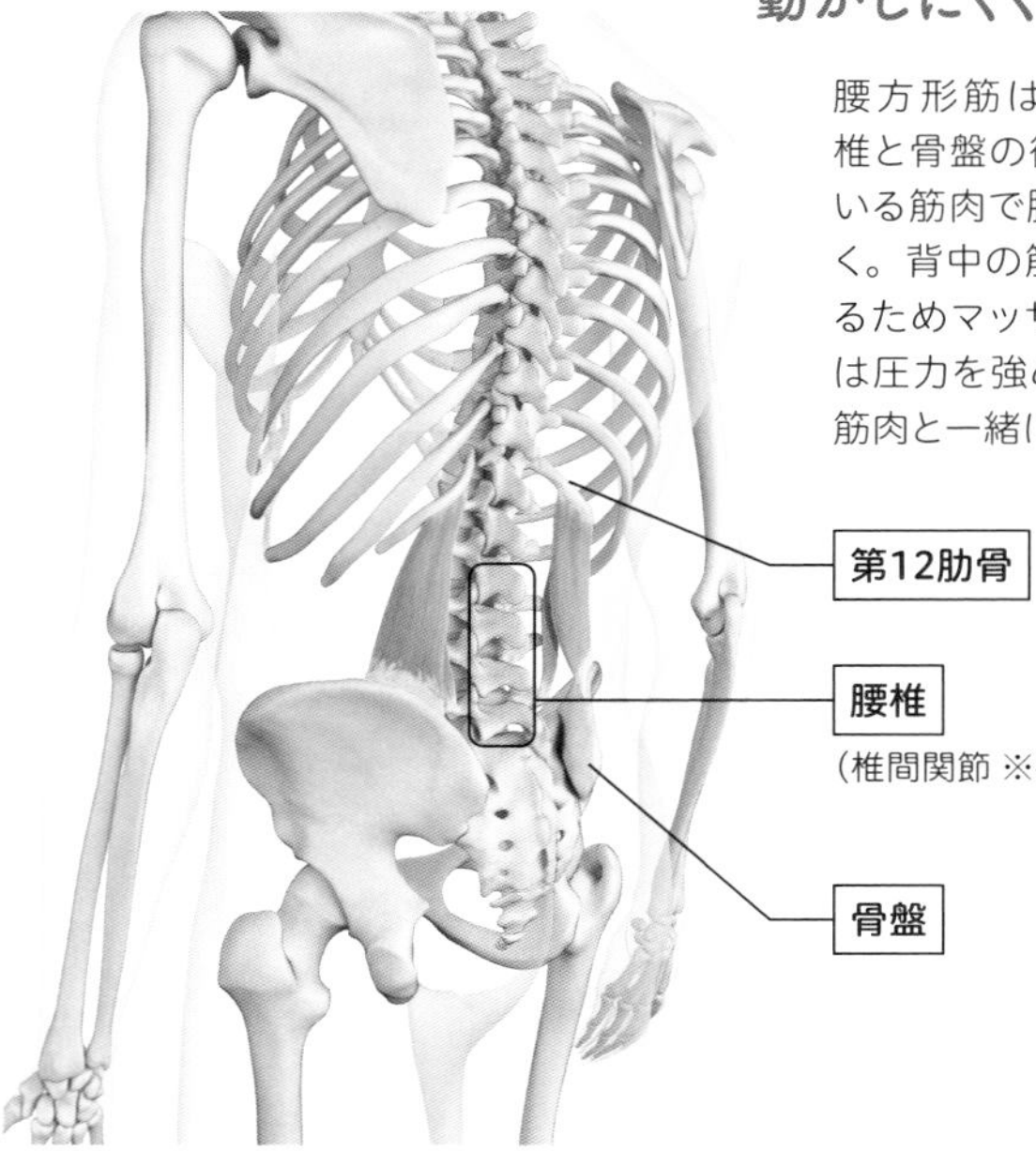

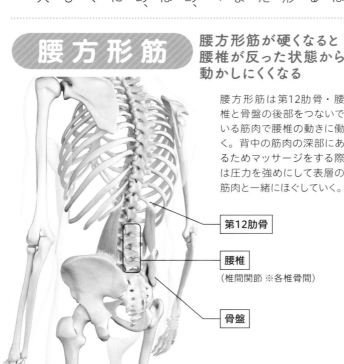

痛み・シビれのある人向け

腰方形筋のツボ押しマッサージ

肋骨と骨盤の間の筋肉を親指で強めに押す

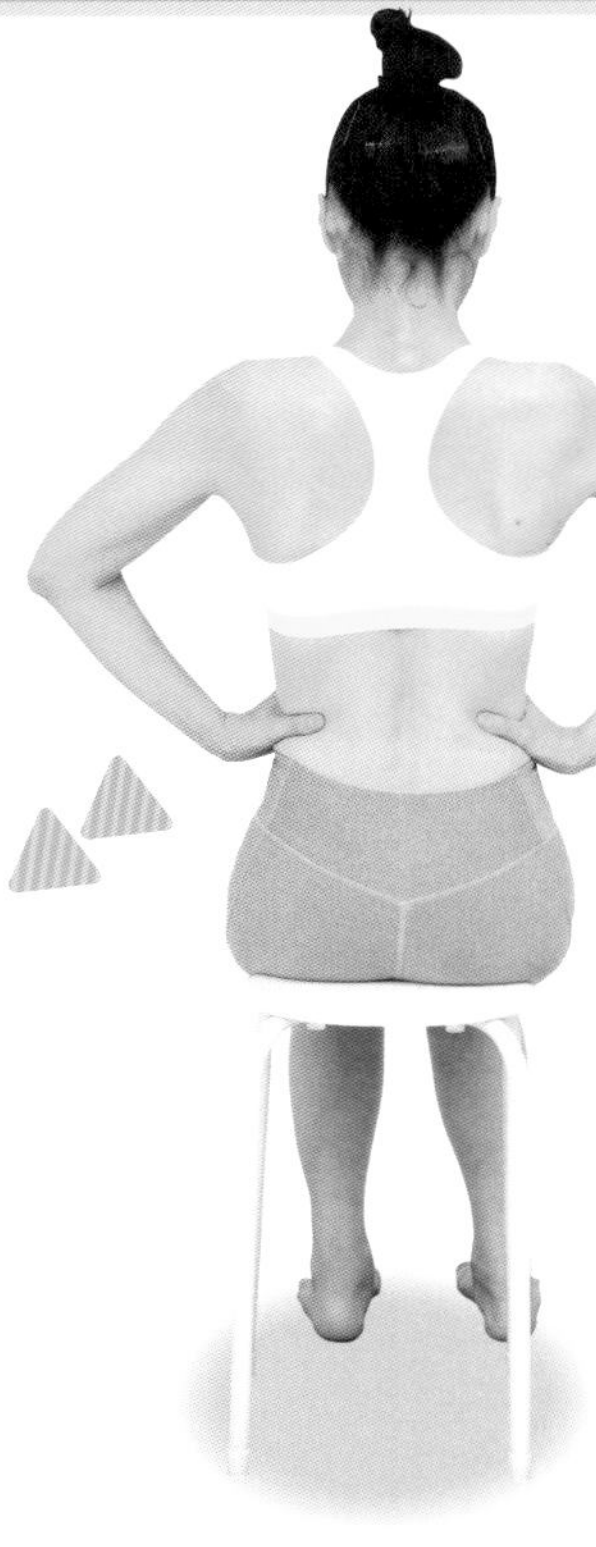

1 脇腹に両手をそえる

イスに座って背すじを伸ばし、親指だけを背中側にまわして脇腹に両手をそえる。

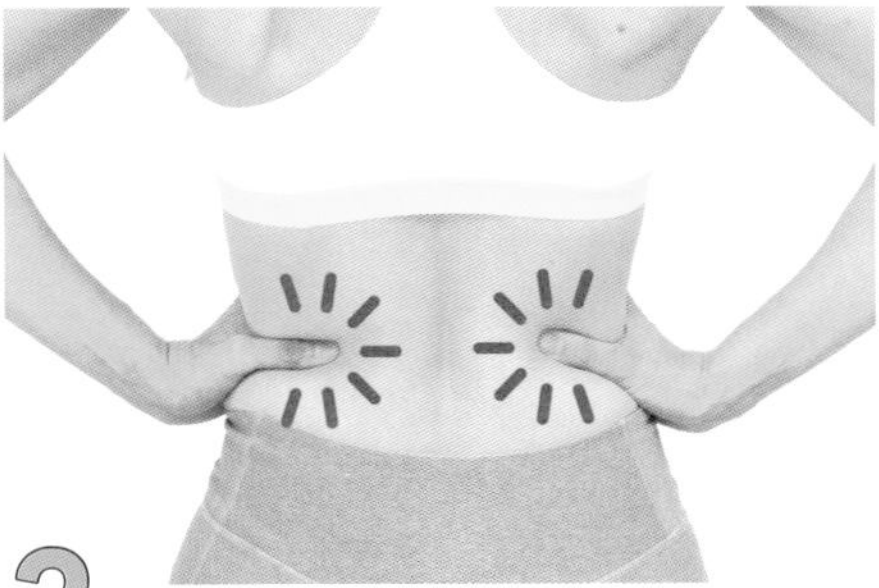

2 肋骨と骨盤の間の筋肉を押す

一番下の肋骨と骨盤の間の骨がない部分を親指で押す。腰方形筋は深部にあるため少し強めに押す。15秒間（物足りない人は30秒間）押す。

バリエーション

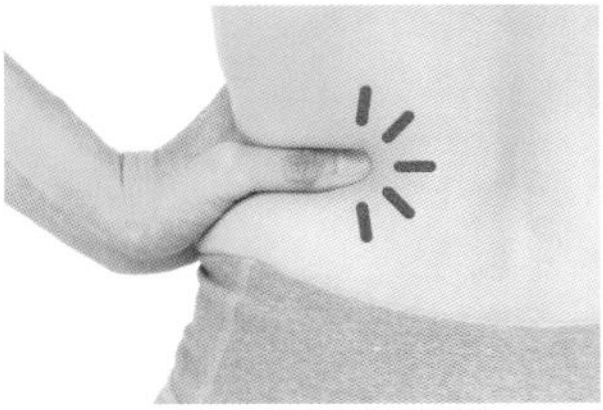

片側ずつ押す

両手同時だと押しにくいという人は片側ずつ押せば力を入れやすくなる。

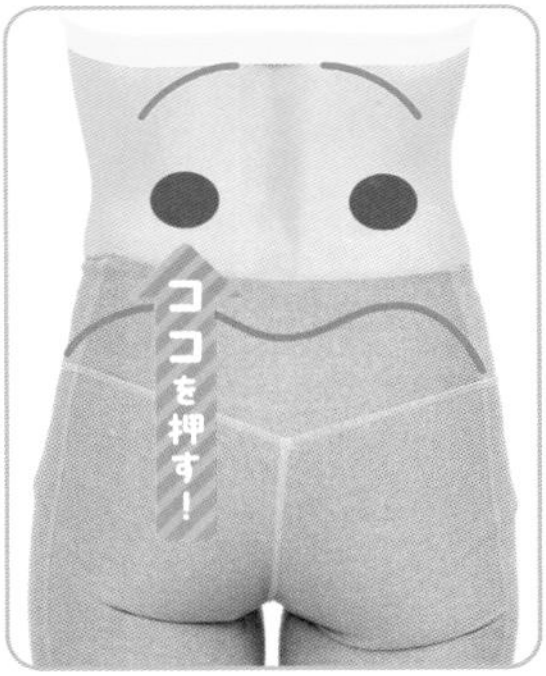

体が硬い人向け

腰方形筋のソフトストレッチ

仰向けで寝たまま両脚を抱えて腰を丸める

1 仰向けで両脚を抱え込む

仰向けになり腕で両脚を抱え込む。脚を体に引き寄せることで骨盤が後傾し腰が丸まる。この体勢をキープしストレッチしてもよい。

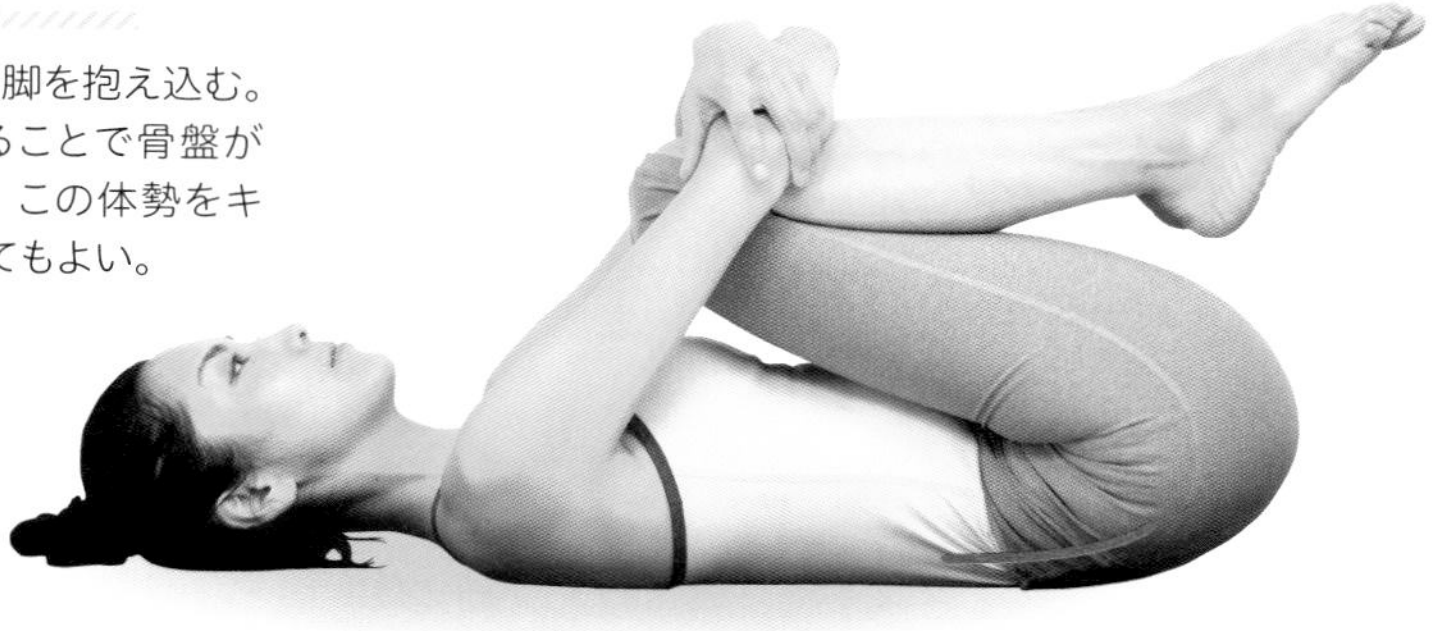

2 頭部を持ち上げる

脚を抱えたまま頭部を持ち上げる。背中全体が丸まって腰も丸まりやすくなる。頭の下に枕を入れてもよい。この体勢を15秒間（物足りない人は30秒間）キープ。

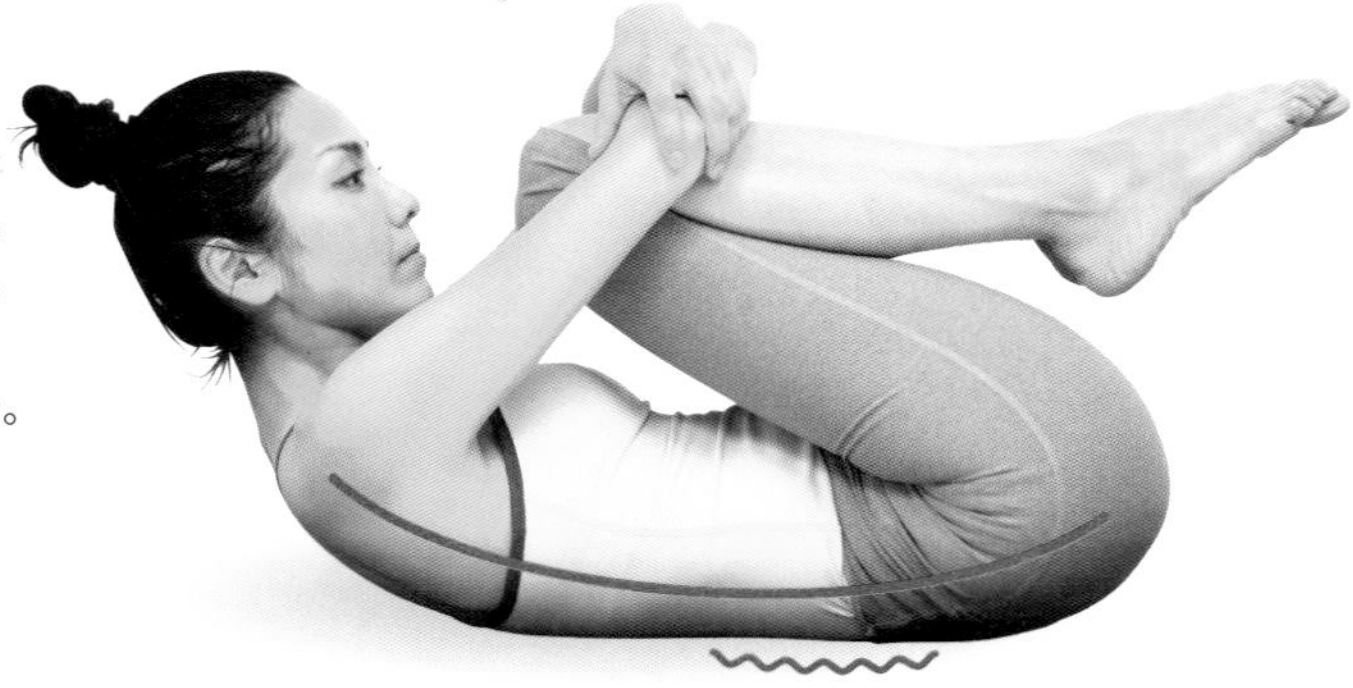

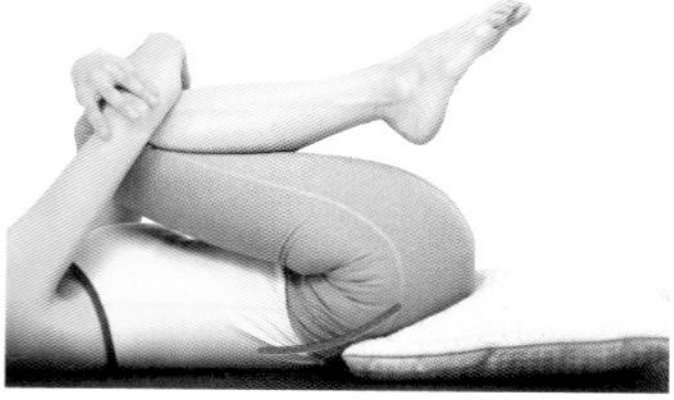

楽に伸ばす方法

お尻を高くする

お尻（骨盤）の下にクッションや座布団を浅く差し込むと、骨盤が傾いて後傾するため腰（腰椎）も自然に丸まる。

しっかり伸ばしたい人向け

腰方形筋のストレッチ

腰部を側屈する動きで腰方形筋をしっかり伸ばす

1 上体を横に曲げて壁に両手をつく

壁の前に横向きで立ち足を前後に開く。そこから上体を横に曲げ壁に両手をつく。左右の手と頭部の位置が上下に並ぶ。

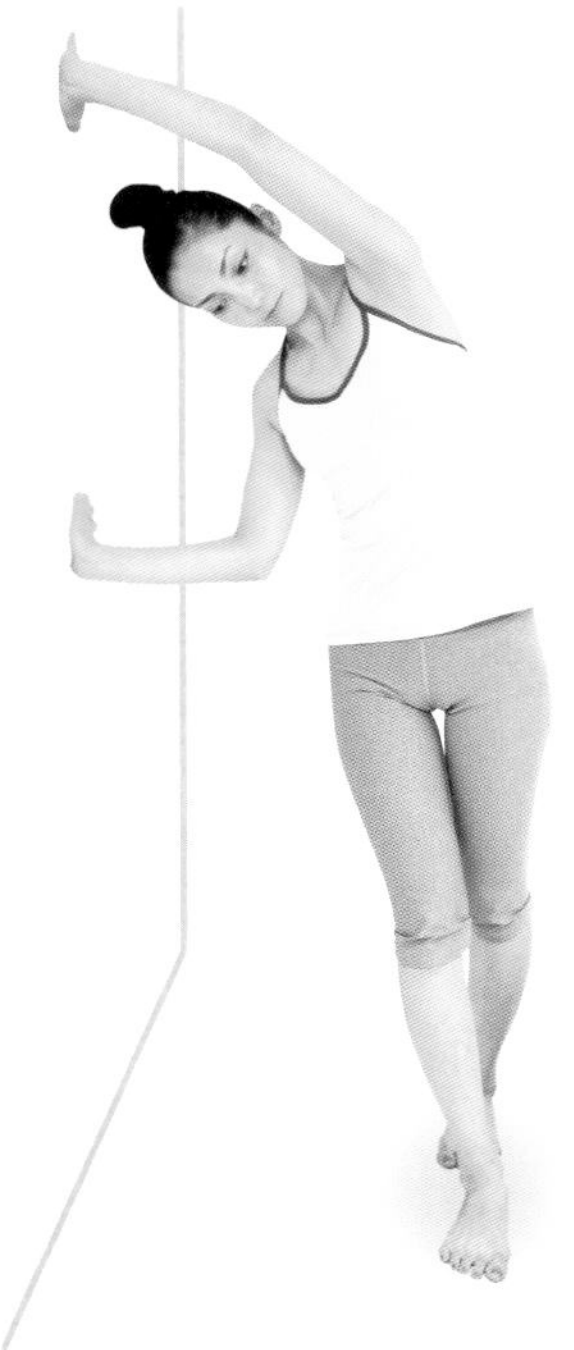

2 両手で壁を押しながら骨盤を横に突き出す

お尻（骨盤）を壁から遠ざけるように横へ突き出す。腰の側部が伸びて深部にある腰方形筋もストレッチされる。この体勢を15秒間（物足りない人は30秒間）キープ。反対側の腰方形筋も同様に伸ばす。

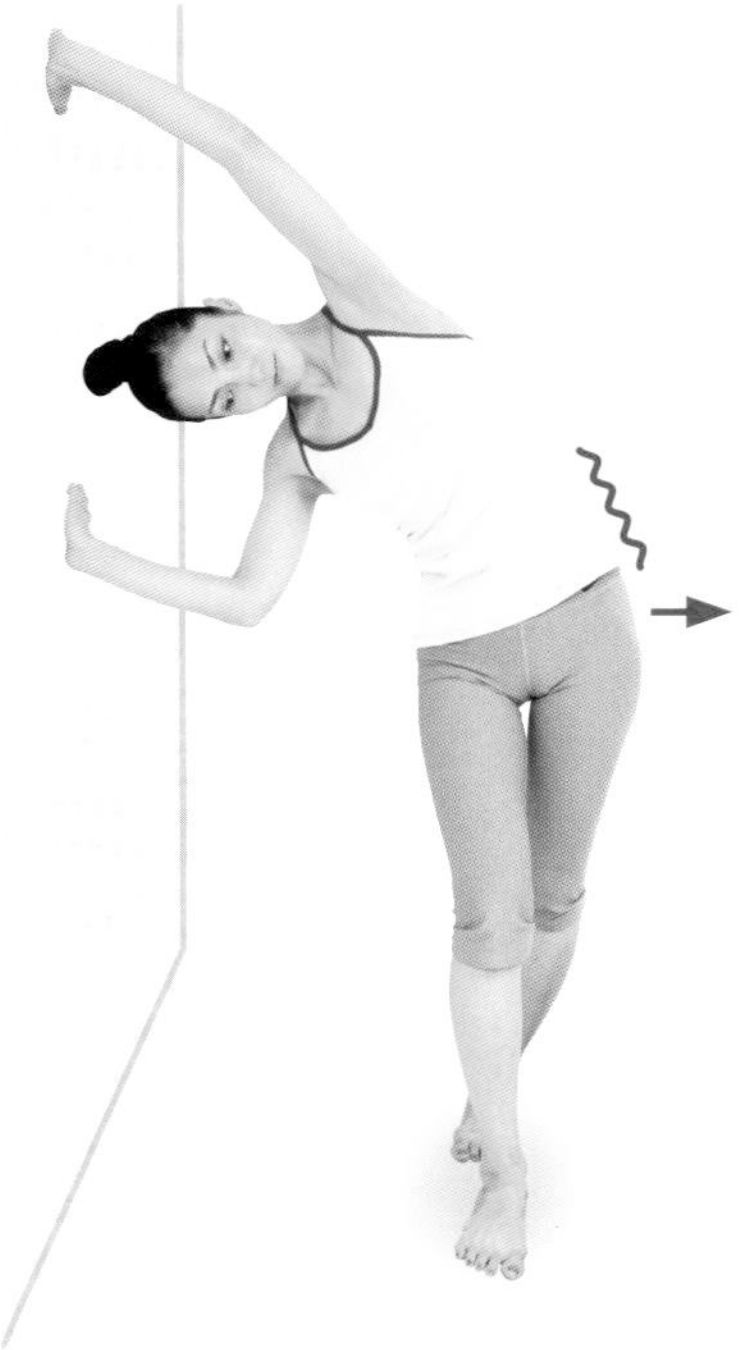

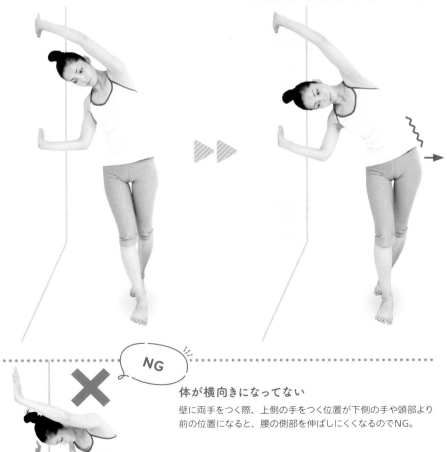

NG

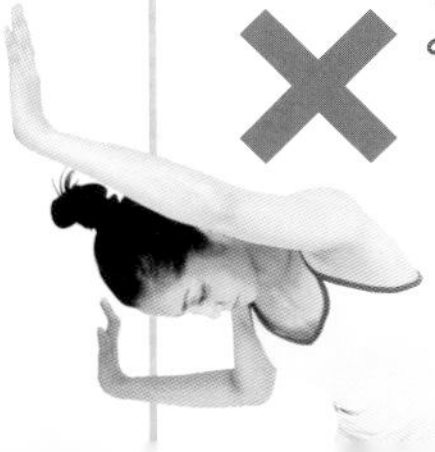

体が横向きになってない

壁に両手をつく際、上側の手をつく位置が下側の手や頭部より前の位置になると、腰の側部を伸ばしにくくなるのでNG。

バナナ腰改善体験談

反り腰が治りました！

60代・女性／反り腰タイプ

実施したセルフケア

- 大腰筋のストレッチ（➡P.44・45）
- 大腿筋膜張筋のストレッチ（➡P.48・49）
- 大腿直筋（大腿四頭筋）のストレッチ（➡P.52・53）

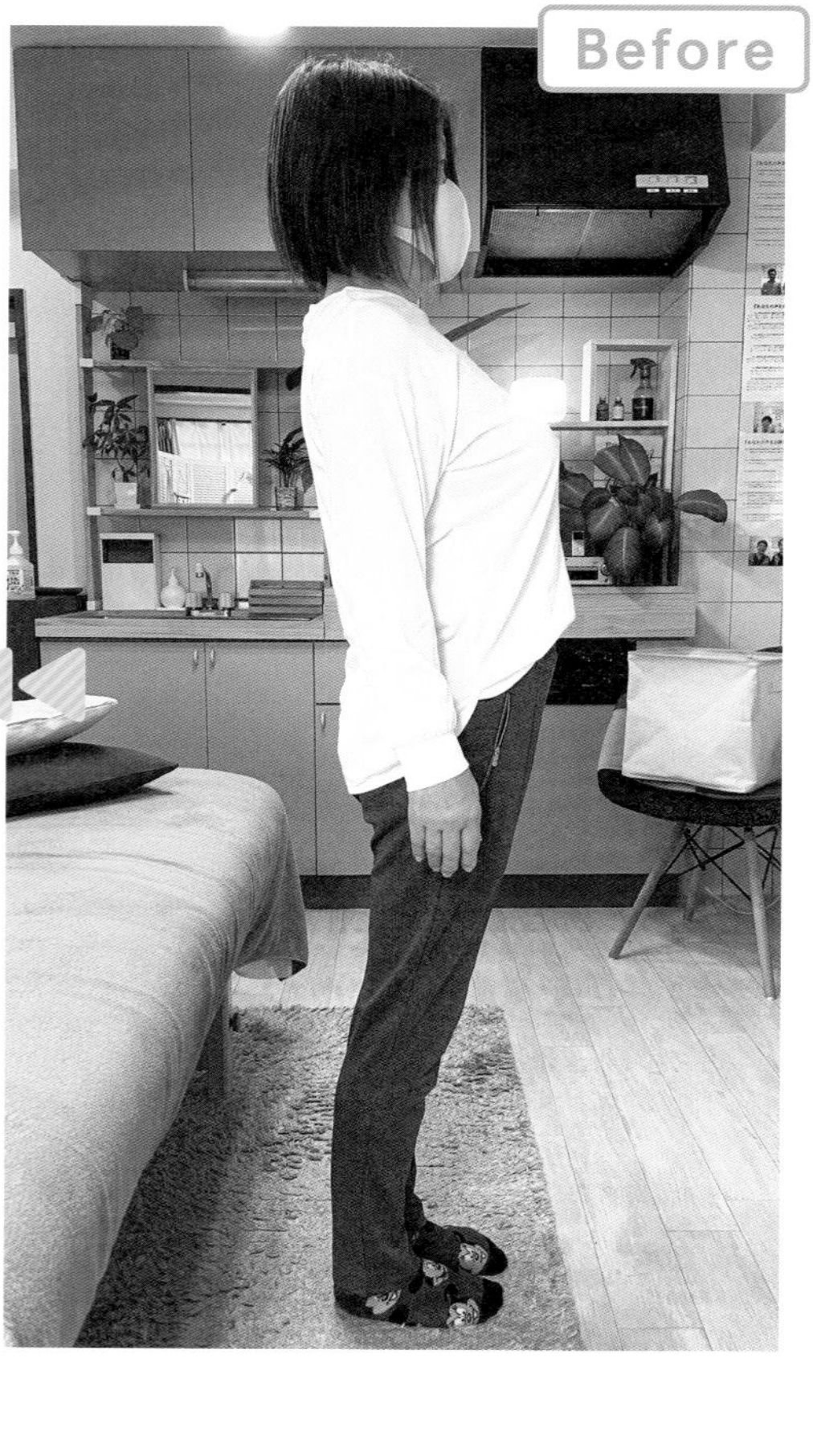

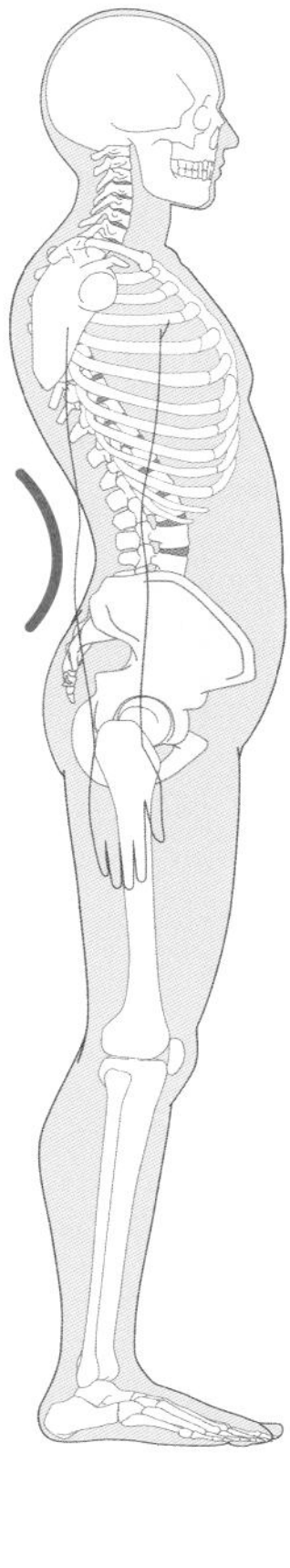

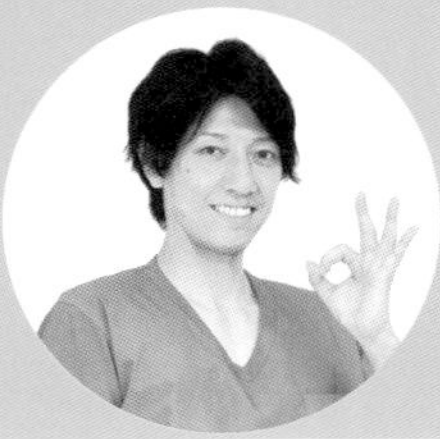

股関節や太ももの前側にある筋肉(大腰筋、大腿筋膜筋、大腿直筋)が収縮したまま硬くなり、骨盤を引き付けて反り腰になっていたため、硬くなっているこれらの筋肉を伸ばすストレッチ種目を継続的に行ってもらいました。

原因を特定して効果的なストレッチを実施

反り腰の状態で腰が固まって、前かがみになると腰に激痛が走っていました。ぎっくり腰も何度も繰り返していて、もう治らないものだと諦めていましたが、反り腰の原因を特定し、ストレッチをしただけで改善され、本当に驚きでした。今では腰に対して自信がつき趣味のゴルフや旅行も思いっきり楽しめています！

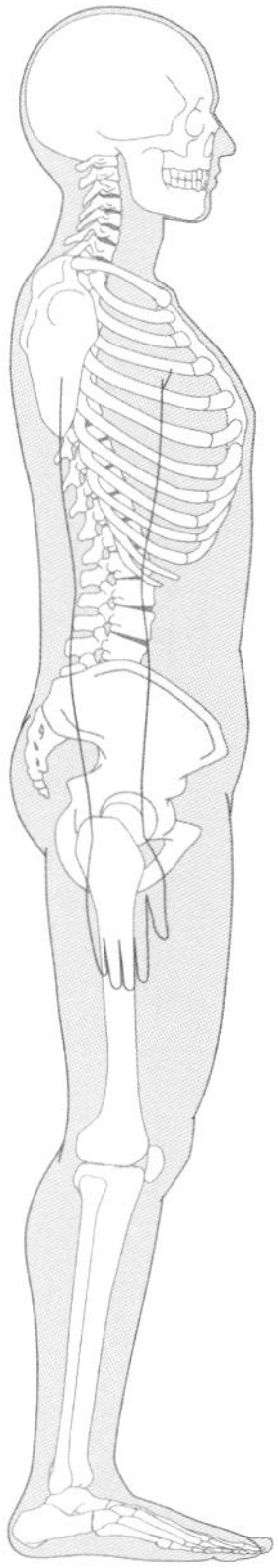

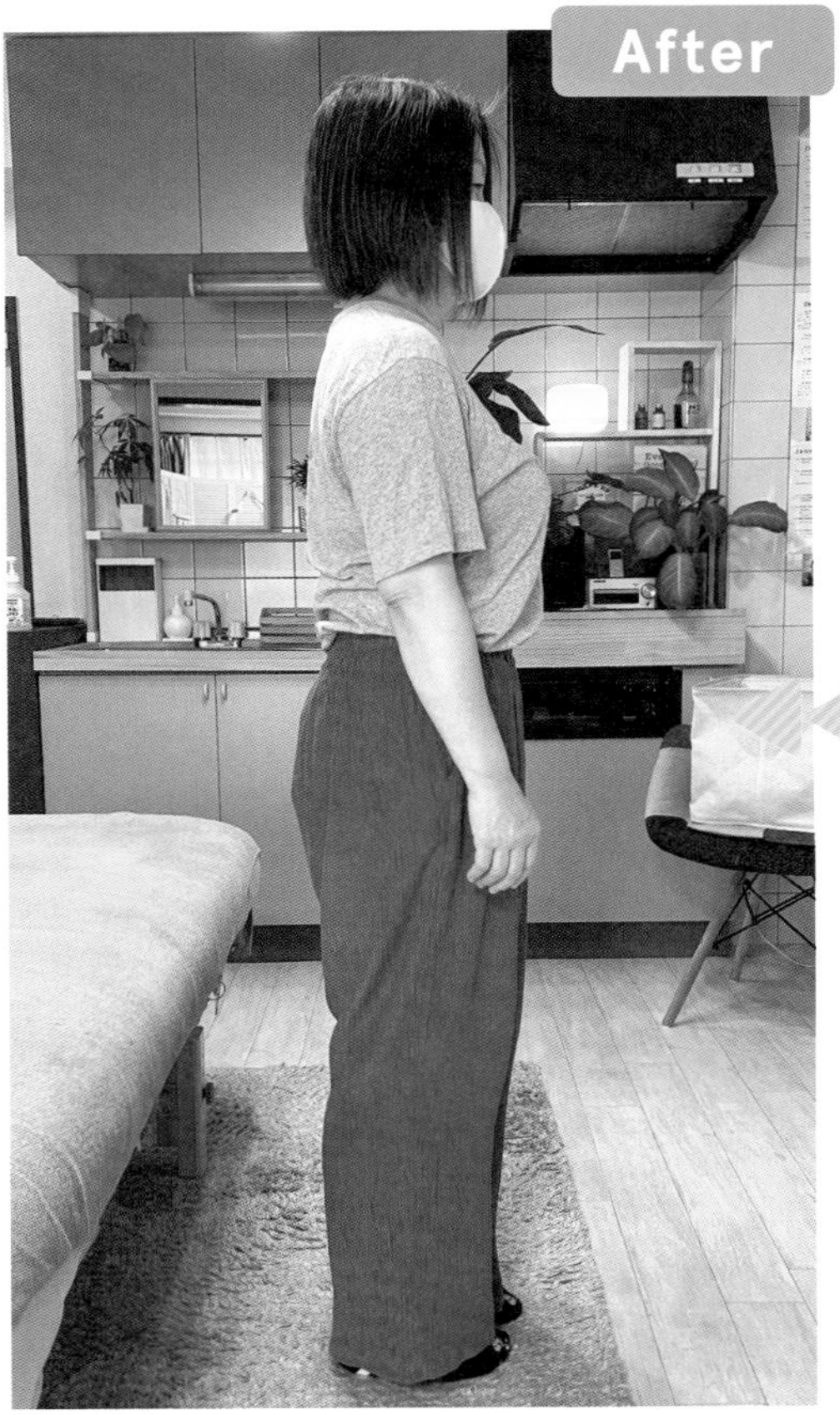

「丸まり腰」の治し方

「丸まりタイプ」のバナナ腰は、「反り腰タイプ」と逆で骨盤が後傾している状態。腰椎の反りが失われるだけでなく、腰椎から連なる胸椎まで丸まって猫背になるので要注意です。丸まり腰の人は、骨盤の後ろ側に付着して股関節をまたいでいるお尻や太もも裏の筋肉が硬くなり、骨盤が前傾しにくくなっていると考えられます。さらに丸まり腰の人は股関節内側の内転筋群がうまく働かずに硬くなっています。内転筋群が機能しないと脚が開いて骨盤が前傾しにくくなるので、ガニ股気味の人は内転筋群のケアも必須。骨盤を後傾させている筋肉を柔らかくすれば、骨盤のゆがみは解消されます。丸まり腰は腰椎椎間板ヘルニアの原因にもなるので早めのケアが重要です。

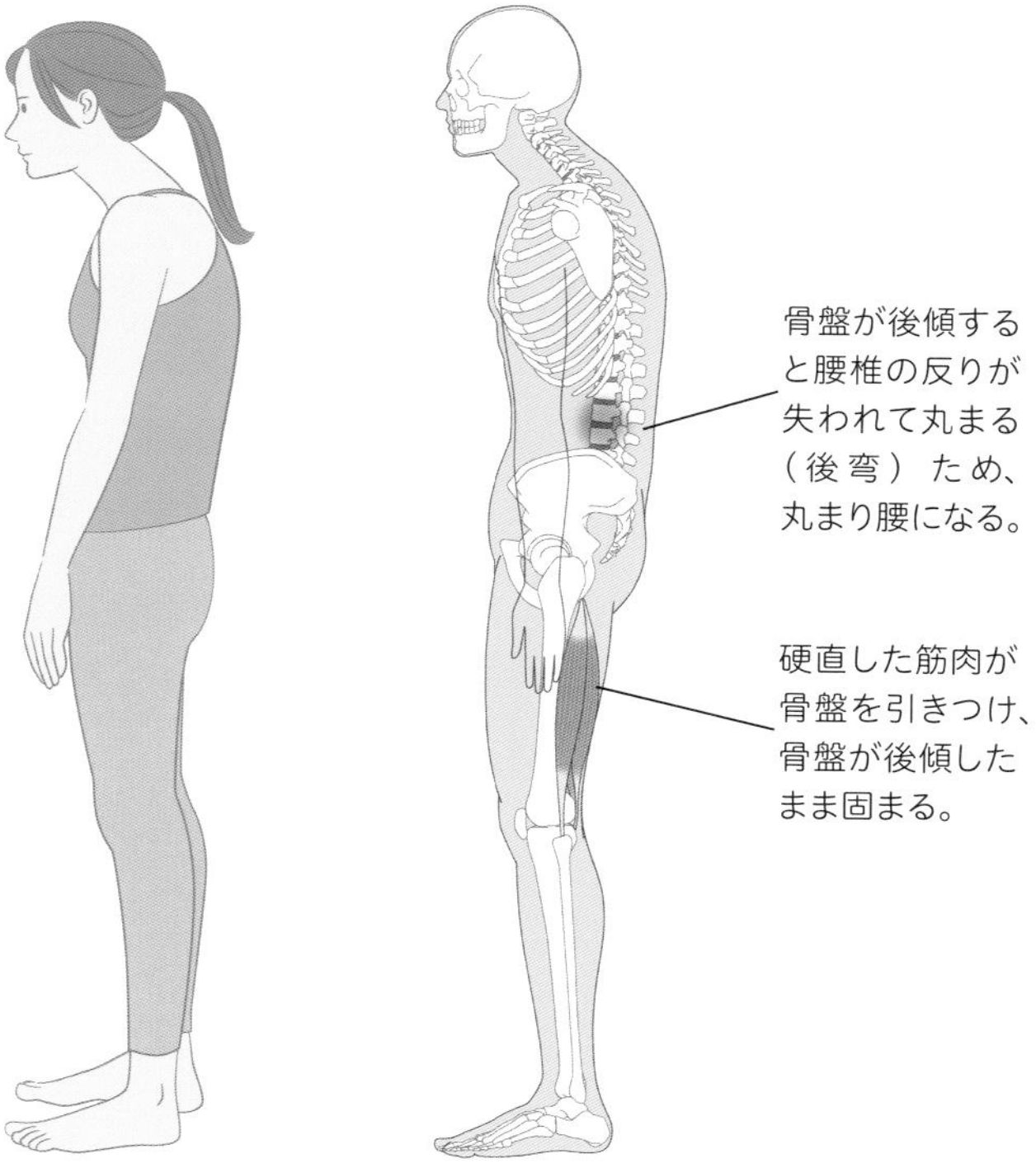
骨盤が後傾すると腰椎の反りが失われて丸まる（後弯）ため、丸まり腰になる。
硬直した筋肉が骨盤を引きつけ、骨盤が後傾したまま固まる。

骨盤を後傾させている筋肉をほぐして「丸まり腰」を改善

硬直した筋肉により骨盤が後傾している

骨盤の後傾が緩んで「丸まり腰」も改善！

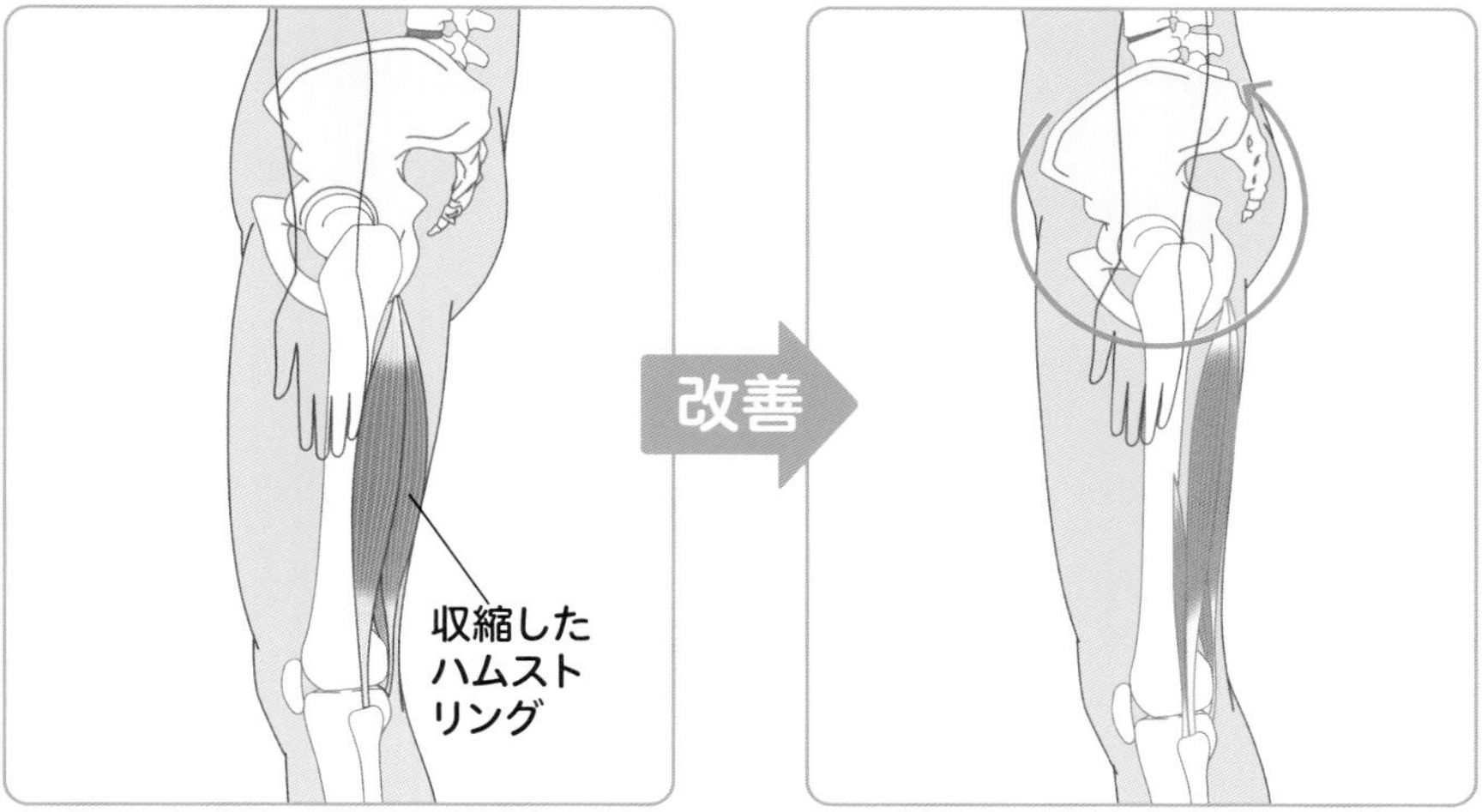

硬直した筋肉（※上図はハムストリング）が骨盤を引きつけ後傾させることにより丸まり腰になっている。

骨盤を後傾させている筋肉をほぐし柔らかくすることで骨盤が前傾しやすくなり、丸まり腰も改善される。

「丸まり腰」の原因となる主な筋肉

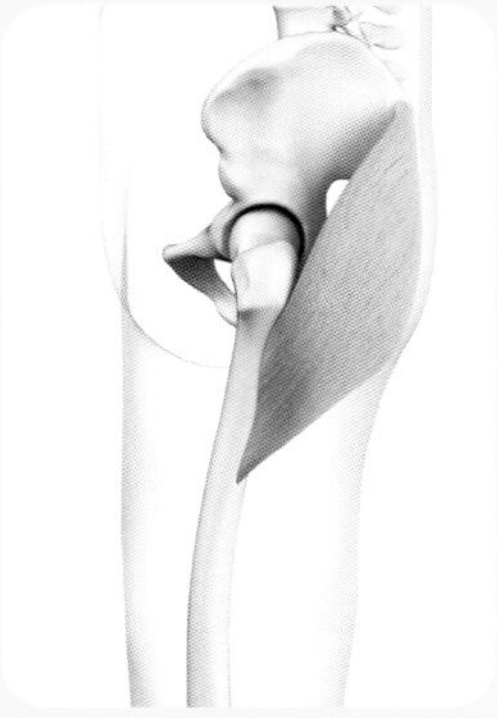

大殿筋

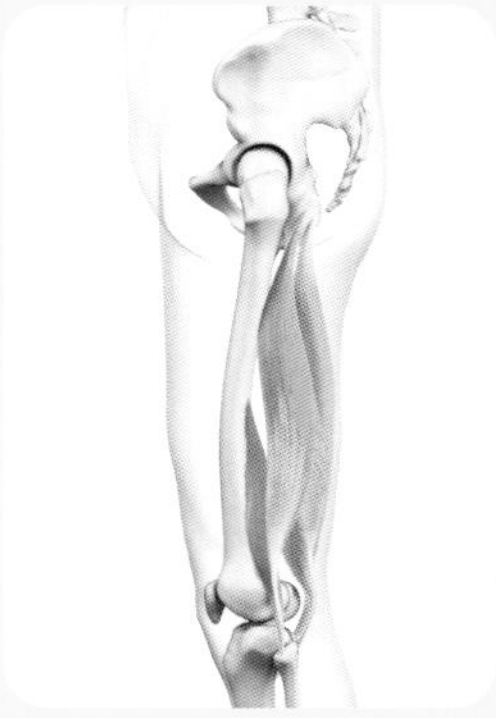

ハムストリング

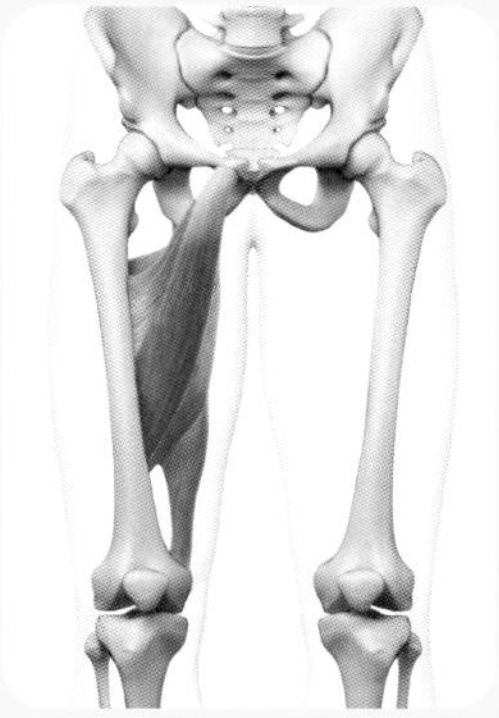

内転筋群

「丸まり腰」の原因となる生活習慣の改善

正しい動きで上体を上げ下げする

腰椎と股関節を連動させて腰への負担を軽減する

前屈動作では骨盤を前傾し腰椎の動きは小さくする

腰椎の動きが主体の前屈

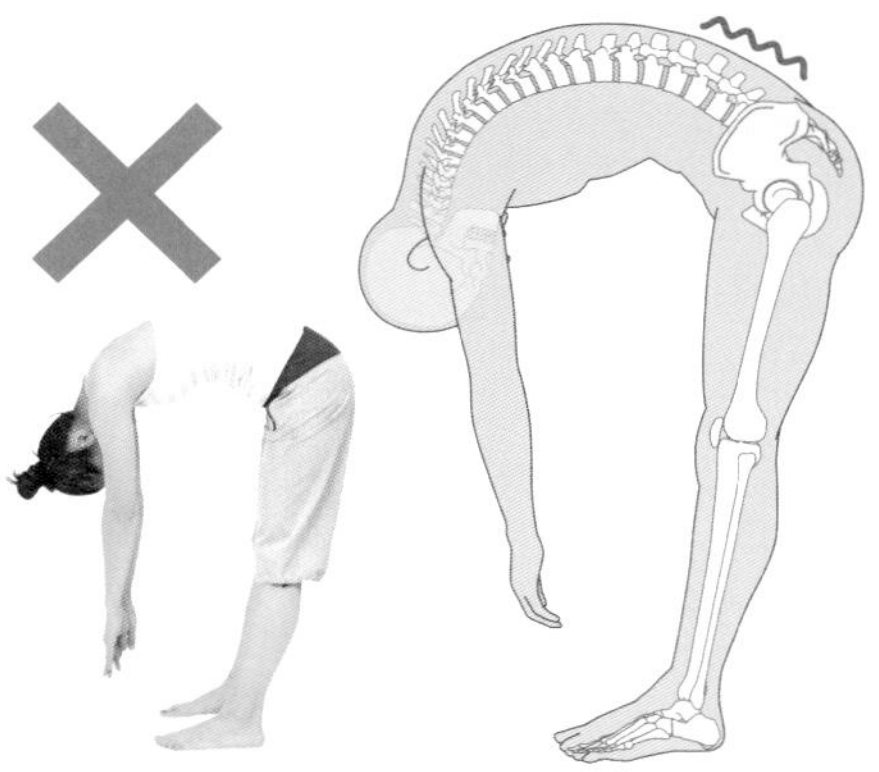

前屈動作において骨盤が前傾せず、腰椎を丸める（曲げる）動きだけで上体を倒すと上半身の体重を腰椎で支えることになり、腰椎にかかる負担が大きくなる。

腰椎と股関節が連動した前屈

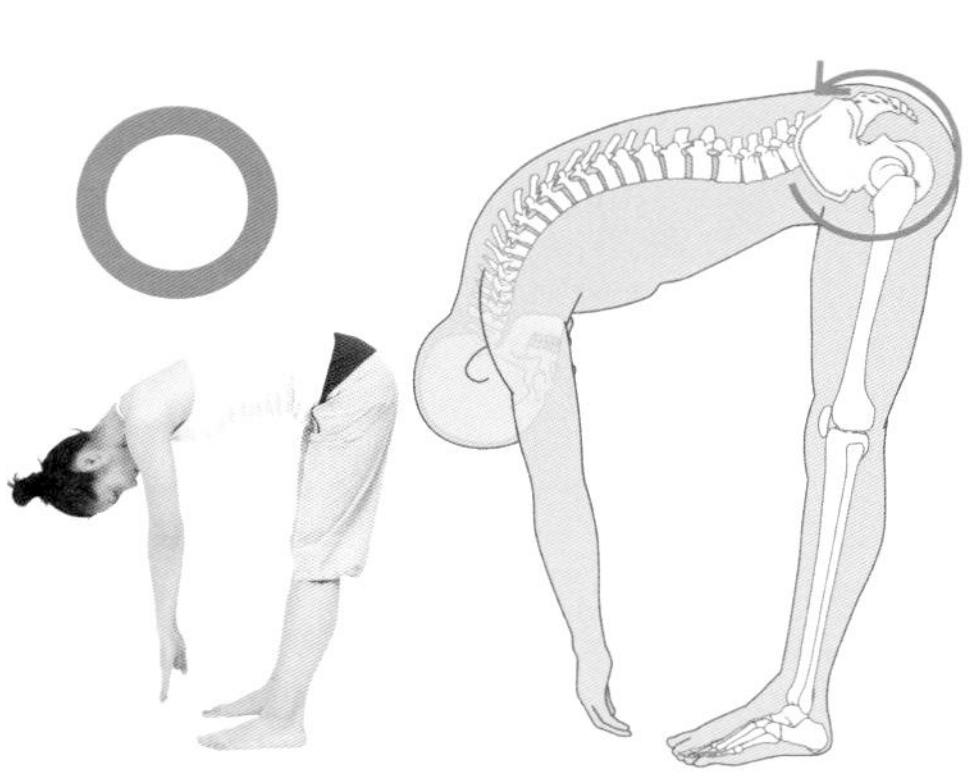

前屈する際は腰椎を丸めるだけではなく、骨盤を前傾させる（股関節を屈曲させる）ことにより腰椎にかかる負担が軽減され、上体を倒す前屈動作の可動域も広くなる。

物を持ち上げる際は股関節主体で上体を起こす

腰椎の動きが主体

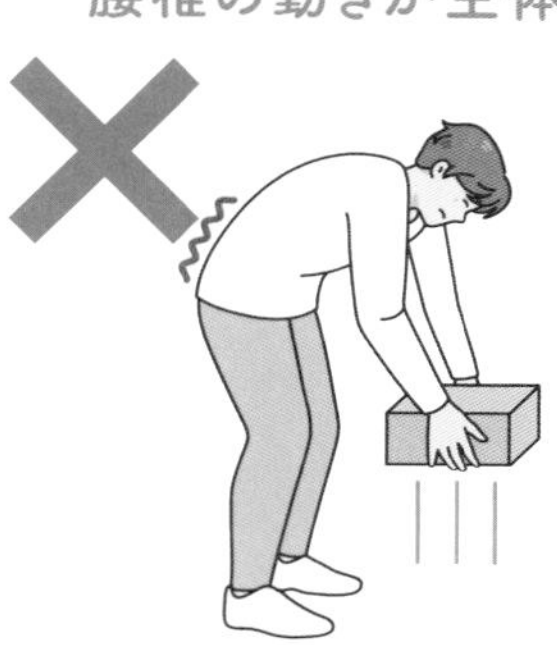

股関節の動きが主体

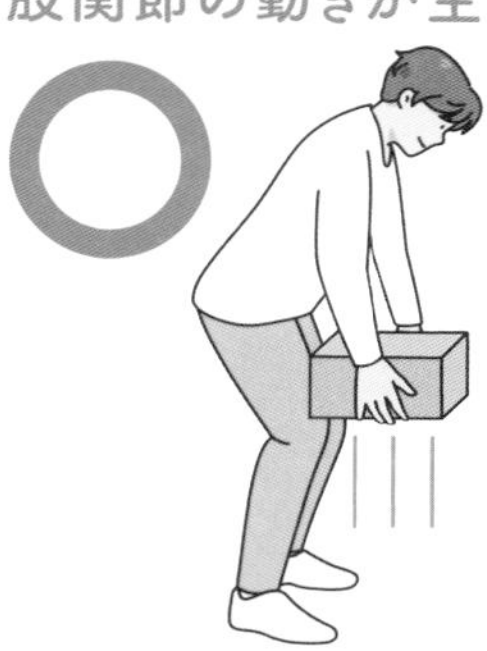

物を持ち上げる動作でも股関節の動きを主体にして腰椎の動きを小さくする。腰椎の動きを主体にして持ち上げるとぎっくり腰になる危険もあるので注意。重い物を持ち上げる際は、物を胴体に密着させてヒザの動きも使えばより腰への負担が減る。

「丸まり腰」の原因となる生活習慣の改善

正しい姿勢で座る

骨盤を後傾させた体勢で座らないようにする

イスの背もたれにもたれないで骨盤を立てる

背もたれにもたれる

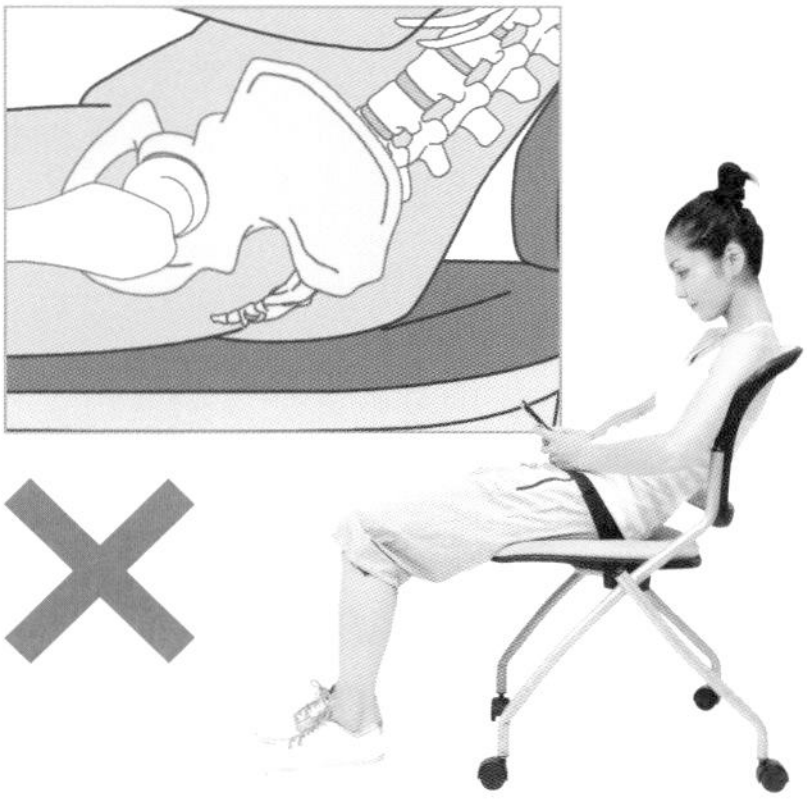

イスやソファの背もたれにもたれて座ると骨盤が後傾した状態になり丸まり腰になる。骨盤を後傾した体勢が続くとお尻や太もも裏の筋肉が収縮したまま固まってしまう。

背もたれにもたれず座る

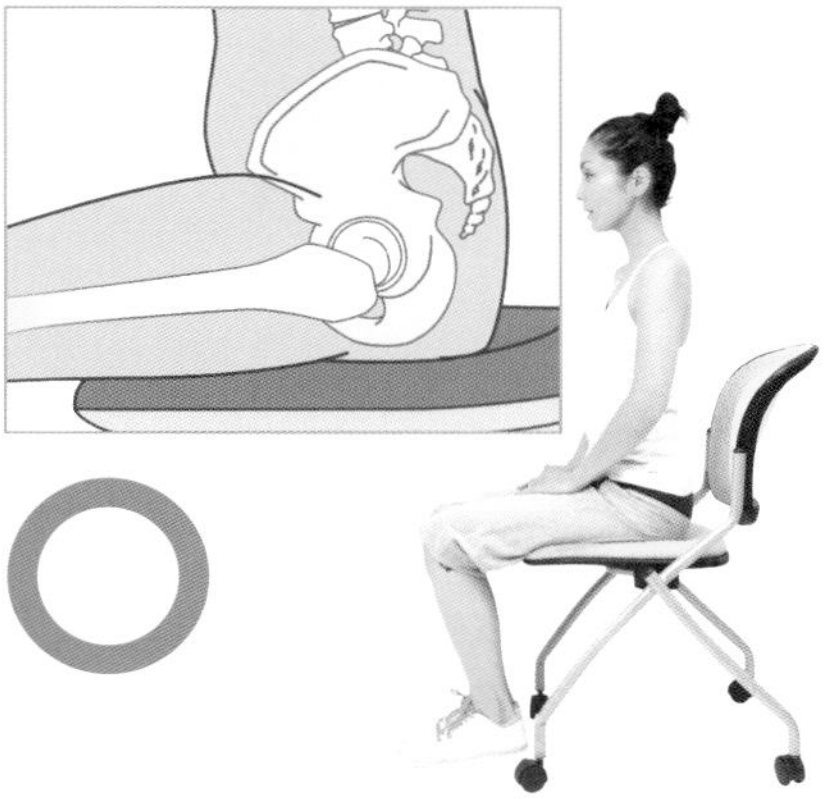

背もたれにもたれず骨盤を立てて座ると、骨盤は後傾しない。イスに深く座ると骨盤を立てやすい。深く座って腰の部分だけが背もたれに当たっている状態は問題ナシ。

正しく座る方法

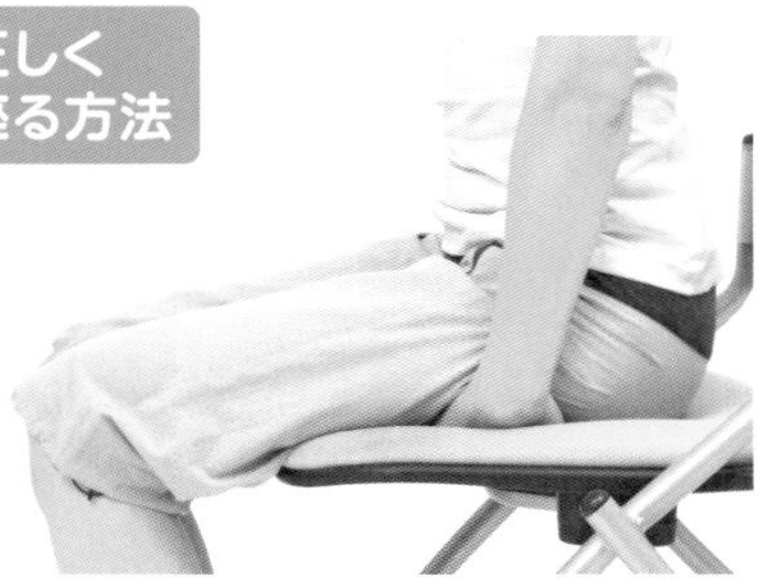

骨盤の下に手を差し込み、骨盤を立てて骨盤の下端が食い込むように手の平に乗せる。この状態が骨盤を立てて座る正しい姿勢。骨盤の下部が手に食い込んだら手を外す。

床に腰を下ろさない

床や座布団にそのまま座る体勢は骨盤が後傾しやすい。脚を開いてあぐらで座るとより骨盤が後傾し丸まり腰になるので注意する。

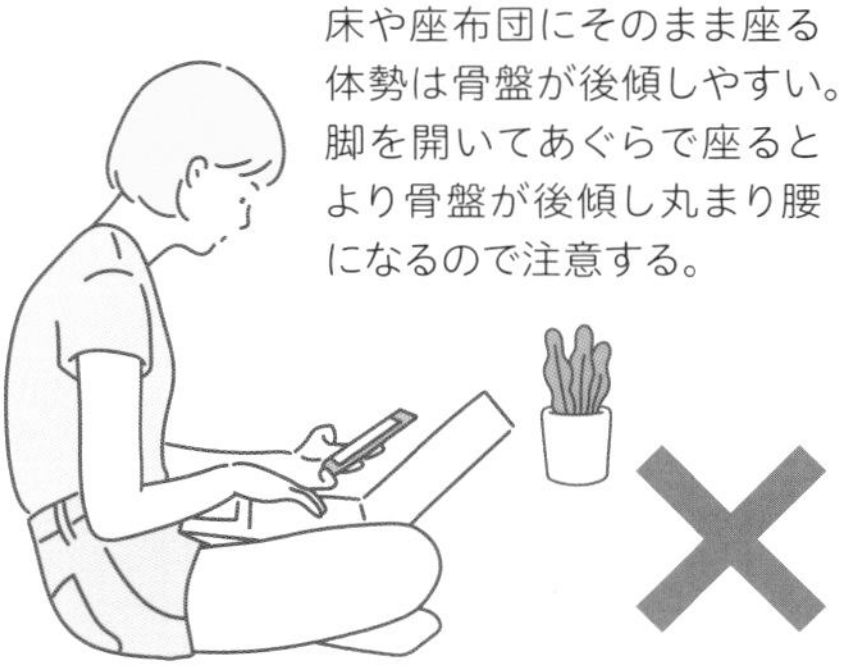

大殿筋をほぐす・伸ばす

「大殿筋」は丸いお尻を形成している大きな筋肉。股関節を伸ばす（脚を付け根から後方に振る）働きがあり、股関節を曲げて前屈した状態では骨盤から上体を起こす動きにも働きます。さらに腸腰筋（→P.42）と引っぱり合うことで骨盤の適正な前傾角度を保つ役割も担っているため、大殿筋が収縮したまま硬くなると骨盤は後傾した状態になります。大殿筋は骨盤との付着部が広くて筋力も強いため、硬直すると骨盤を強く引きつけ、前傾しにくい状態となります。

　丸まり腰の改善には硬くなった大殿筋のケアが必須。大殿筋が正常に働く状態になると、骨盤のゆがみが改善されるだけでなく、お尻の形がプリッとするヒップアップ効果も得られます。

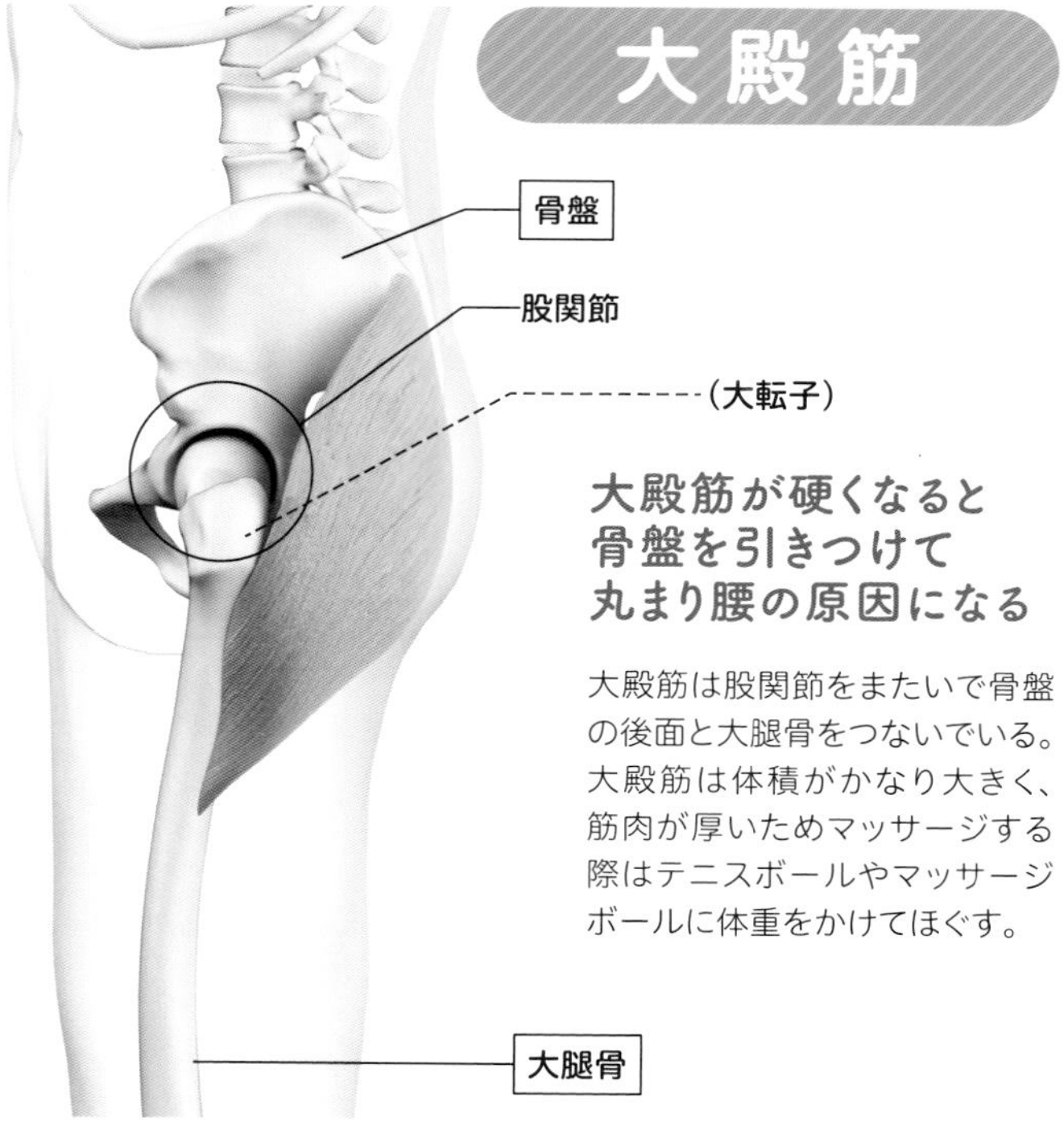

大殿筋が硬くなると骨盤を引きつけて丸まり腰の原因になる

大殿筋は股関節をまたいで骨盤の後面と大腿骨をつないでいる。大殿筋は体積がかなり大きく、筋肉が厚いためマッサージする際はテニスボールやマッサージボールに体重をかけてほぐす。

痛み・シビれのある人向け

大殿筋のツボ押しマッサージ

お尻外側の上部をボールで押しほぐす

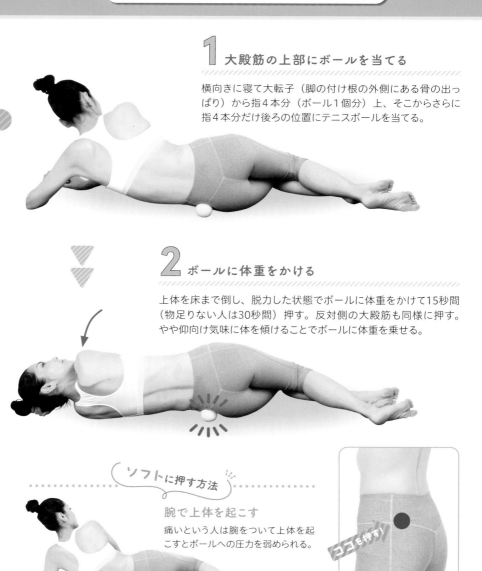

1 大殿筋の上部にボールを当てる

横向きに寝て大転子（脚の付け根の外側にある骨の出っぱり）から指4本分（ボール1個分）上、そこからさらに指4本分だけ後ろの位置にテニスボールを当てる。

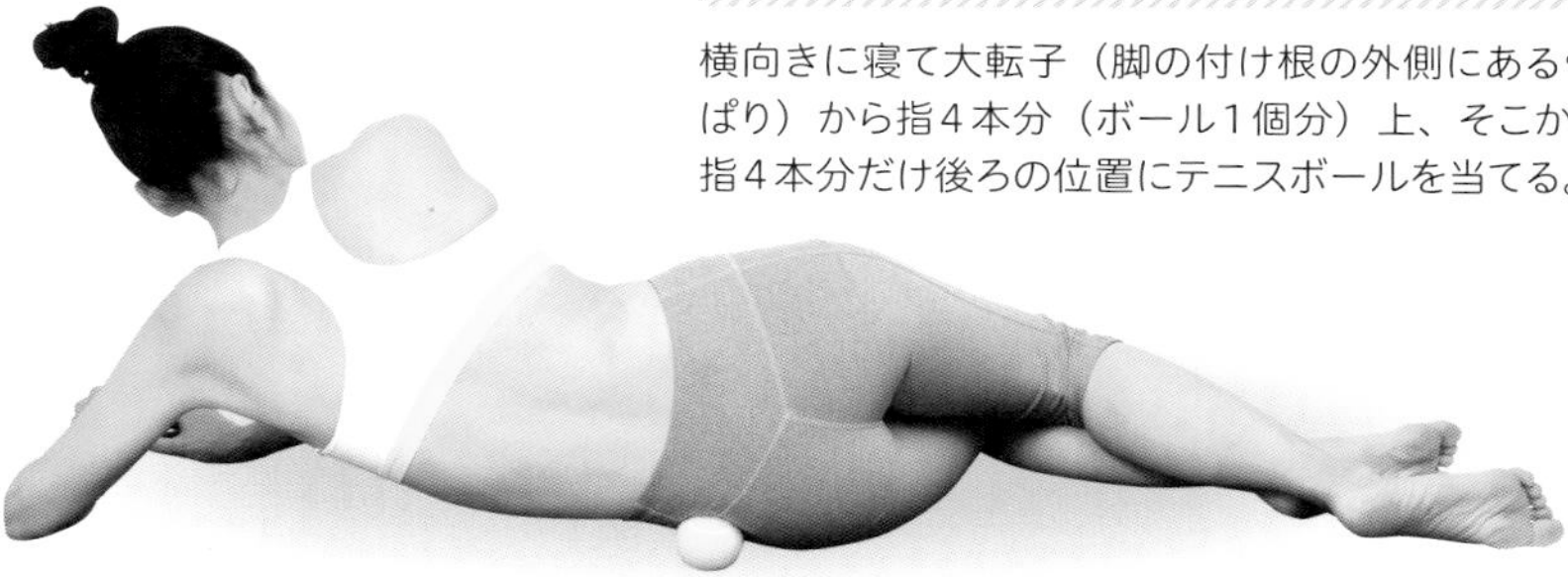

2 ボールに体重をかける

上体を床まで倒し、脱力した状態でボールに体重をかけて15秒間（物足りない人は30秒間）押す。反対側の大殿筋も同様に押す。やや仰向け気味に体を傾けることでボールに体重を乗せる。

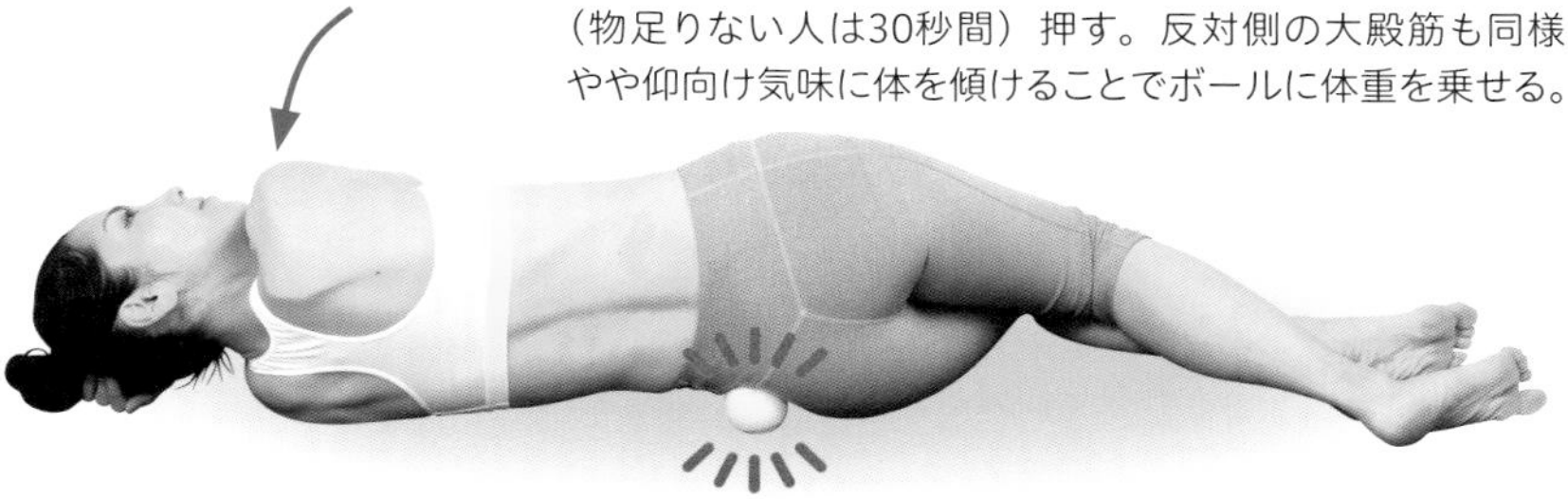

ソフトに押す方法

腕で上体を起こす

痛いという人は腕をついて上体を起こすとボールへの圧力を弱められる。

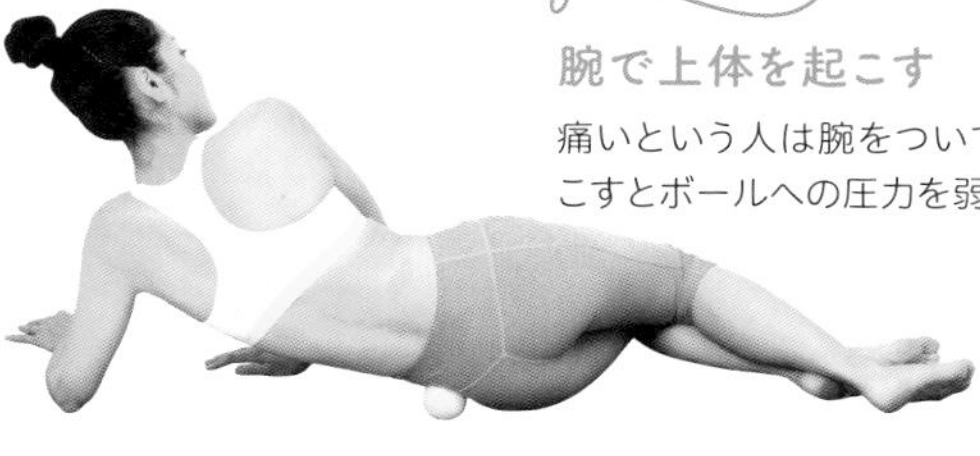

体が硬い人向け

大殿筋のソフトストレッチ

4の字に組んで固定した脚を抱き寄せてお尻を伸ばす

1 仰向けで脚を4の字に組む

仰向けでヒザを立てる。片脚を持ち上げ、反対側の脚の太ももに足先をかける。そこから持ち上げた脚のヒザ付近に両手をまわして抱える。

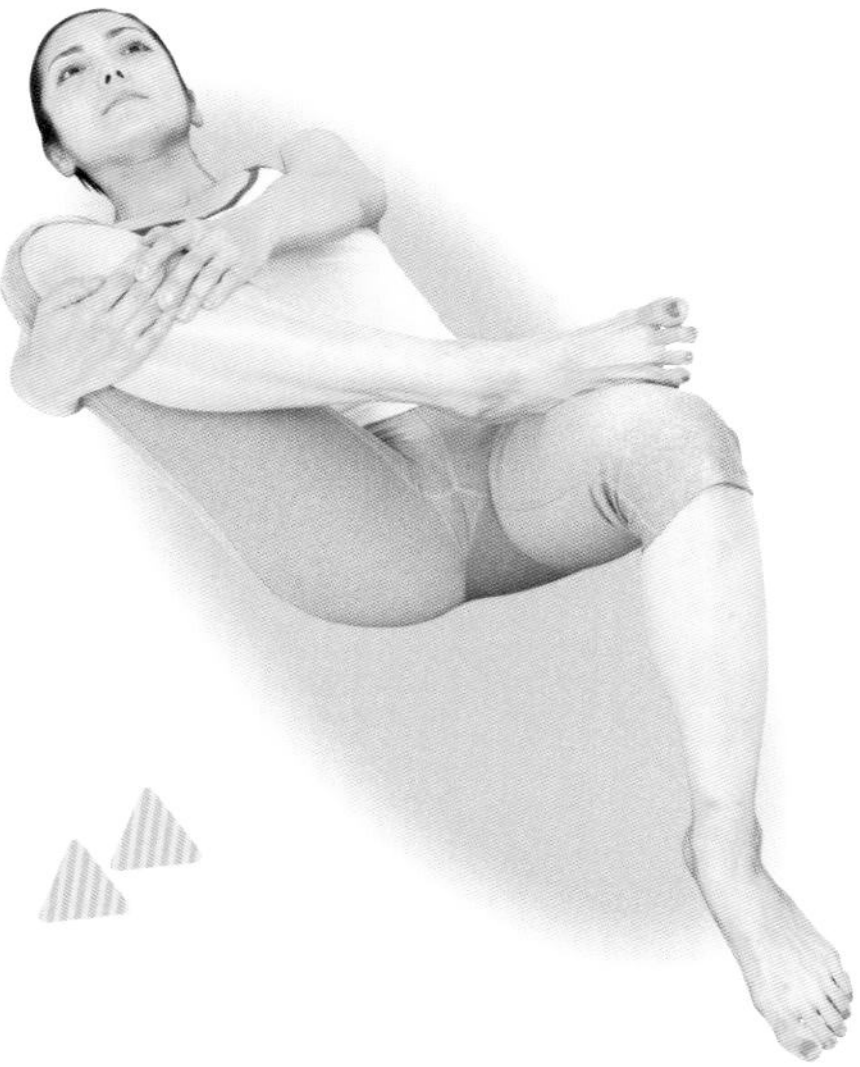

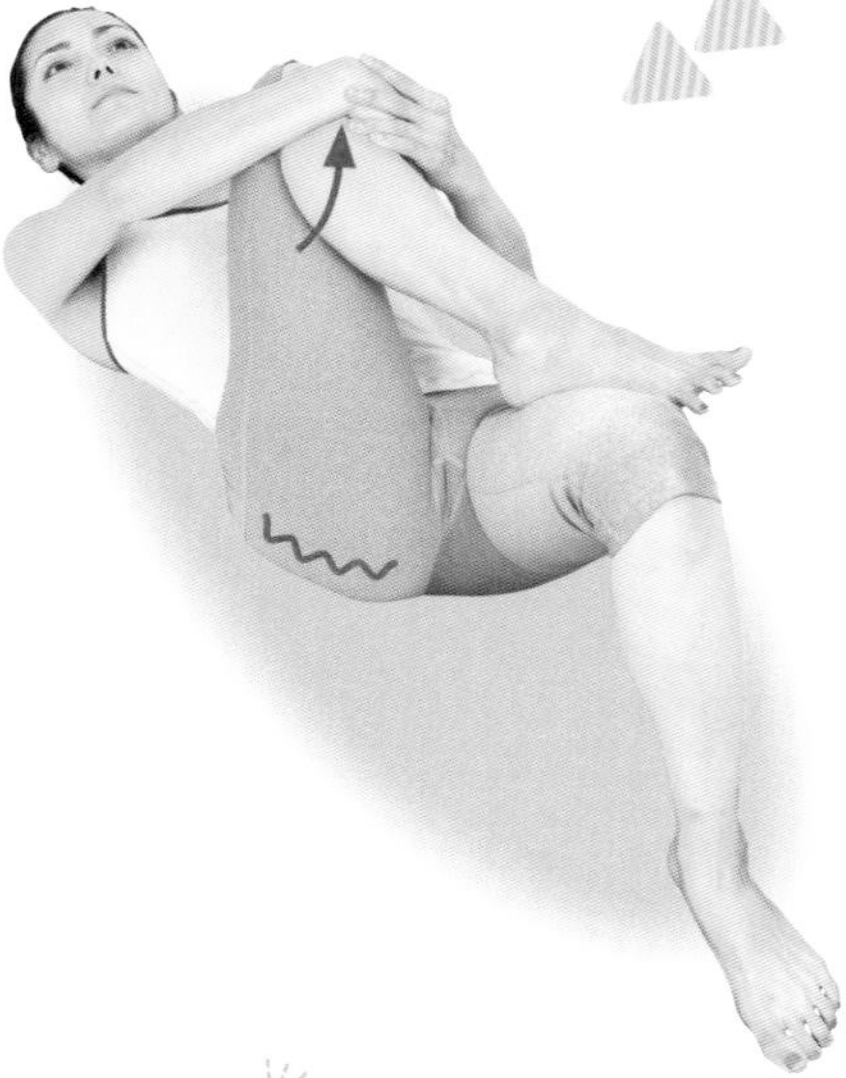

2 ヒザを内側に倒しながら引く

両手でヒザを引く。ヒザを内側に倒しながら手前に引き寄せる。この体勢を15秒間（物足りない人は30秒間）キープ。脚を組み替えて反対側の大殿筋も同様に伸ばす。

バリエーション

座って伸ばす方法

床に座りヒザを深く曲げた脚に反対側の脚をかける。そこから両手でヒザを抱え込み、引き寄せて大殿筋を伸ばす。

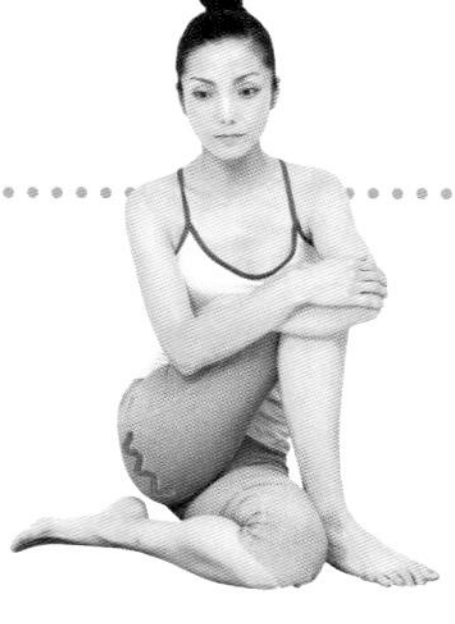

しっかり伸ばしたい人向け

大殿筋のストレッチ

股関節を外旋した状態のまま屈曲して大殿筋を伸ばす

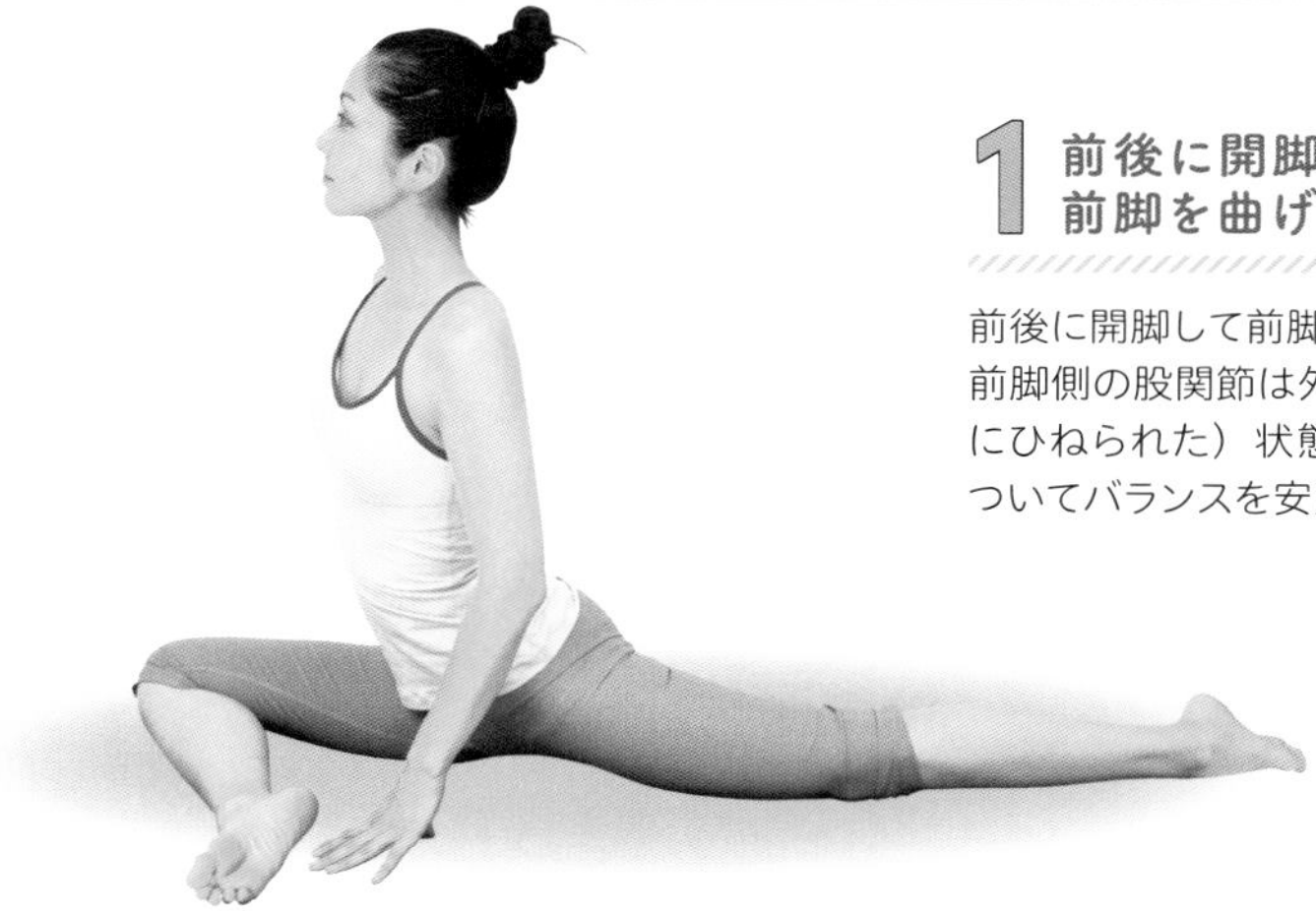

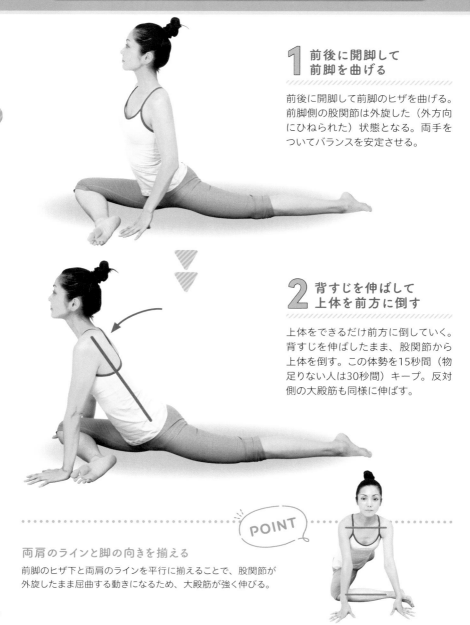

1 前後に開脚して前脚を曲げる

前後に開脚して前脚のヒザを曲げる。前脚側の股関節は外旋した（外方向にひねられた）状態となる。両手をついてバランスを安定させる。

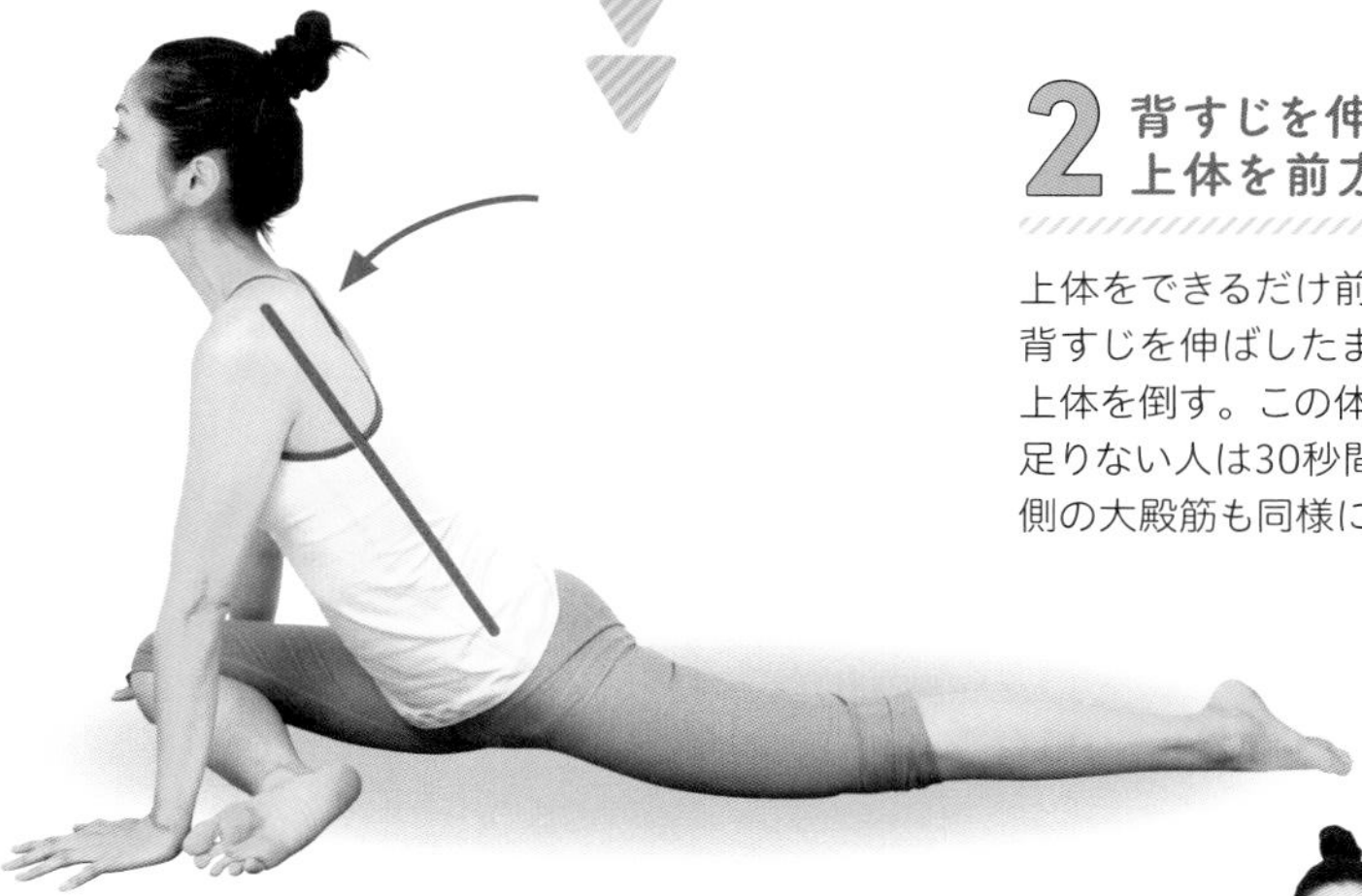

2 背すじを伸ばして上体を前方に倒す

上体をできるだけ前方に倒していく。背すじを伸ばしたまま、股関節から上体を倒す。この体勢を15秒間（物足りない人は30秒間）キープ。反対側の大殿筋も同様に伸ばす。

POINT

両肩のラインと脚の向きを揃える

前脚のヒザ下と両肩のラインを平行に揃えることで、股関節が外旋したまま屈曲する動きになるため、大殿筋が強く伸びる。

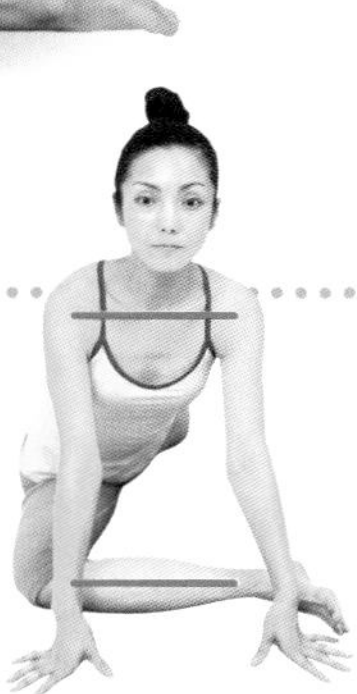

ハムストリングをほぐす・伸ばす

「ハムストリング」は3つの筋肉の複合筋であり、3筋とも股関節とヒザ関節をまたいでいます。お尻の大殿筋とともに股関節を伸ばす（脚を付け根から後方に振る）働きがあり、股関節を曲げて前屈した状態では骨盤から上体を起こす動きにも働きます。さらにヒザを曲げる働きもあるため、ストレッチで伸ばす際は、股関節とヒザ関節の動きを連動させて3筋を一緒に伸ばしていきます。

太もも裏のハムストリングが収縮したまま硬くなると骨盤を引きつけて後傾させるため、丸まり腰の原因になります。ハムストリングが硬くなっている人は上体を倒す（前屈する）際に骨盤が前傾せず、腰椎に大きな負担がかかるのでぎっくり腰になるリスクも高くなります。

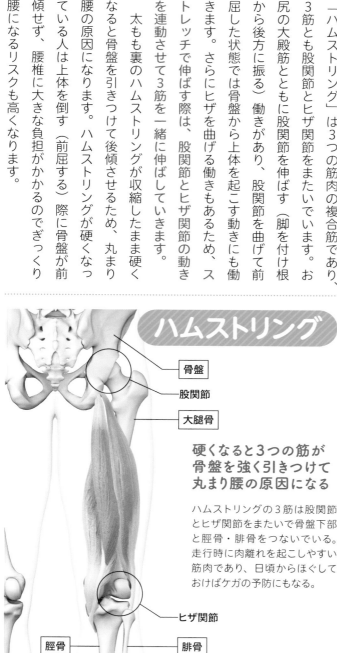

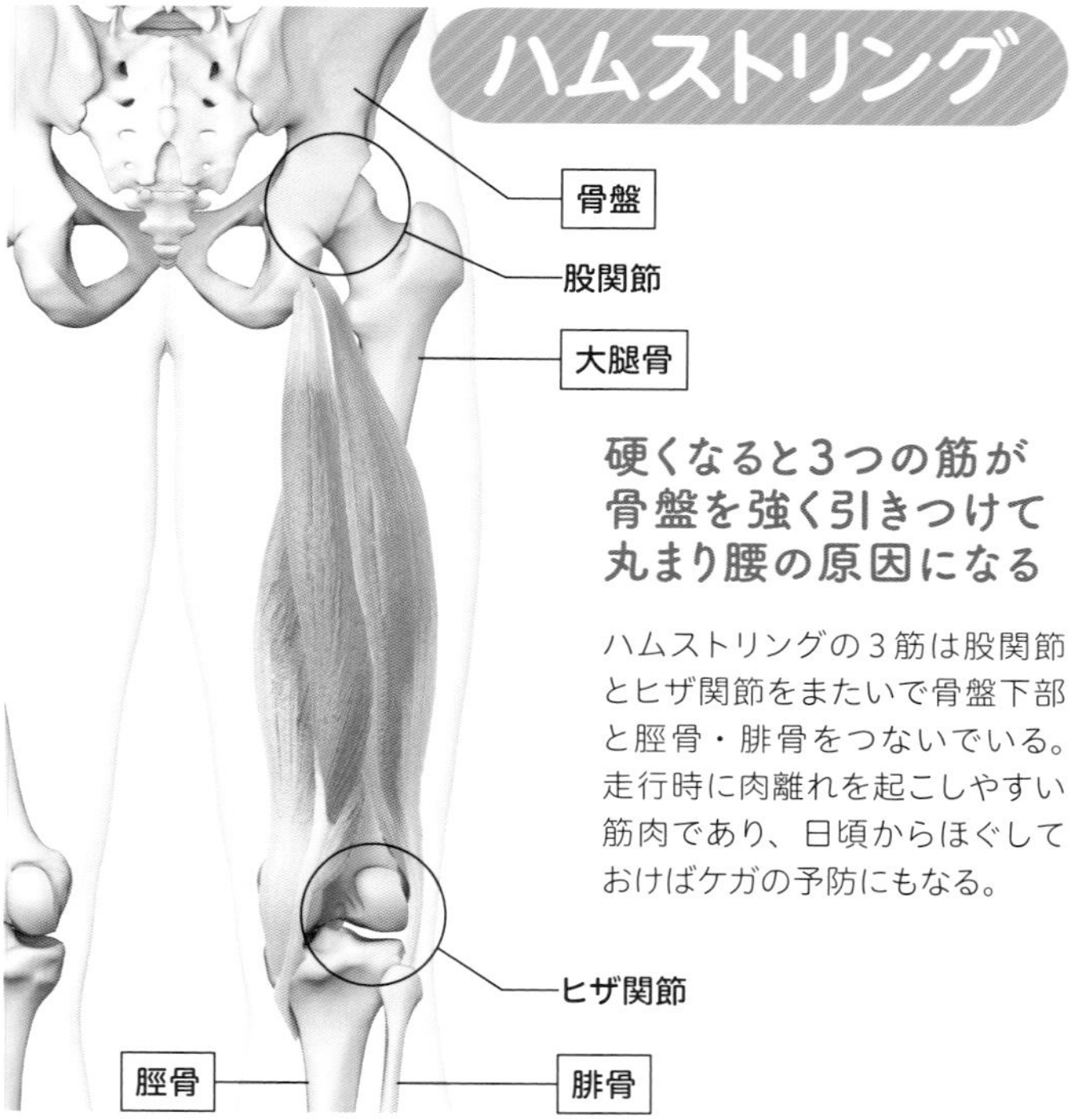

硬くなると3つの筋が骨盤を強く引きつけて丸まり腰の原因になる

ハムストリングの３筋は股関節とヒザ関節をまたいで骨盤下部と脛骨・腓骨をつないでいる。走行時に肉離れを起こしやすい筋肉であり、日頃からほぐしておけばケガの予防にもなる。

痛み・シビれのある人向け

ハムストリングのツボ押しマッサージ

仰向けで太もも裏を上から下まで押しほぐす

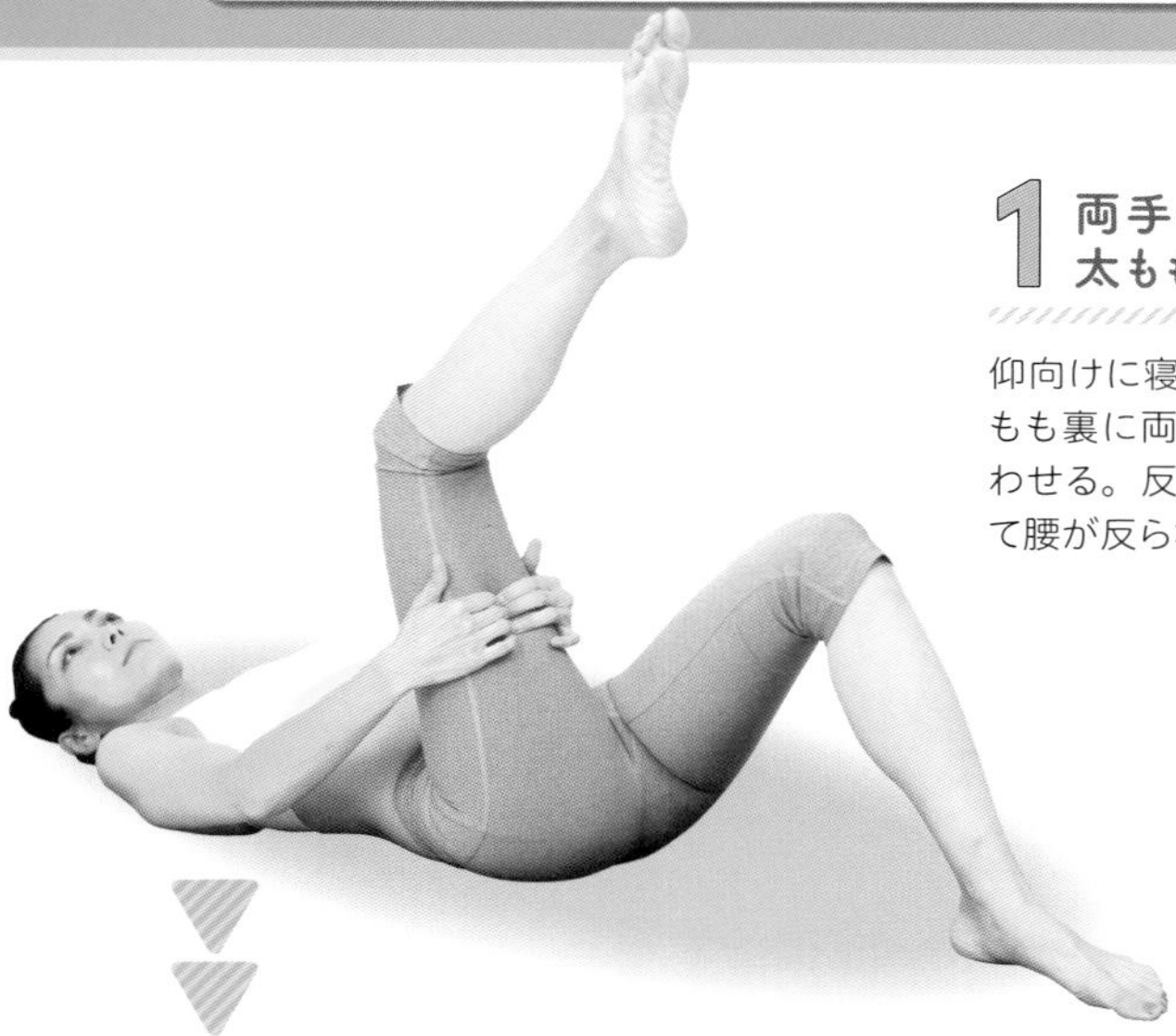

1 両手の指先を太もも裏にそえる

仰向けに寝て片脚を持ち上げ、太もも裏に両手をまわして指先を合わせる。反対側の脚はヒザを立てて腰が反らないようにする。

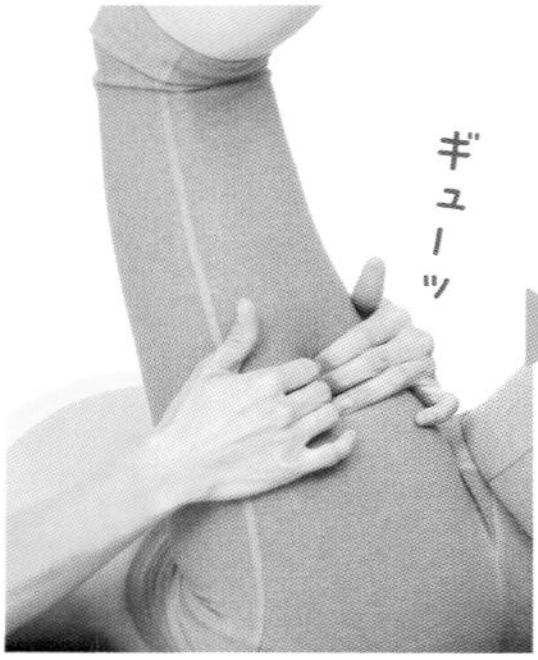

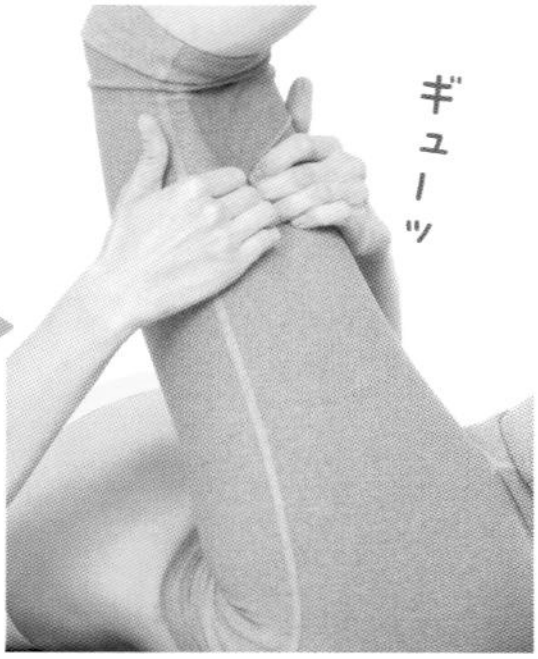

2 太もも裏の中心を上から下まで押す

指先を押し込むように太ももの裏を押す。脚の付け根からヒザ裏の手前まで太もも裏の中心を上から下まで押す。脚を入れ替えて反対側のハムストリングも同じように押しほぐす。

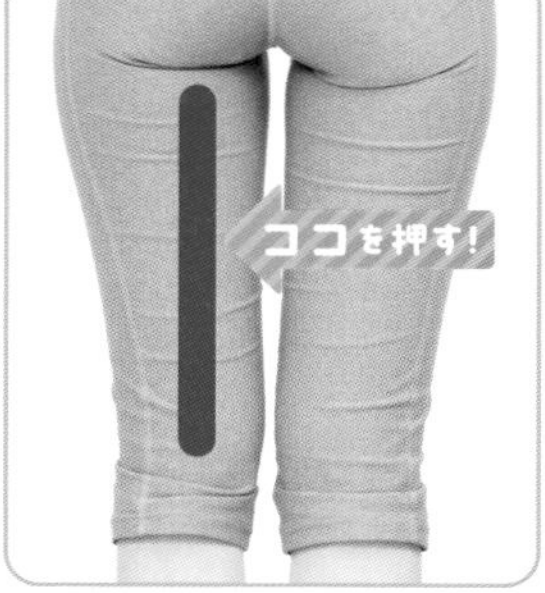

バリエーション

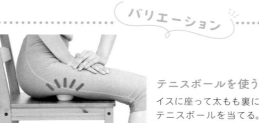

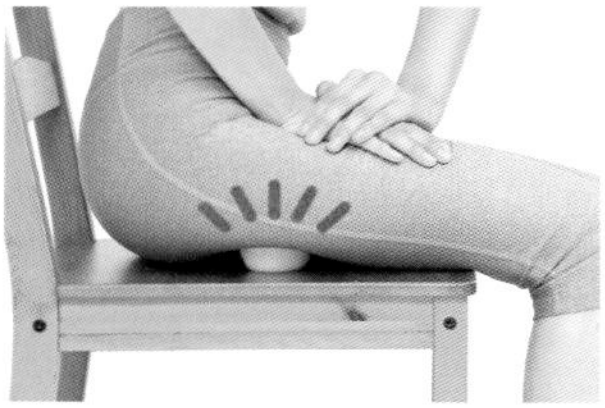

テニスボールを使う

イスに座って太もも裏にテニスボールを当てる。力を使わずにほぐせる。

体が硬い人向け

ハムストリングのソフトストレッチ

股関節とヒザ関節を連動させて太もも裏を伸ばす

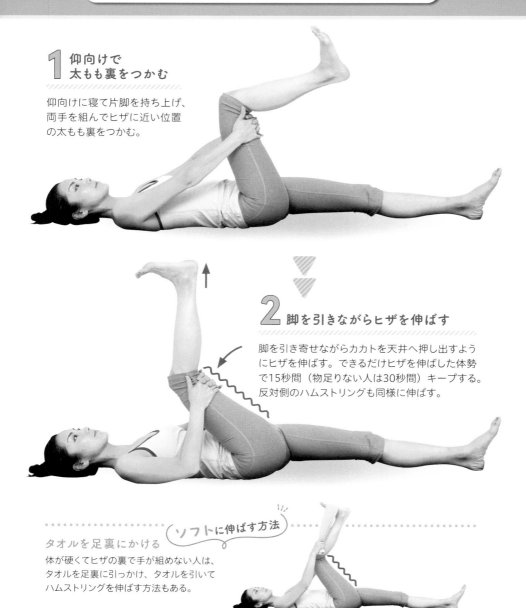

1 仰向けで太もも裏をつかむ

仰向けに寝て片脚を持ち上げ、両手を組んでヒザに近い位置の太もも裏をつかむ。

2 脚を引きながらヒザを伸ばす

脚を引き寄せながらカカトを天井へ押し出すようにヒザを伸ばす。できるだけヒザを伸ばした体勢で15秒間（物足りない人は30秒間）キープする。反対側のハムストリングも同様に伸ばす。

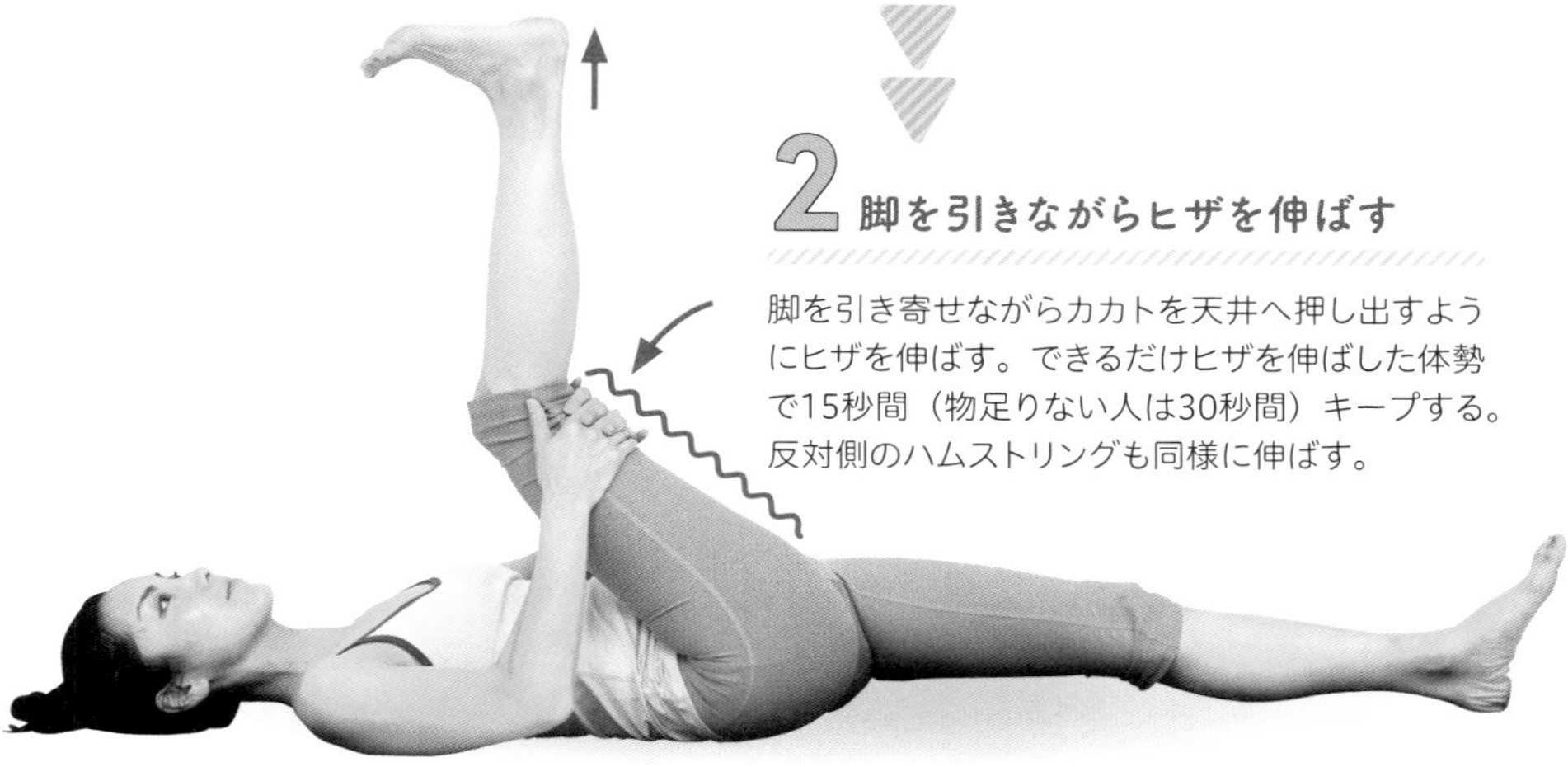

ソフトに伸ばす方法

タオルを足裏にかける

体が硬くてヒザの裏で手が組めない人は、タオルを足裏に引っかけ、タオルを引いてハムストリングを伸ばす方法もある。

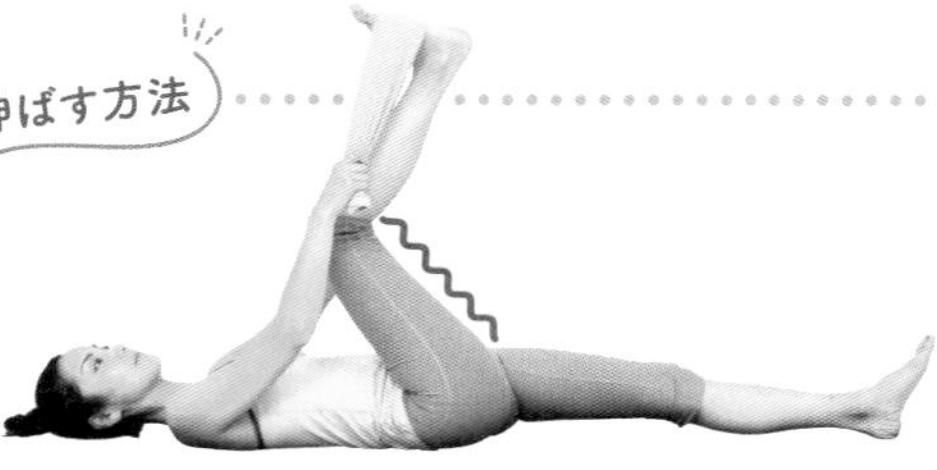

しっかり伸ばしたい人向け

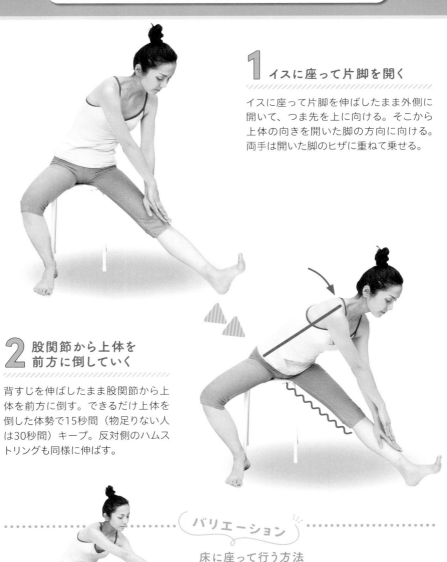

ハムストリングのストレッチ

イスに座ったまま上体を倒して太もも裏を伸ばす

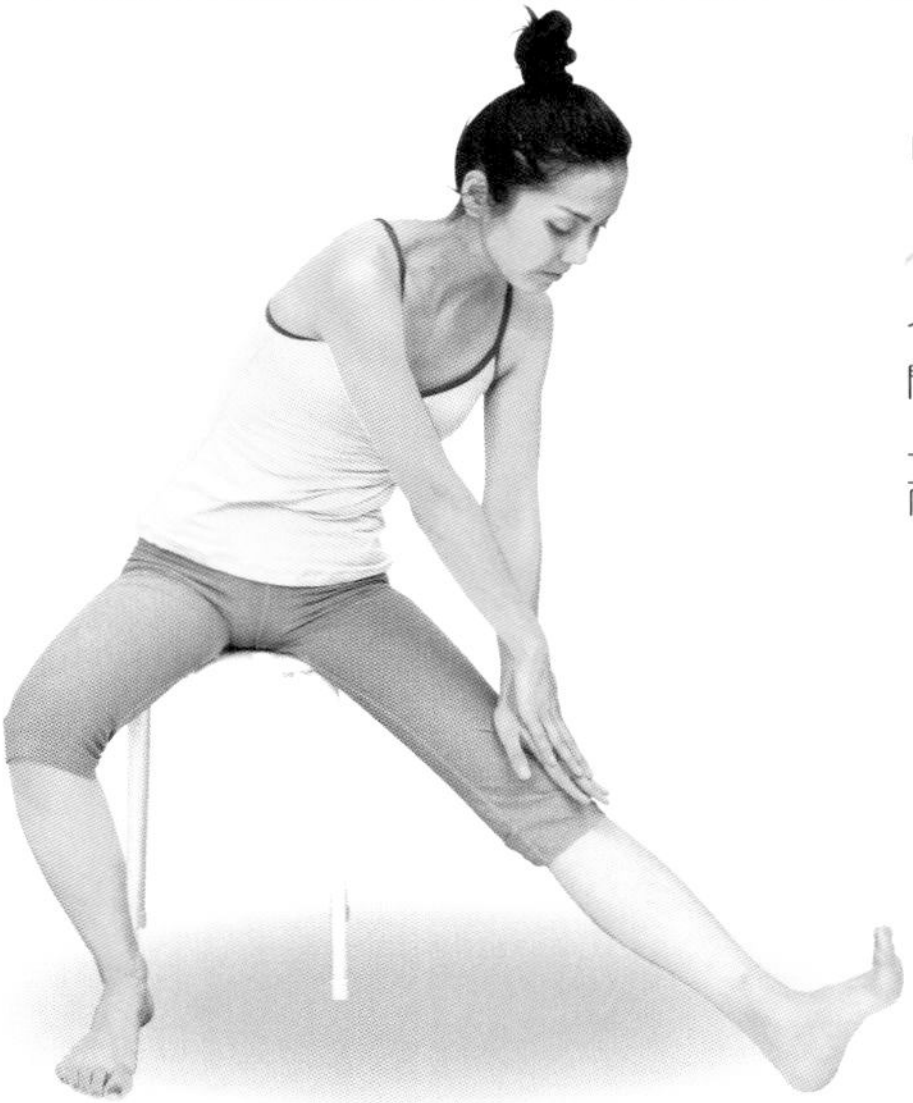

1 イスに座って片脚を開く

イスに座って片脚を伸ばしたまま外側に開いて、つま先を上に向ける。そこから上体の向きを開いた脚の方向に向ける。両手は開いた脚のヒザに重ねて乗せる。

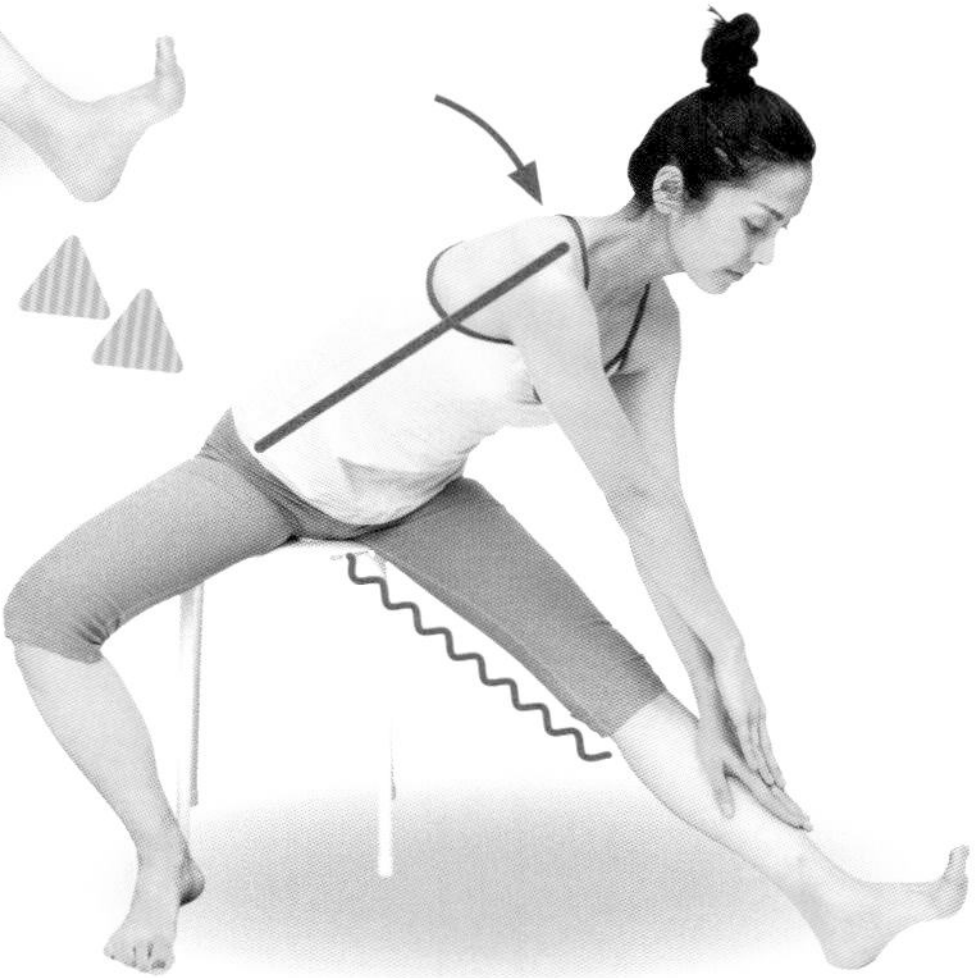

2 股関節から上体を前方に倒していく

背すじを伸ばしたまま股関節から上体を前方に倒す。できるだけ上体を倒した体勢で15秒間（物足りない人は30秒間）キープ。反対側のハムストリングも同様に伸ばす。

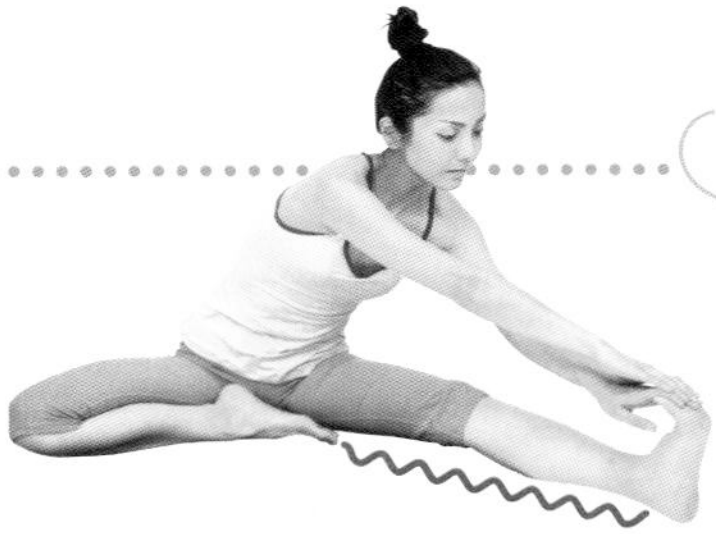

バリエーション

床に座って行う方法

床に座って行うと脚に角度がないため、イスに座って行うよりも上体を倒して体重をかける動きがやや難しくなる。

内転筋群をほぐす・伸ばす

「内転筋群」は大内転筋、長内転筋、短内転筋など股関節を内転する（脚を閉じる）働きのある筋肉の総称です。内転筋群が硬くなって正常に機能しなくなると、脚が開いて骨盤が前傾しにくくなるので丸まり腰の原因となります。特に内転筋群の中でもお尻に近い位置にある大内転筋は大殿筋とともに股関節を伸ばす働きもあるため、硬くなると骨盤を引きつけて後傾させます。

内転筋群は収縮した状態で硬くなる場合と、やや伸びた状態で硬くなる場合があり、前者は反り腰の人に多く、後者は丸まり腰の人に多い。あぐらで座ることが多い人は内転筋群が伸ばされて緊張しやすいので要注意。硬くなった内転筋群はストレッチで刺激すれば機能する状態に戻ります。

内転筋群

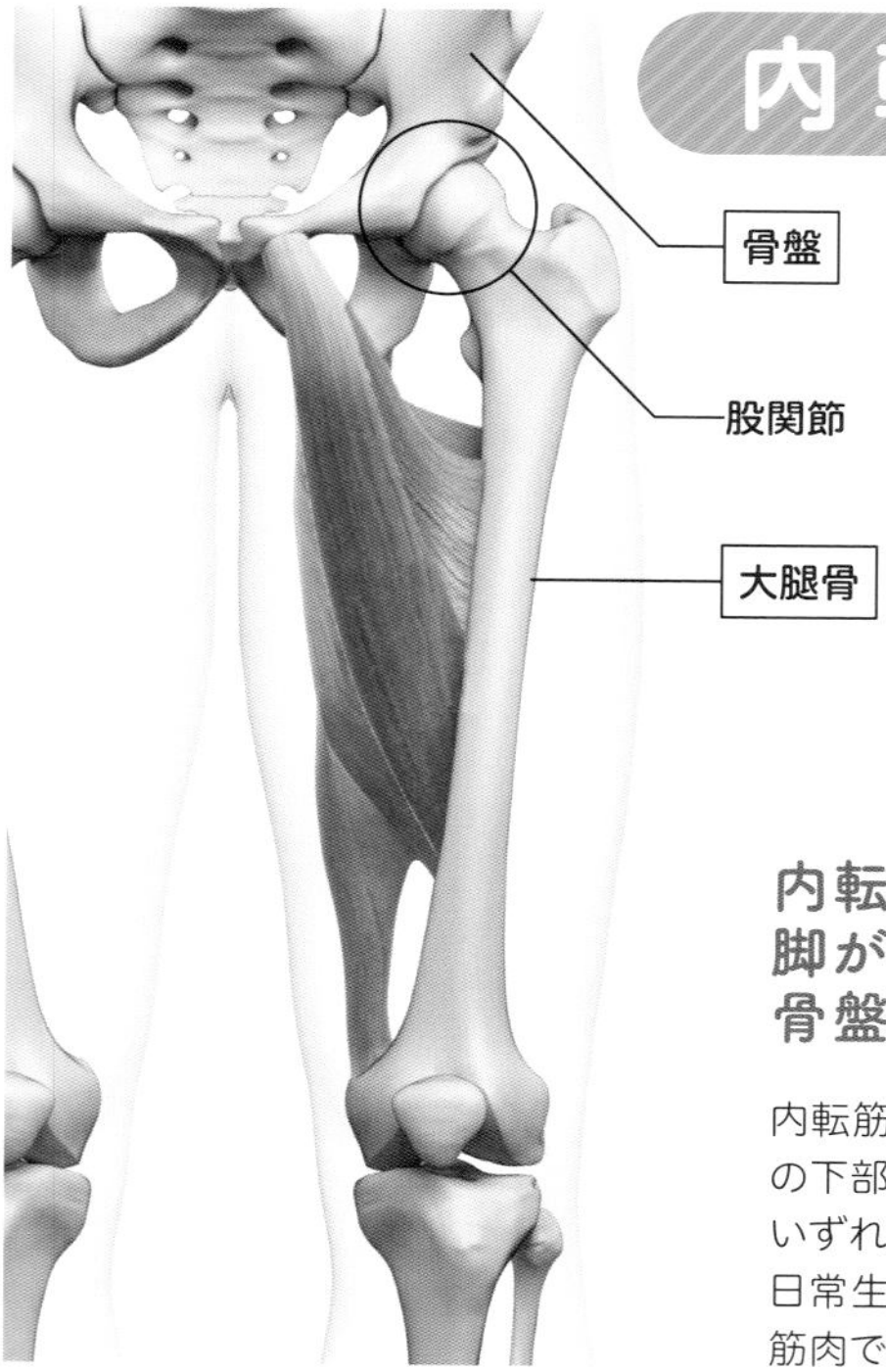

内転筋群が働かないと脚が開きやすくなって骨盤が後傾してしまう

内転筋群は股関節をまたぎ骨盤の下部と大腿骨をつないでいる。いずれも太もも内側に位置する。日常生活ではあまり使われない筋肉であるため硬くなりやすい。

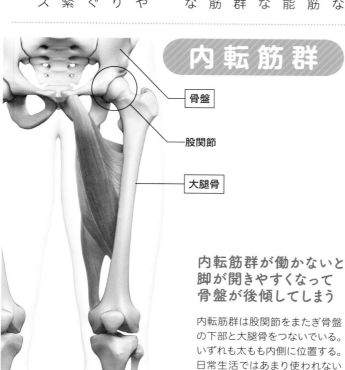

痛み・シビれのある人向け

内転筋群のツボ押しマッサージ

太ももの内側を上から下まで押しほぐす

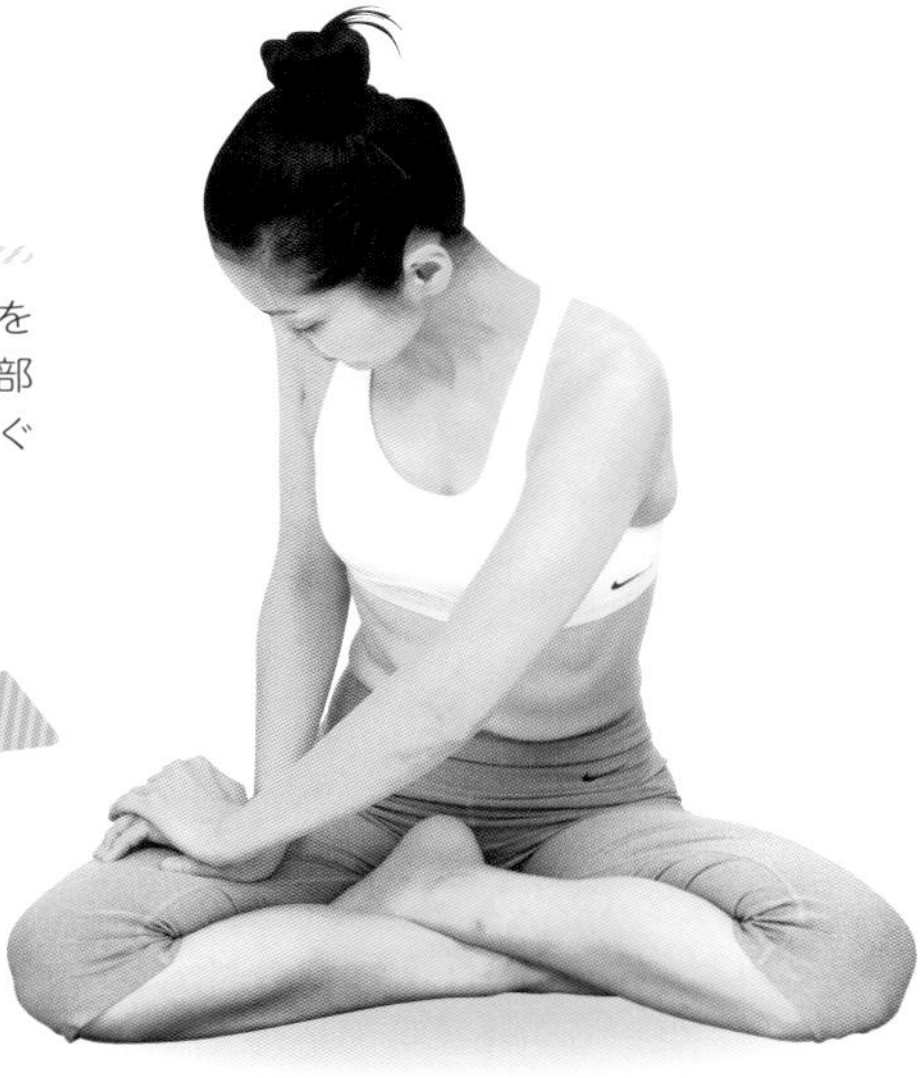

1 太ももの内側に両手をおく

あぐらをかいて床に座り、太ももの内側に両手をおく。手の平全体ではなく、手の平の付け根部分を中心にして押せるように両手を重ねる。あぐらで座るだけでも内転筋群が軽く伸びる。

2 太ももの内側を押していく

体重をかけて太ももの内側をしっかり押す。脚の付け根からヒザの横まで太ももの内側を上から下まで押す。反対側の内転筋群も同様に押しほぐす。

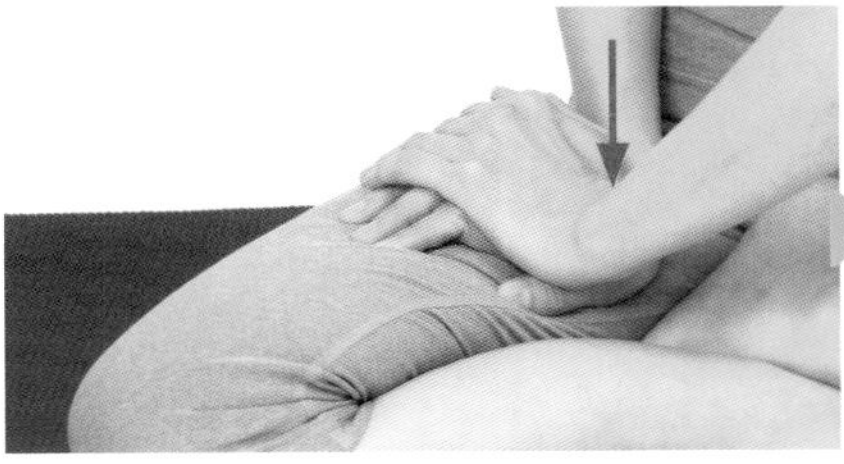

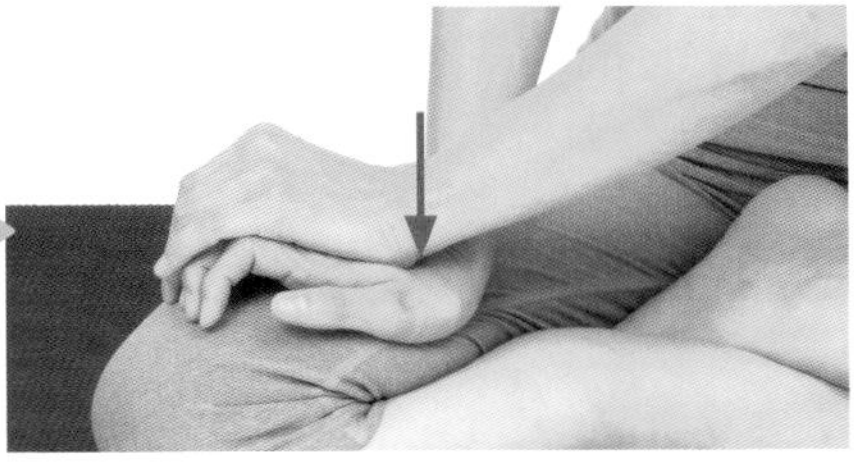

POINT

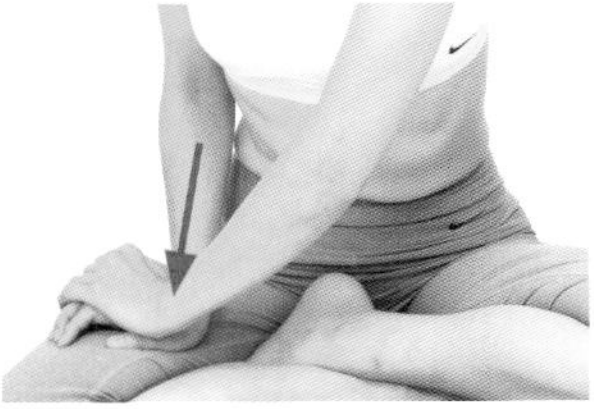

体重をかけて押す

腕を伸ばし気味にして、手の付け根から太ももに体重をかけて力まず押す。

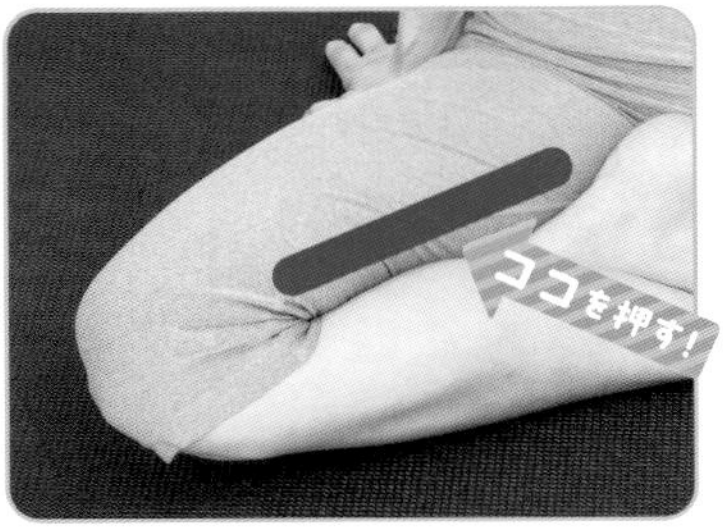

体が硬い人向け

内転筋群のソフトストレッチ

四つん這いで脚を開きお尻を引き下げる

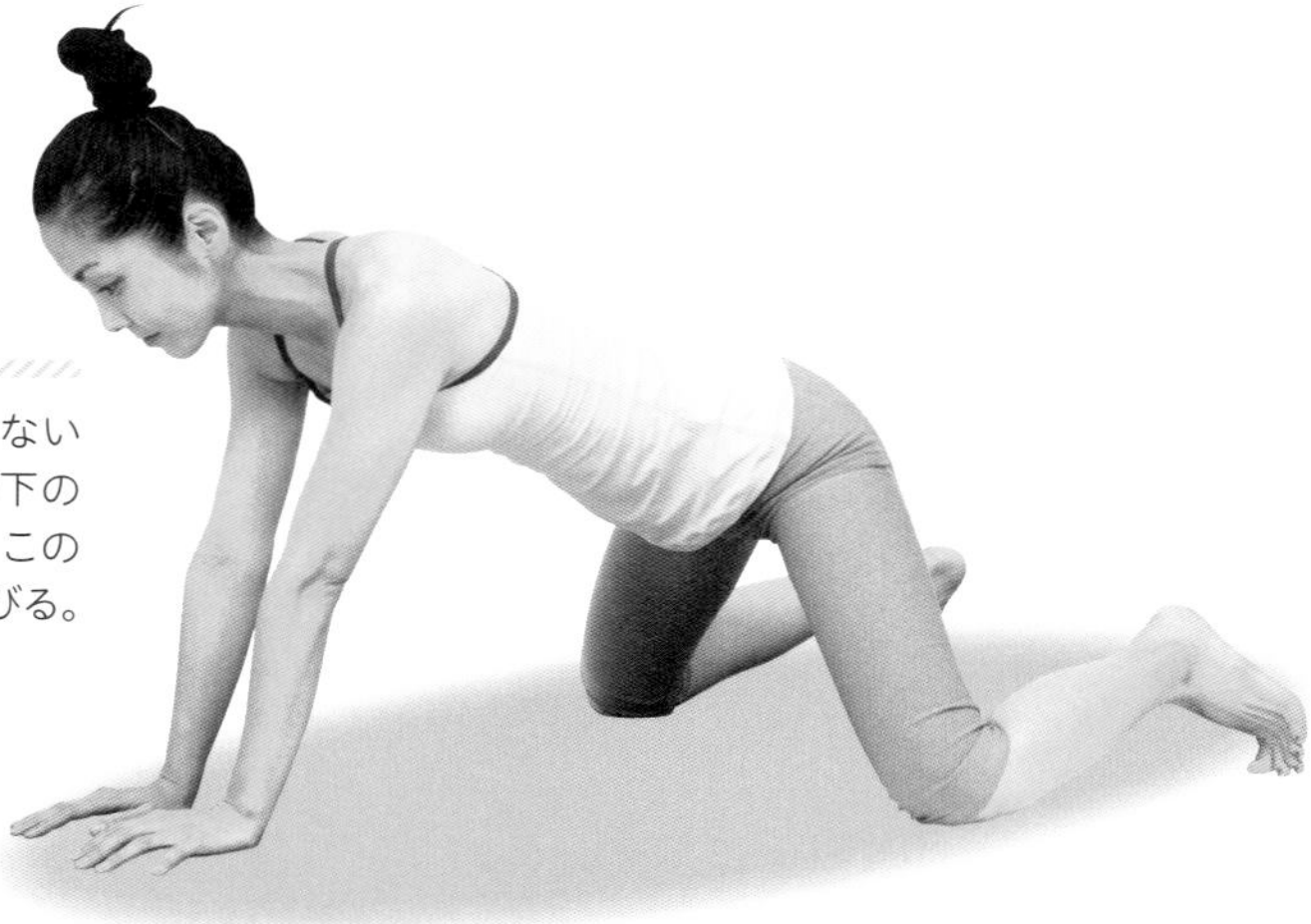

1 四つん這いで脚を開く

四つん這いになり脚を痛くない程度に開く。両手を頭部の下の位置について体を支える。この体勢でも内転筋群は軽く伸びる。

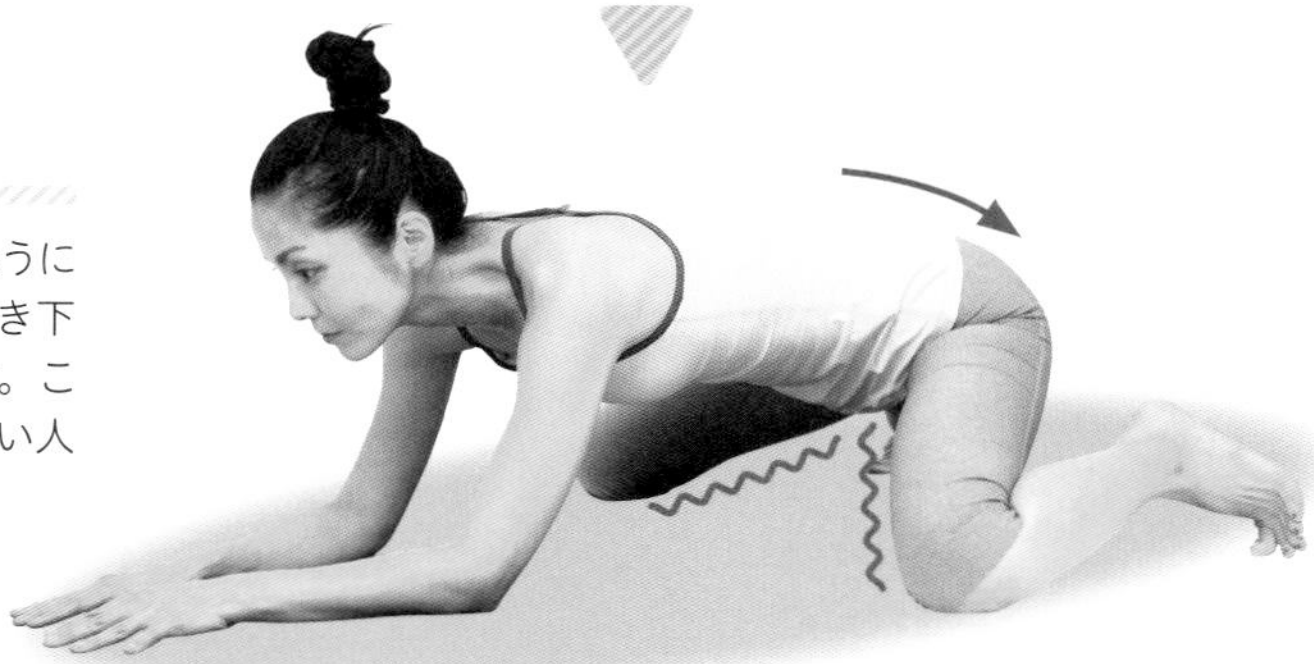

2 お尻を後方に引き下げる

体を後方へスライドさせるようにヒザを曲げながらお尻を引き下げて太ももの内側を伸ばす。この体勢を15秒間（物足りない人は30秒間）キープする。

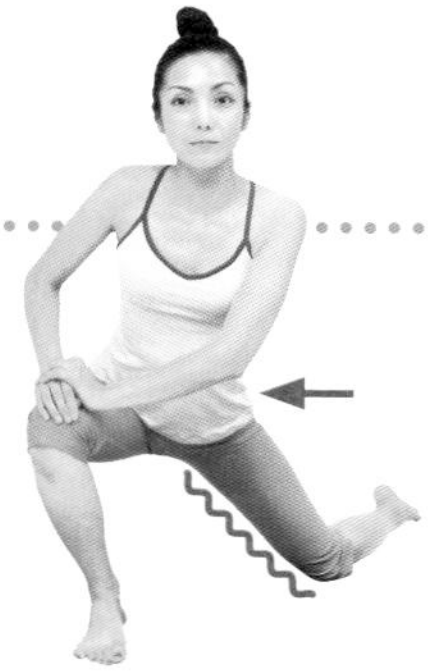

バリエーション

片脚ずつ伸ばす方法

脚を少し開き気味にして片ヒザ立ちになり、体を斜め前方にスライドさせて後ろ脚側の内転筋群を伸ばしていく。

しっかり伸ばしたい人向け

内転筋群のストレッチ

股関節から上体を横に倒して太ももの内側を伸ばす

1 片脚を開いてイスに乗せる

片脚を伸ばしたまま横に開いてイスの上に乗せる。開いた脚の太もも内側が伸びる位置にイスをセットする。イスに乗せた脚もつま先は前方に向ける。そこから開いた脚の太ももに片手をおいて上体を安定させる。

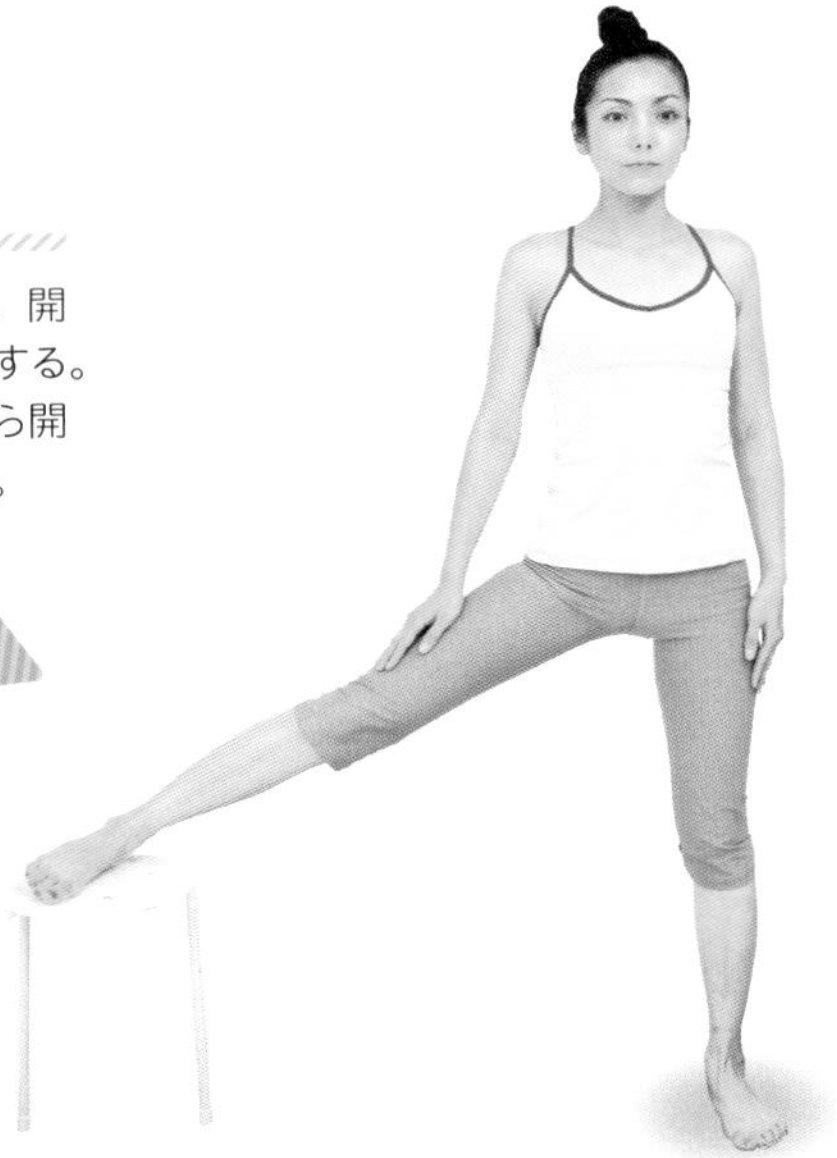

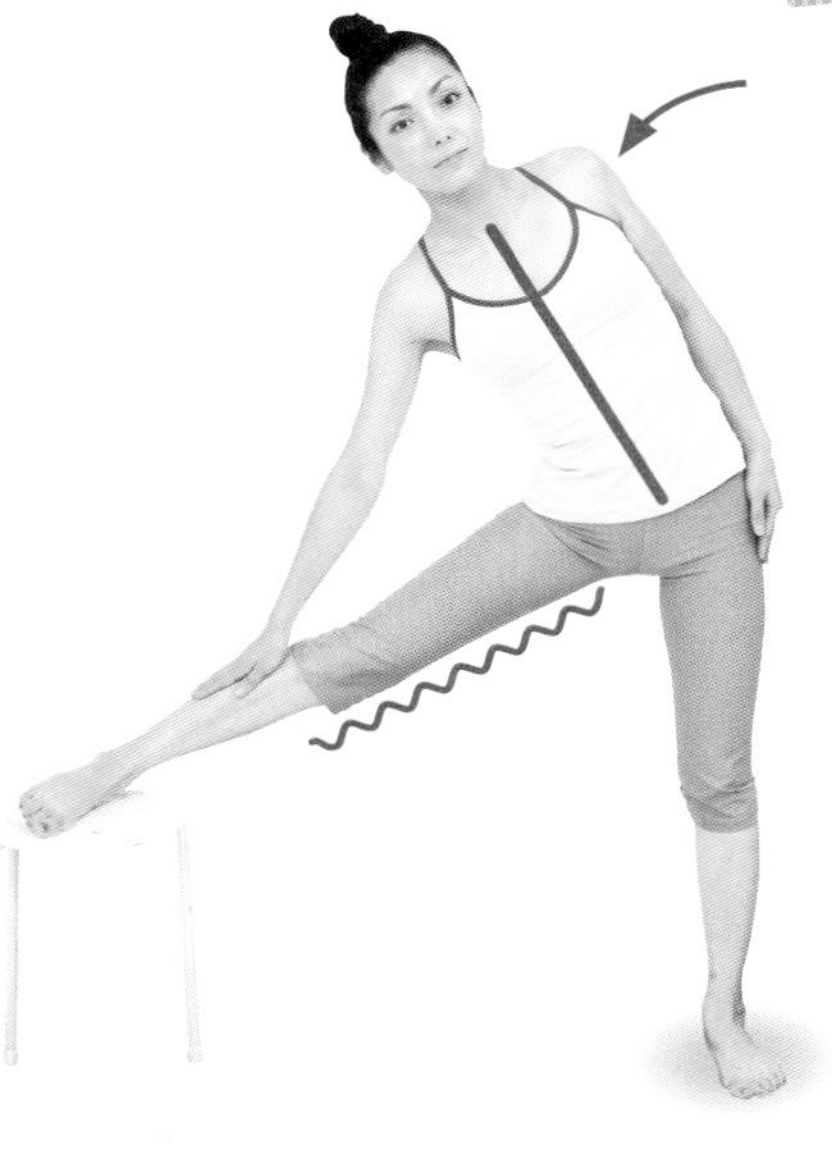

2 股関節から上体を横に倒す

背すじを伸ばしたまま股関節から上体を横に倒して太ももの内側を伸ばす。この体勢を15秒間（物足りない人は30秒間）キープ。脚を入れ替え反対側の内転筋群も同じように伸ばす。

POINT

骨盤を外側へ突き出す

骨盤をイスと反対方向へ突き出しながら、上体を横に倒すことで太もも内側の内転筋群がしっかり伸びる。

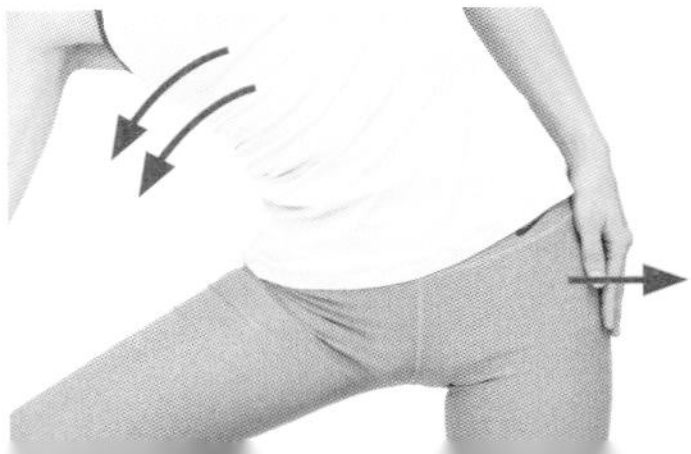

丸まり腰が治りました！

30代・男性／丸まり腰タイプ

実施したセルフケア

- 大殿筋のストレッチ（➡P.66·67）
- ハムストリングのストレッチ（➡P.70·71）
- 大胸筋のストレッチ（➡P.82·83）

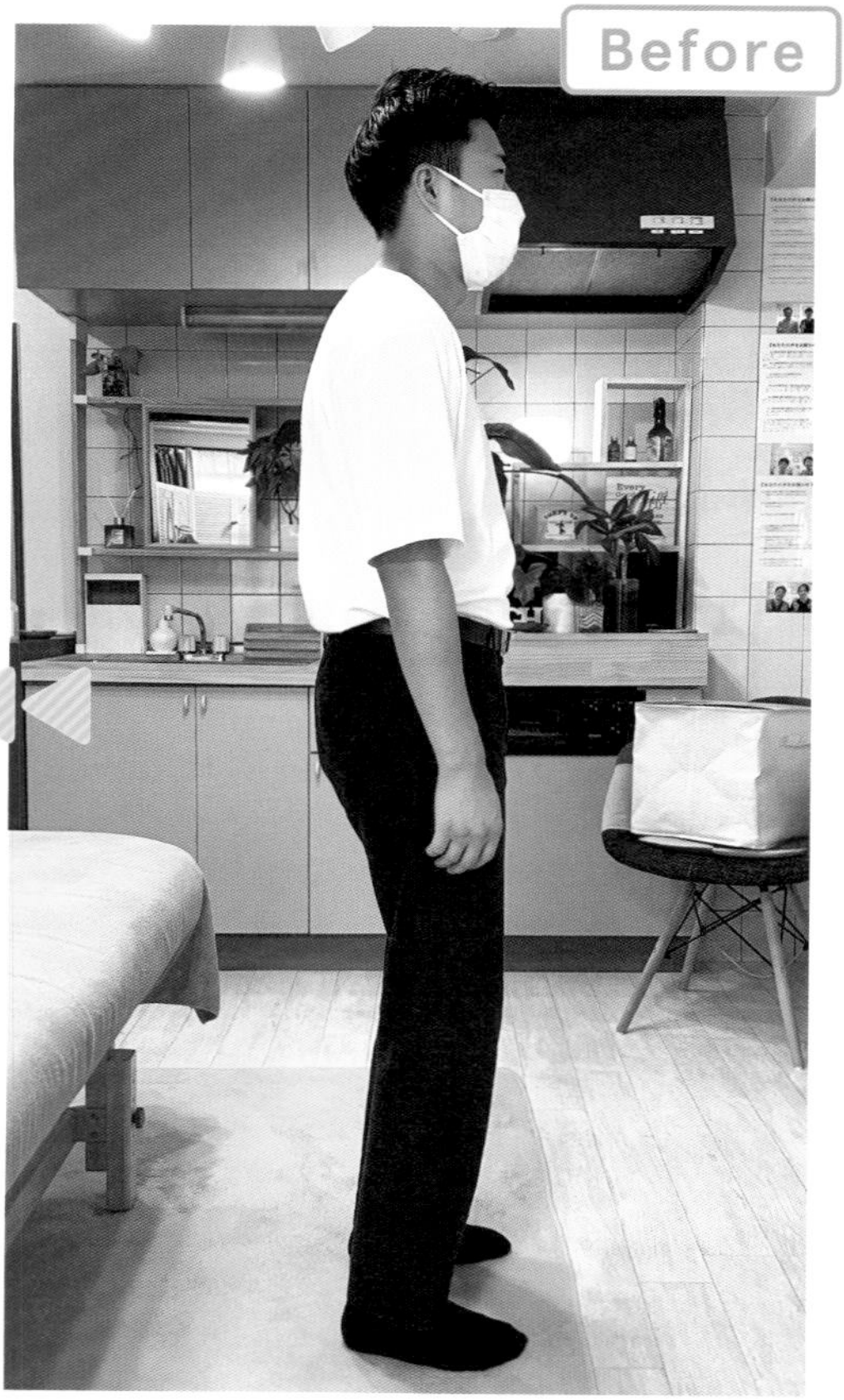

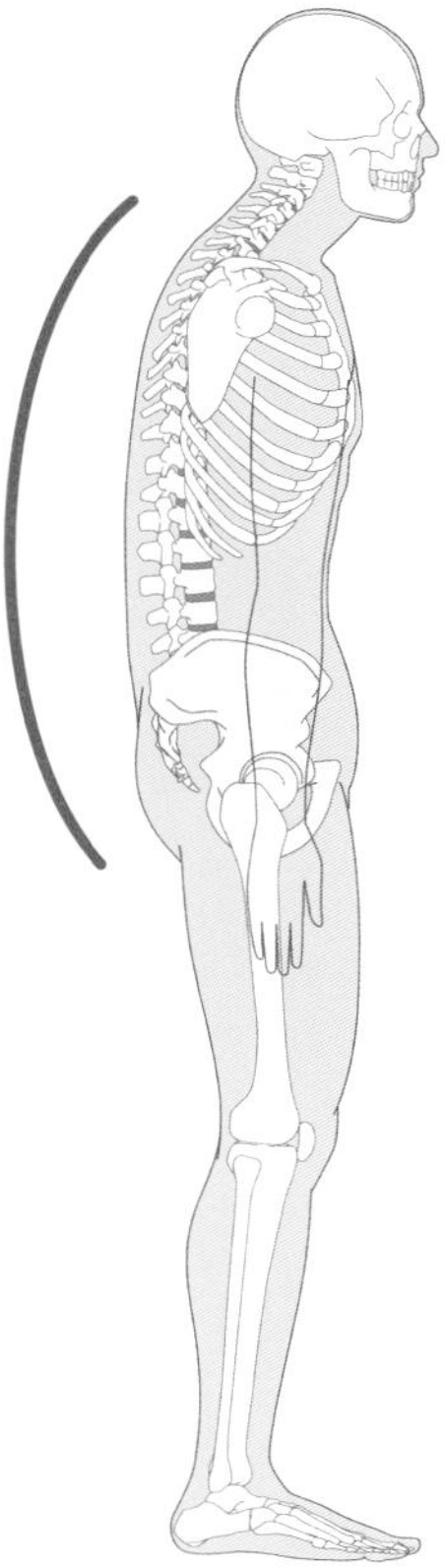

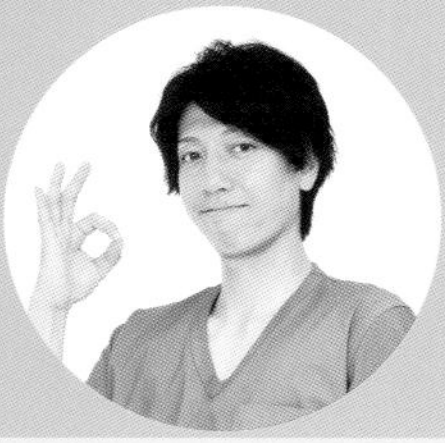

お尻の大殿筋や太もも裏のハムストリングが硬くなり、骨盤を引き付けて丸まり腰になっていたため、これらの筋肉を伸ばすストレッチ種目を実施してもらいました。さらに大胸筋のストレッチで猫背も改善されました。

自分の姿勢や症状に合わせたストレッチで腰痛が改善!

生活にも支障が出るほど腰痛がひどくなり、ストレッチを始めました。最初はYouTubeで検索して行っていたため、どのストレッチ種目が自分に必要なのか分かりませんでしたが、私の姿勢や症状に合わせたストレッチ種目を行うことで腰痛が改善されました。腰のことを何も考えずに生活できるって最高です!

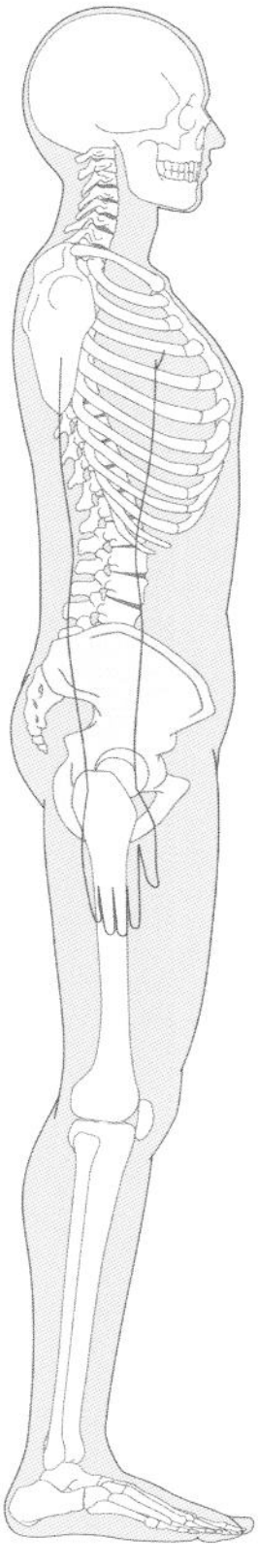

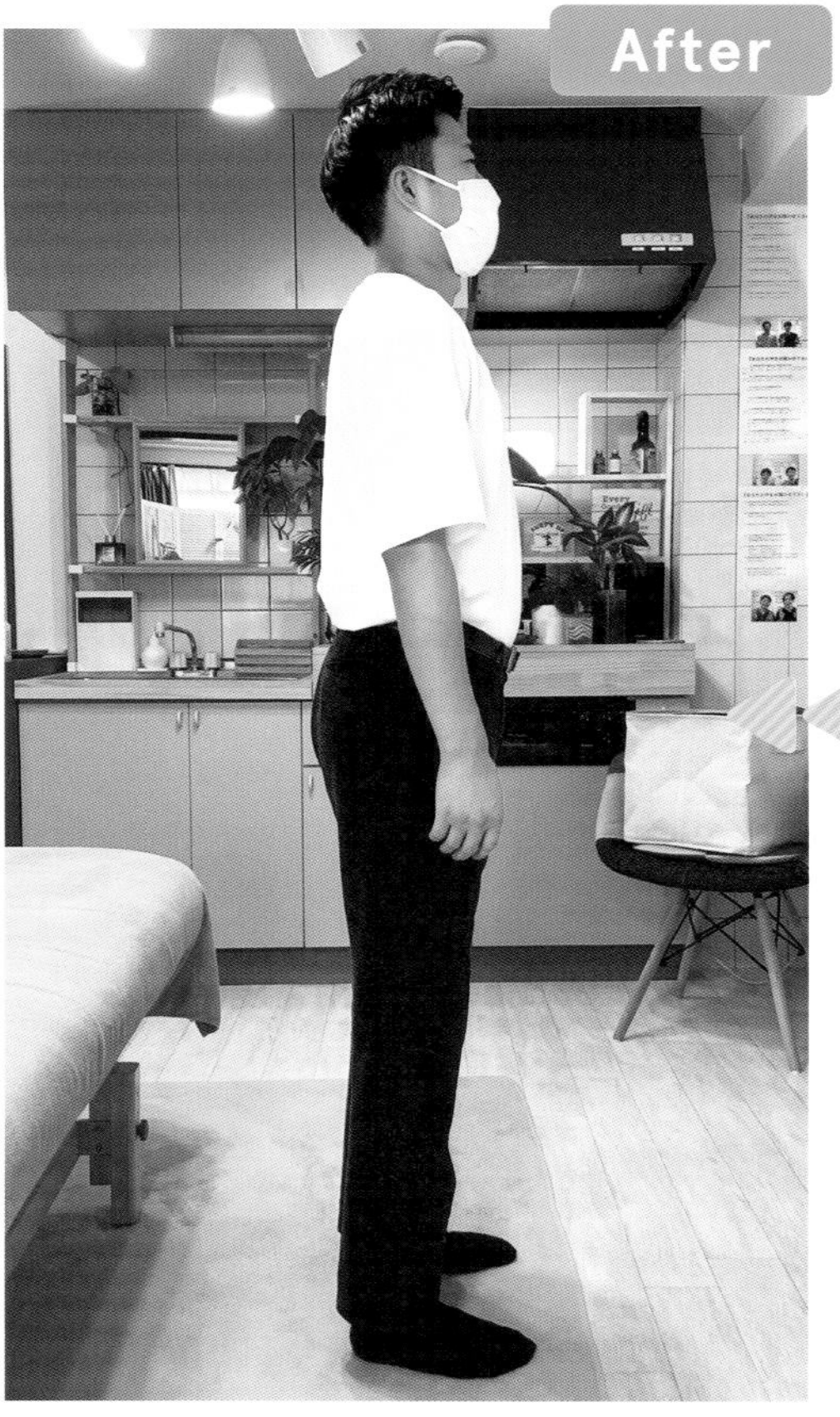

「猫背」の治し方

1章で解説した通り、バナナ腰と「猫背」は密接に関係しています。バナナ腰でも「反り腰＋猫背タイプ」は腰から上の上背部（胸椎）が丸まった猫背になり（↓P．18）、「丸まり腰タイプ」は背中全体（腰椎＋胸椎）が丸まった猫背になります（↓P．20）。それぞれ猫背のタイプは異なりますが、背中が丸まる原因となっている筋肉はほぼ共通しているため、どちらのタイプでも治し方は同じです。猫背になると頭部の位置が肩よりも前に出てしまうため、頭部の重さを支える首や肩に大きな負担がかかります。猫背自体で痛みが出ることはなくても、猫背をきっかけにストレートネックや首痛、肩コリなどを発症するリスクがありますので早めにケアを始めることが大切です。

「猫背」の原因となる主な筋肉

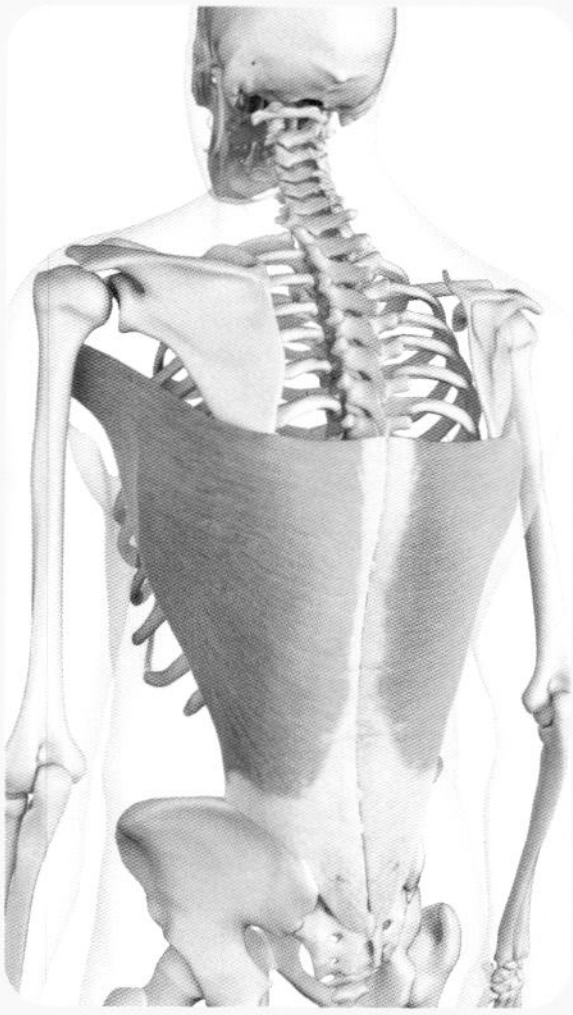

広背筋

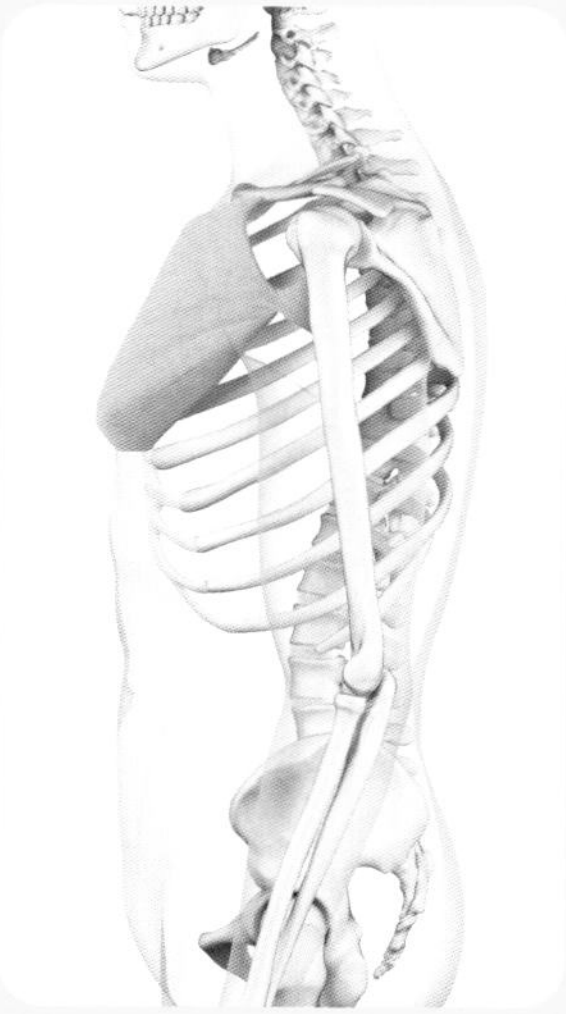

大胸筋

「猫背」の原因となる生活習慣の改善

正しい姿勢でスマホを見る

頭部が肩より前に出ない姿勢で見る

目線を上げて頭が下がらないようにする

目線が低い姿勢

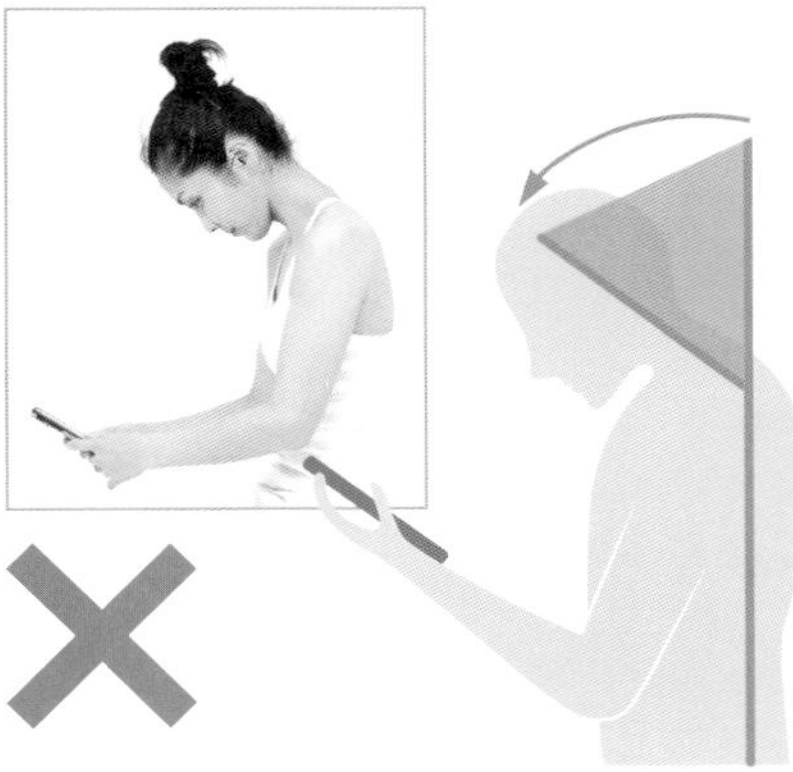

スマートフォンを見る際に、スマホを低い位置で持つと目線が下がって頭部が前方に倒れるため、頭部の重さで背中は丸まりやすくなる。頭部を深く倒すほど、前に出た頭部を支える首や肩には高い負荷がかかる。

目線が高い姿勢

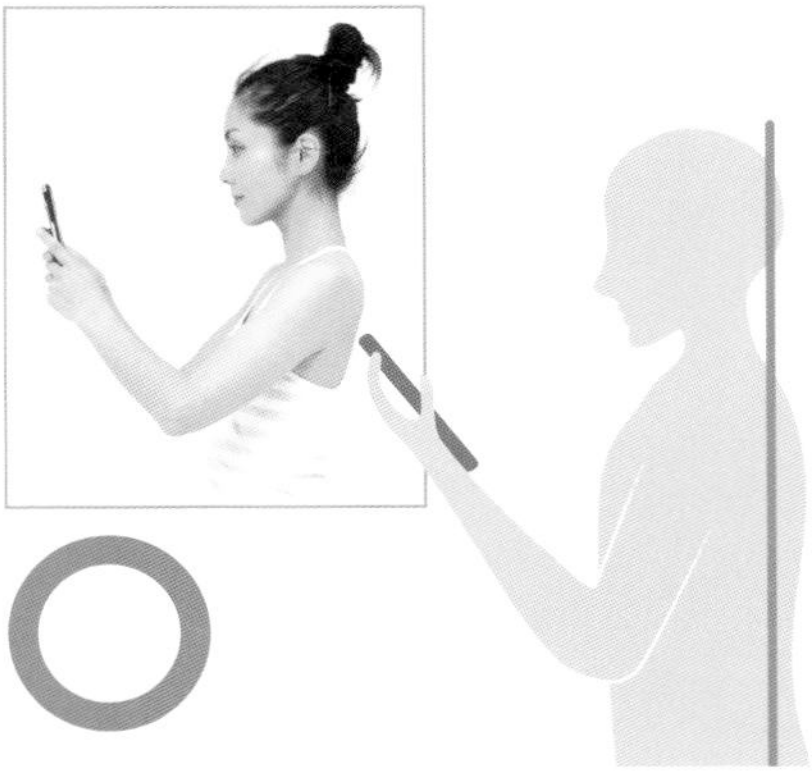

スマホを高い位置で持つと目線が上がり、頭部を倒さずに画面を見ることができる。時間が経つと持つ位置は下がりやすくなるため長時間続けて見ないように心掛ける。本を読む際も同様に目線を高くしよう。

頭の位置を高くして寝ない

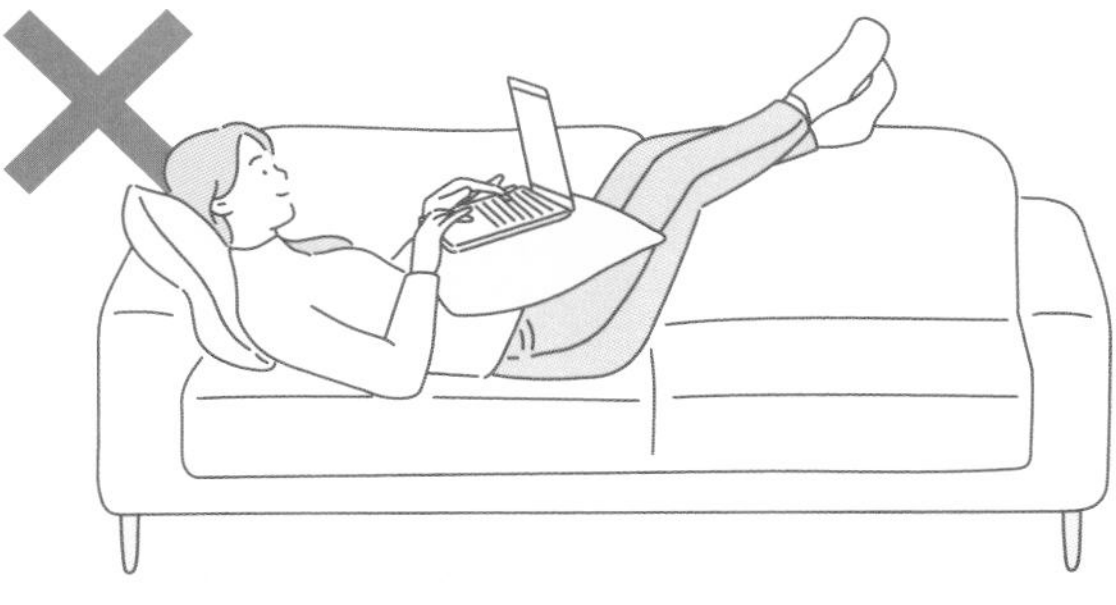

ソファやベッドで仰向けに寝ている体勢では、頭の位置を高くしないようにする。頭の位置が高いと背中が丸まったまま固定されるので要注意。特に柔らかいソファでは体が沈むためより背中が丸まる。就寝する際も高い枕で寝ると背中が丸まりやすくなるので、枕は適度な高さにする。

大胸筋をほぐす・伸ばす

「大胸筋」は胸板を形成している筋肉。腕を内側に振る（肩関節の水平内転・内転）働きがあり、肩甲骨まわりの筋肉と連動して強い力を発揮します。胸部の大胸筋が収縮したまま硬くなると、両肩が内側に引き寄せられて左右の肩甲骨が開くため背すじを伸ばしにくくなります。その結果、背中が丸まり猫背になるのです。両肩が引き寄せられて巻き肩になると、大胸筋はより硬くなるので要注意です。さらに大胸筋が硬い状態では胸をしっかり張れないため、呼吸が浅くなるリスクもあります。呼吸が浅くなると体内に取り込まれる酸素の量が少なくなり疲労しやすくなります。疲労が溜まると他の筋肉まで硬くなるので、そうなる前に大胸筋をほぐして猫背を改善しましょう。

大胸筋

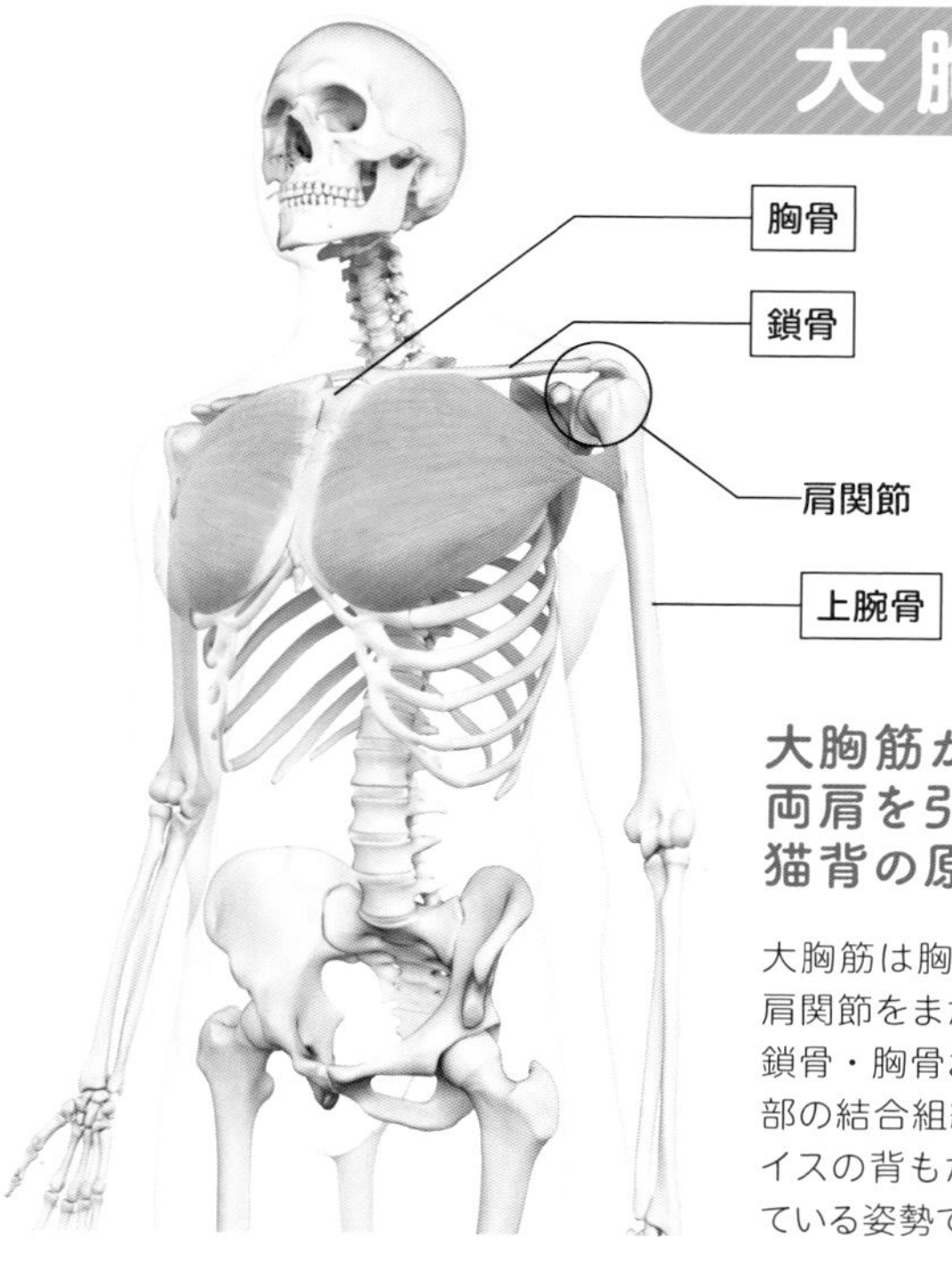

大胸筋が硬くなると両肩を引き寄せて猫背の原因になる

大胸筋は胸板を形成する筋肉。肩関節をまたいで腕の上腕骨と鎖骨・胸骨および腹直筋鞘《しょう》（腹部の結合組織）をつないでいる。イスの背もたれにもたれて座っている姿勢で硬くなりやすい。

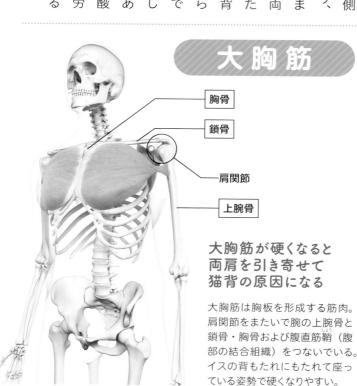

痛み・シビれのある人向け

大胸筋のツボ押しマッサージ

脇の下の前部をつかんだまま腕をまわしてほぐす

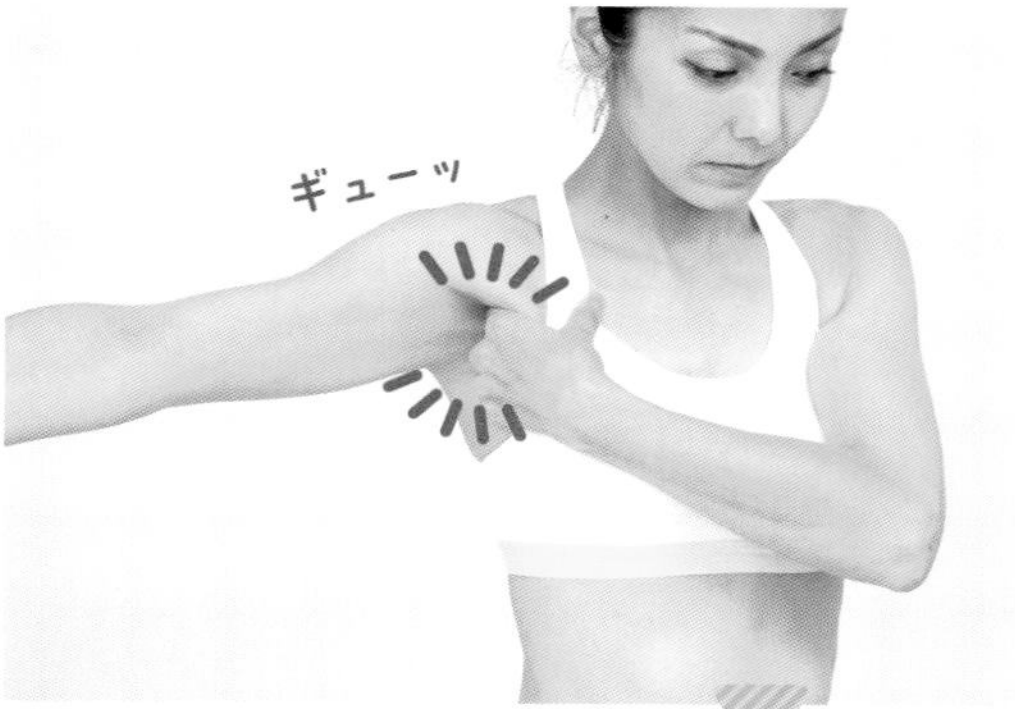

1 脇の下前部の大胸筋をつかむ

腕を横に開き、脇の下の前部にある大胸筋をつかむ。腕を横に開くことで上腕骨につながっている大胸筋が伸ばされ位置がわかりやすくなる。

2 つかんだまま腕をまわす

大胸筋をつかんだままヒジ先で円を描くように腕をまわす。大胸筋には腕を前方に振る働きがあるため、腕は後方に15秒間まわす。30秒まわす場合は後半を逆回転にする。反対側の大胸筋も同様に行う。

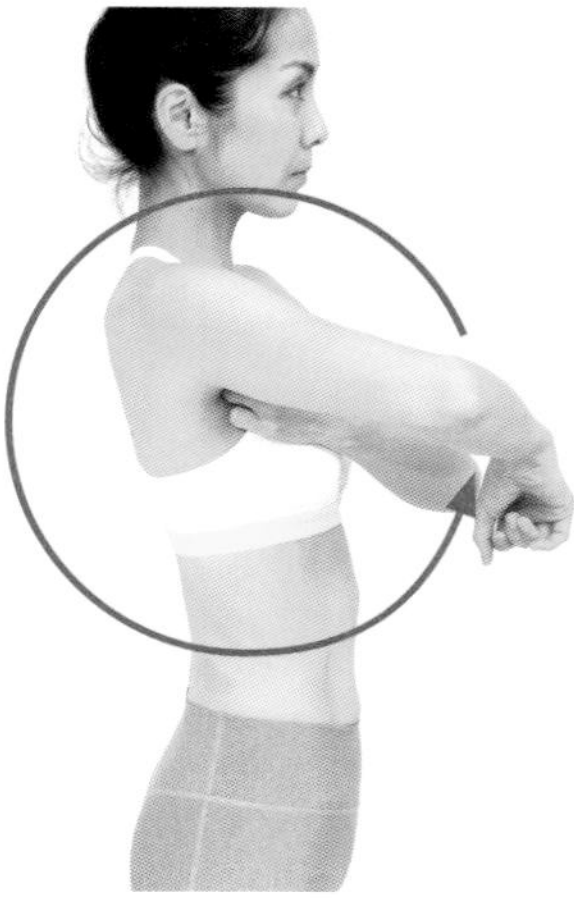

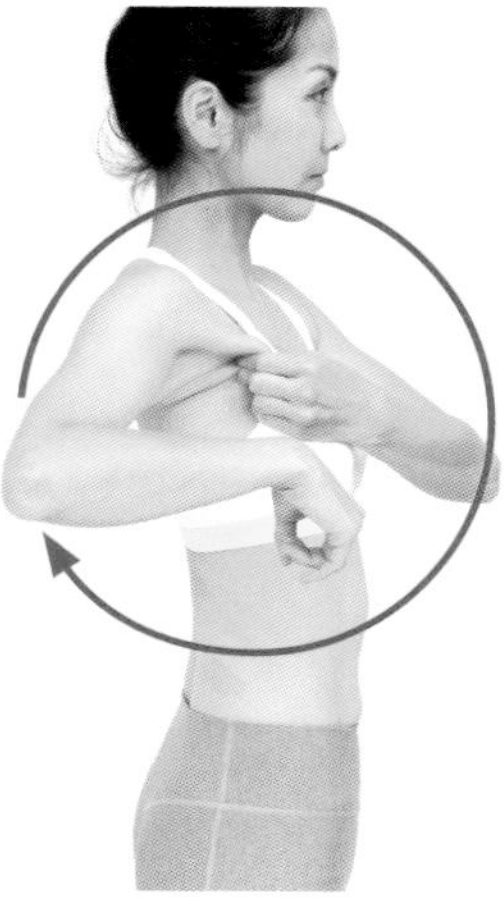

寝て行う方法

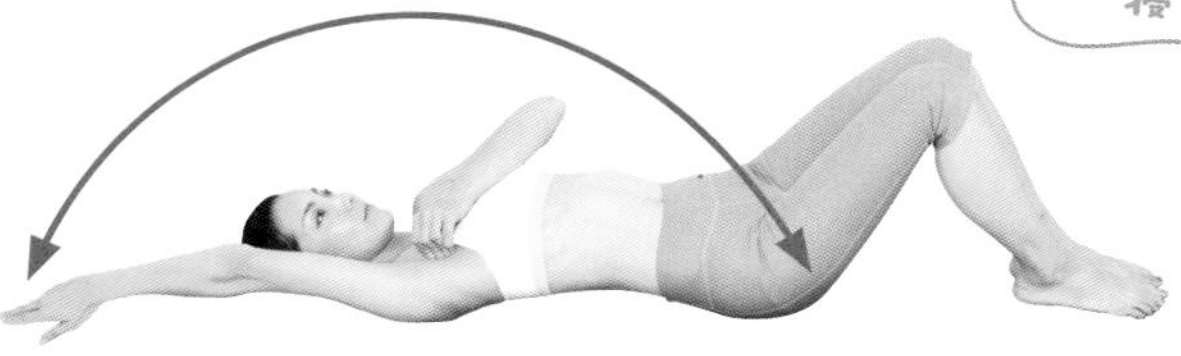

腕を上下に振る

寝て行う場合は大胸筋をつかんだまま、腕を頭の先から足先まで上下に振る。

体が硬い人向け

大胸筋のソフトストレッチ

仰向けで腕を大きく開いて大胸筋をソフトに伸ばす

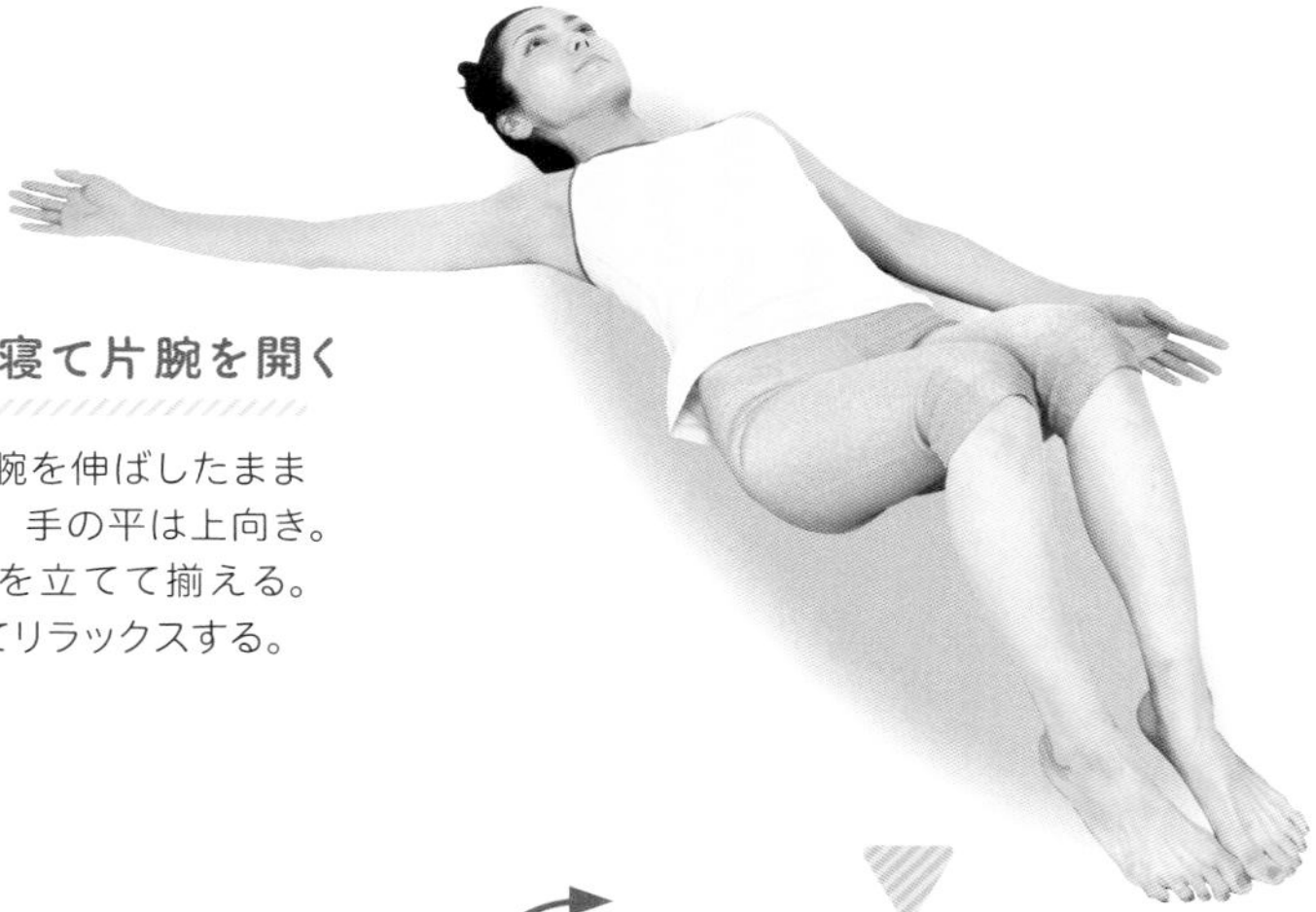

1 仰向けに寝て片腕を開く

仰向けに寝て片腕を伸ばしたまま斜め上方へ開く。手の平は上向き。そこから両ヒザを立てて揃える。頭部も床につけてリラックスする。

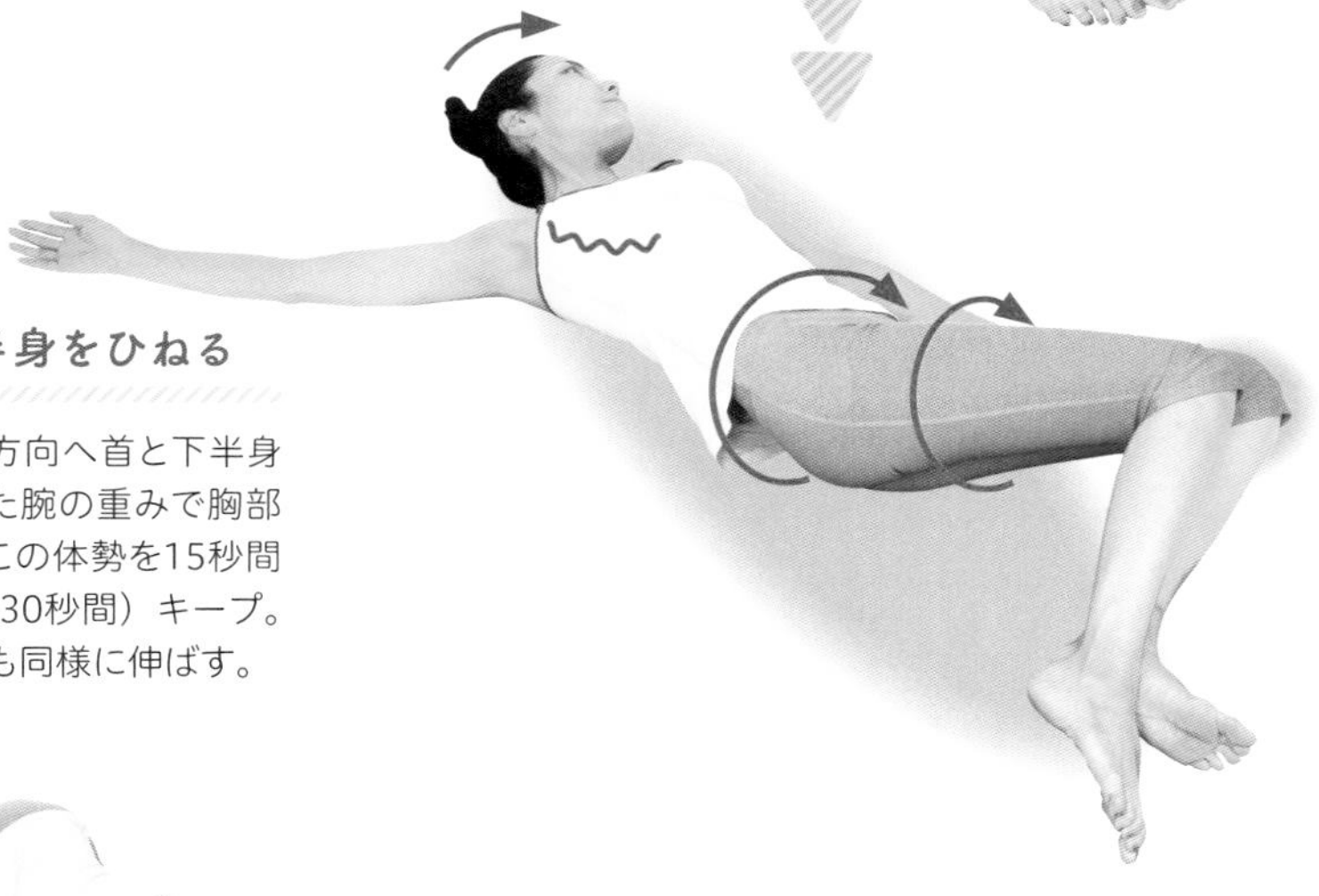

2 首と下半身をひねる

開いた腕と反対方向へ首と下半身をひねる。開いた腕の重みで胸部が伸ばされる。この体勢を15秒間（物足りない人は30秒間）キープ。反対側の大胸筋も同様に伸ばす。

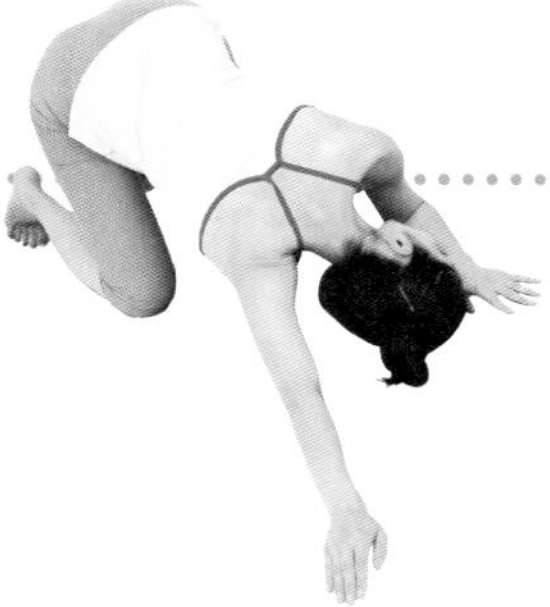

バリエーション

四つん這いで伸ばす

四つん這いで片腕を開き、上体を沈めながら肩関節に体重をかけて大胸筋を伸ばしていく。

しっかり伸ばしたい人向け

大胸筋のストレッチ

壁に手をつき体をまわして大胸筋をしっかり伸ばす

1 壁の前で横を向き 壁にヒジ先をつく

壁の前に横向きで立ち、壁に手をつく。ヒジが肩より少し高い位置にくるようにヒジ先をつく。そこから背すじを伸ばす。

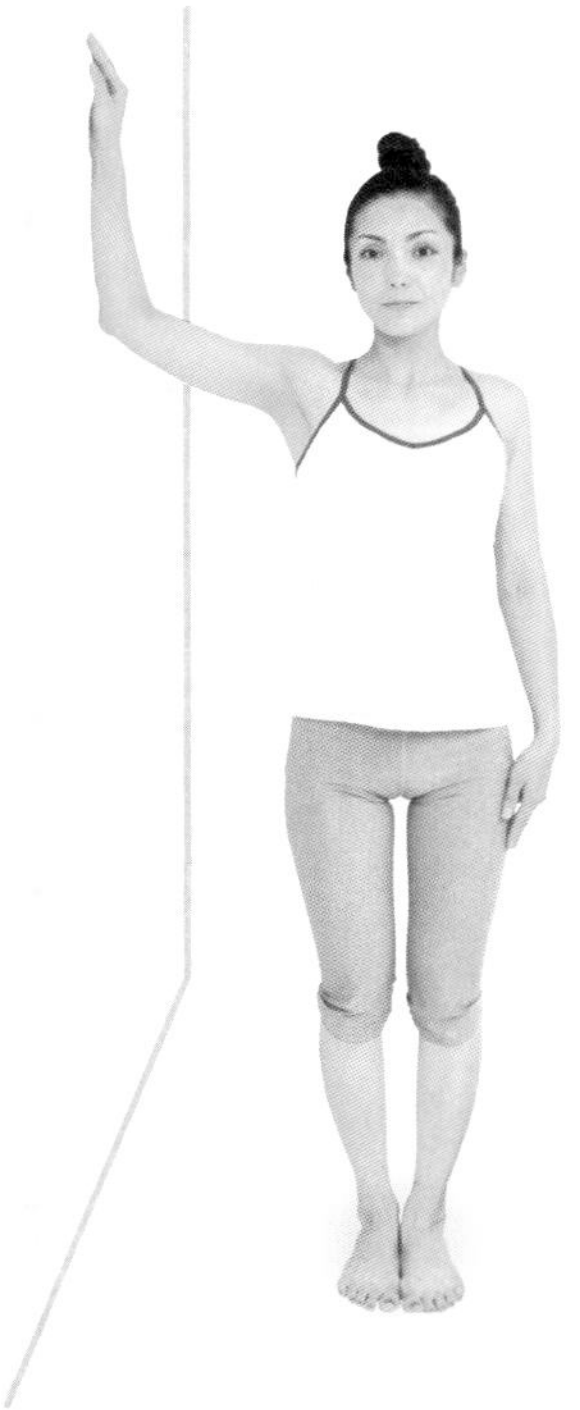

2 壁に手をついたまま 体を壁と反対にまわす

壁に手をついたまま、体を壁と反対方向へまわす。胸が開いて胸部が伸ばされる。この体勢を15秒間（物足りない人は30秒間）キープ。反対側の大胸筋も伸ばす。

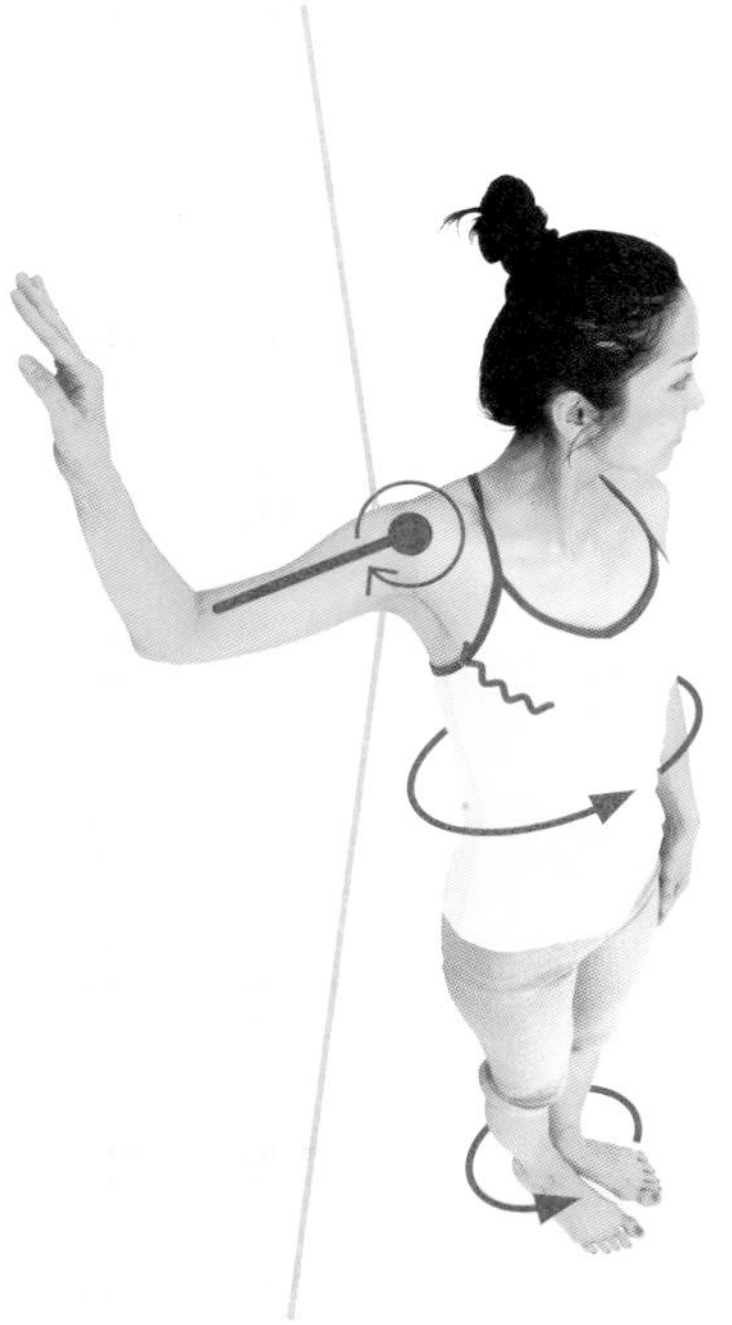

POINT

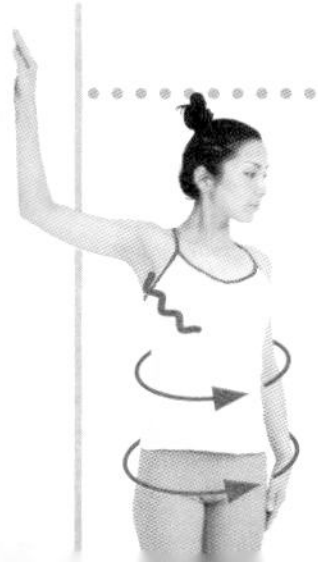

全身をまわしていく

上体だけでなく、全身をまわすことによって壁についた側の胸が開いて大胸筋が伸びる。

広背筋をほぐす・伸ばす

背中の「広背筋」は、胸部の大胸筋と拮抗して働くことで姿勢を整えている面積の大きな筋肉。猫背の状態では大胸筋が収縮したまま硬くなるとともに、広背筋も引き伸ばされたまま緊張して硬くなっています。広背筋には腕を後方に振る（肩関節の伸展・水平外転）働きがあり、肩甲骨まわりの筋肉と連動することによって胸を張り、背すじを伸ばします。広背筋が機能しなくなると、拮抗して働く大胸筋が収縮した状態で固まるため、背中が丸まり猫背になってしまうのです。

　硬くなった広背筋をストレッチやマッサージでほぐし、正常に働く状態まで戻せば、広背筋が腕を後方に引いて巻き肩を治します。さらに背すじが伸ばしやすくなるため猫背も改善されます。

広背筋

広背筋が働かないと背すじを伸ばせず猫背の原因になる

背中の広背筋は肩関節をまたいで上腕骨と胸椎～腰椎・肩甲骨・肋骨・骨盤をつないでいる。肩甲骨を動かす筋肉と連動して働くため、広背筋が硬くなると肩甲骨の動きも悪くなる。

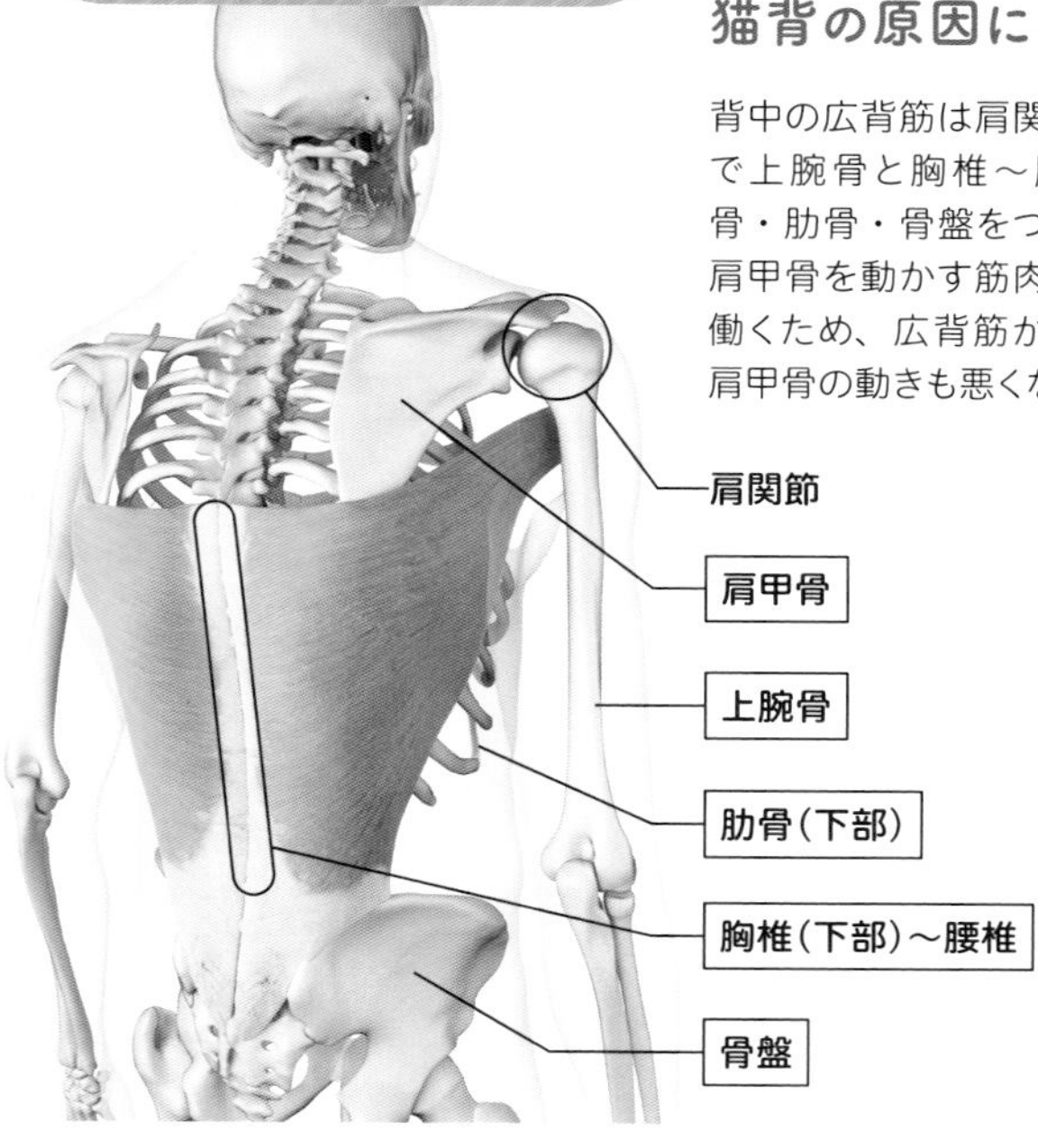

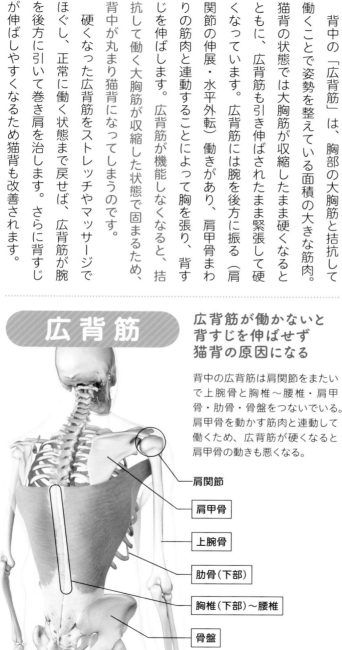

広背筋のツボ押しマッサージ

脇の下の後部をつかんだまま腕をまわしてほぐす

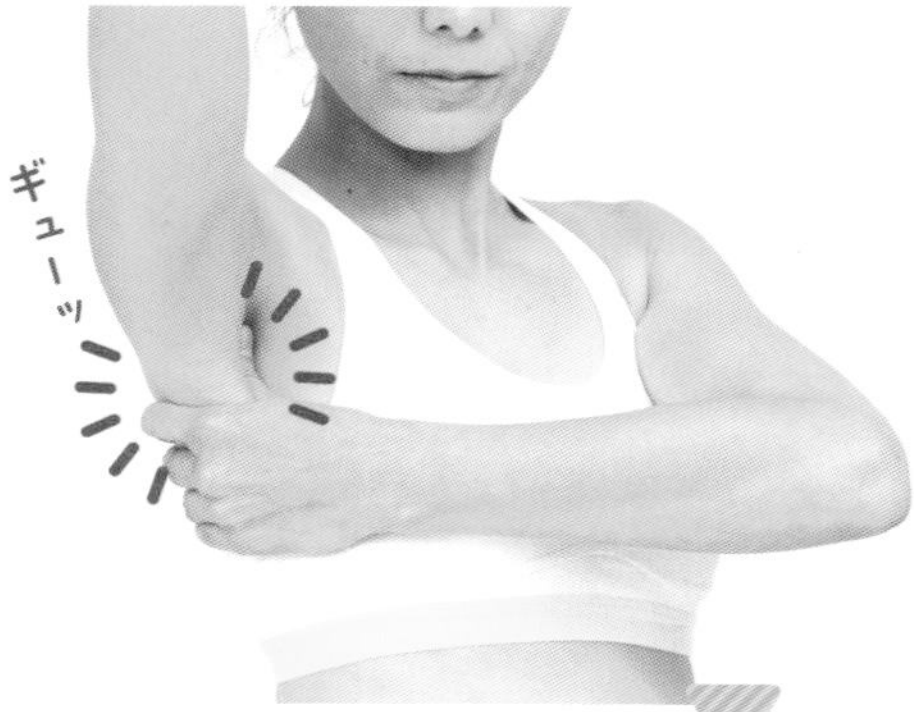

1 脇の下後部の広背筋をつかむ

ヒジを外側に向けて腕を振り上げ、脇の下の後部にある広背筋をつかむ。ヒジを外側に向けて腕を上げると、上腕骨につながる広背筋が伸ばされるため位置がわかりやすくなる。

2 つかんだまま腕をまわす

広背筋をつかんだままヒジ先で円を描くように腕をまわす。広背筋には腕を後方に振る働きがあるため、腕は前方に15秒間まわす。30秒まわす場合は後半を逆回転にする。反対側の広背筋も同様に行う。

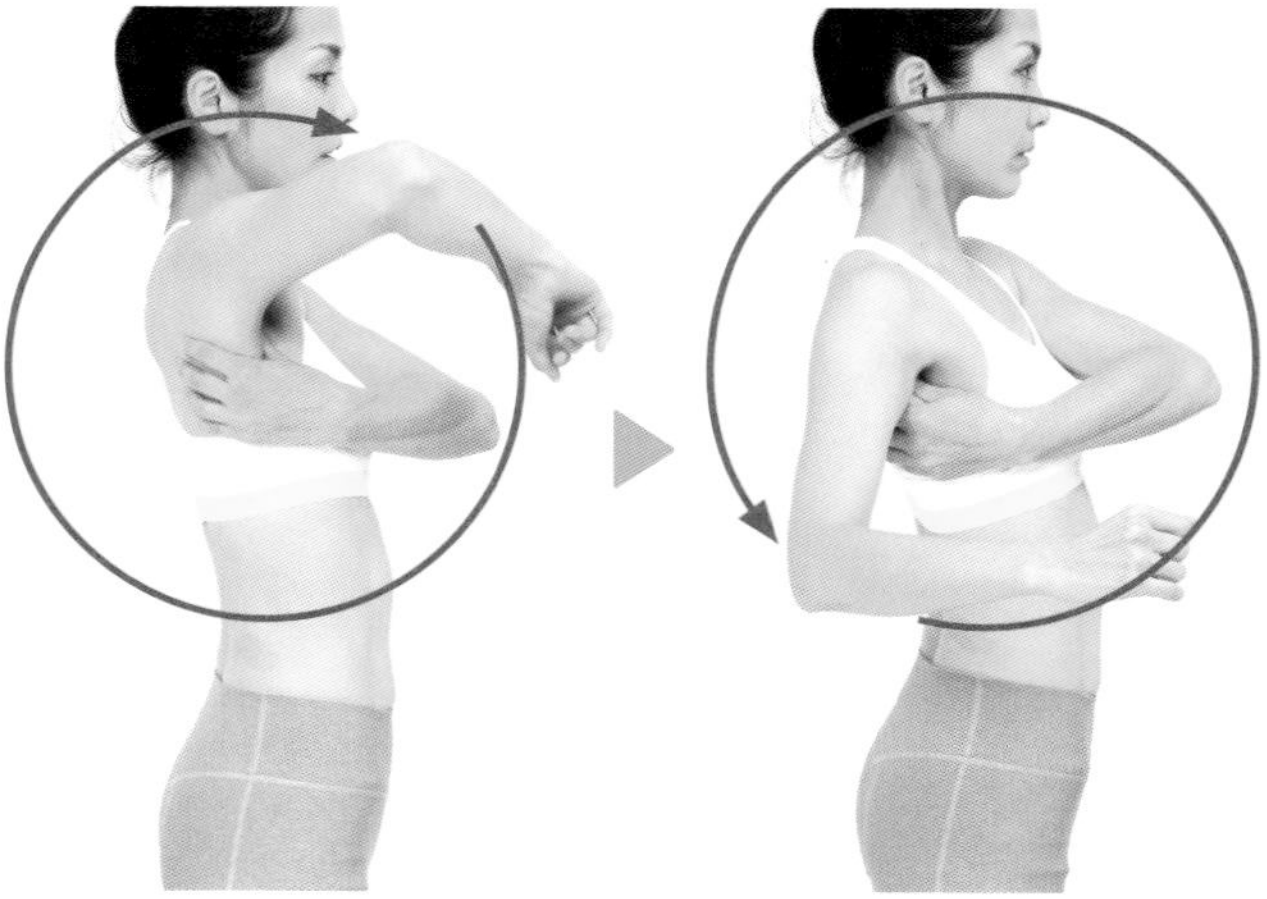

寝て行う方法

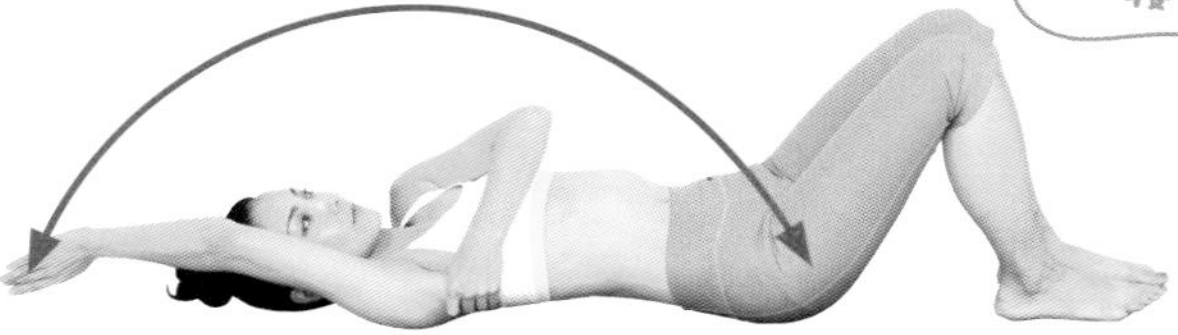

腕を上下に振る

寝て行う場合は広背筋をつかんだまま、腕を頭の先から足先まで上下に振る。

体が硬い人向け

広背筋のソフトストレッチ

仰向けで腕を引っぱり広背筋の側部を中心に伸ばす

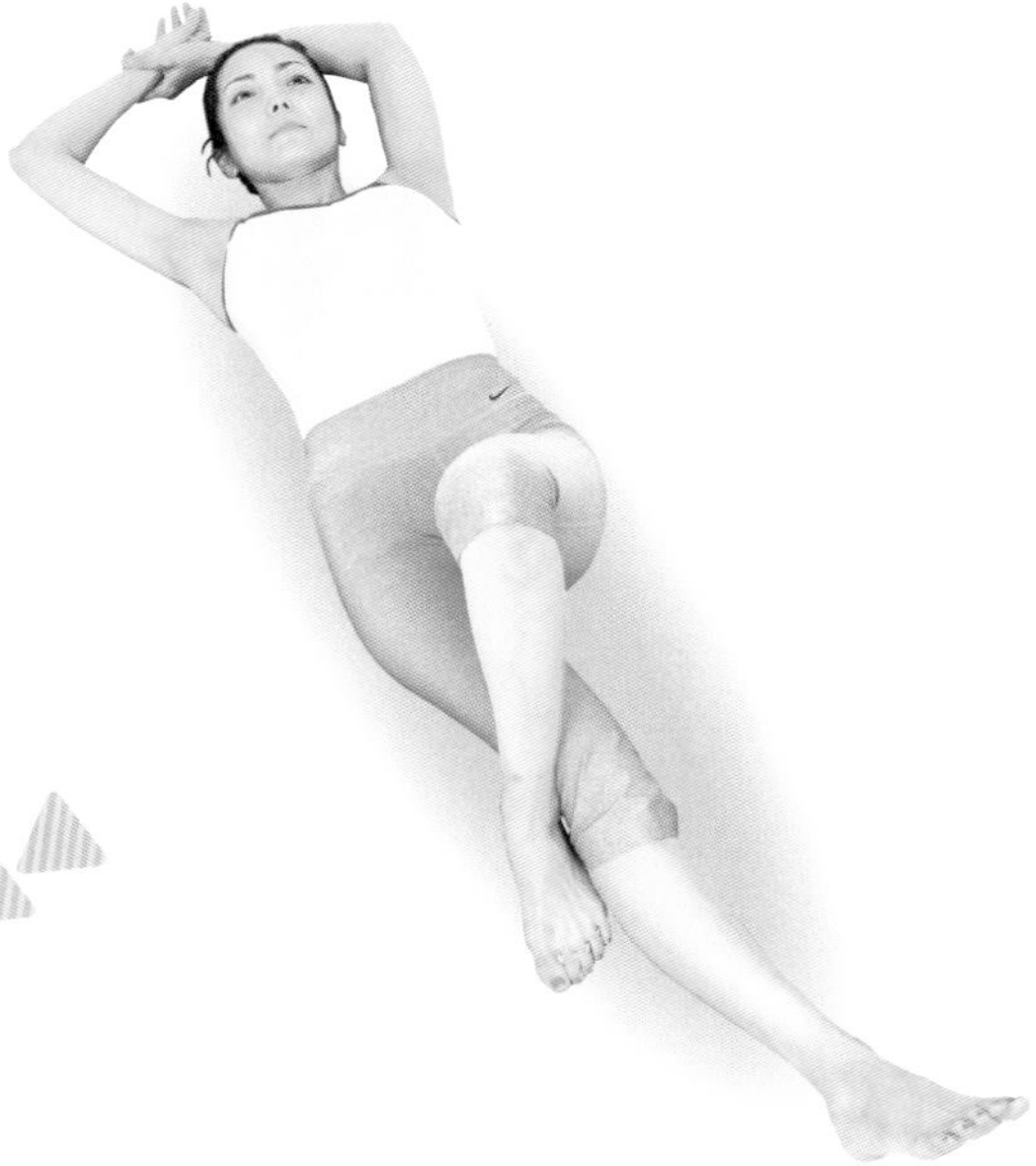

1 仰向けに寝て足を組み 頭上で手首をつかむ

仰向けに寝て頭上で手首をつかむ。手首をつかんでいる腕と同側の脚を持ち上げ反対側の脚にかける。

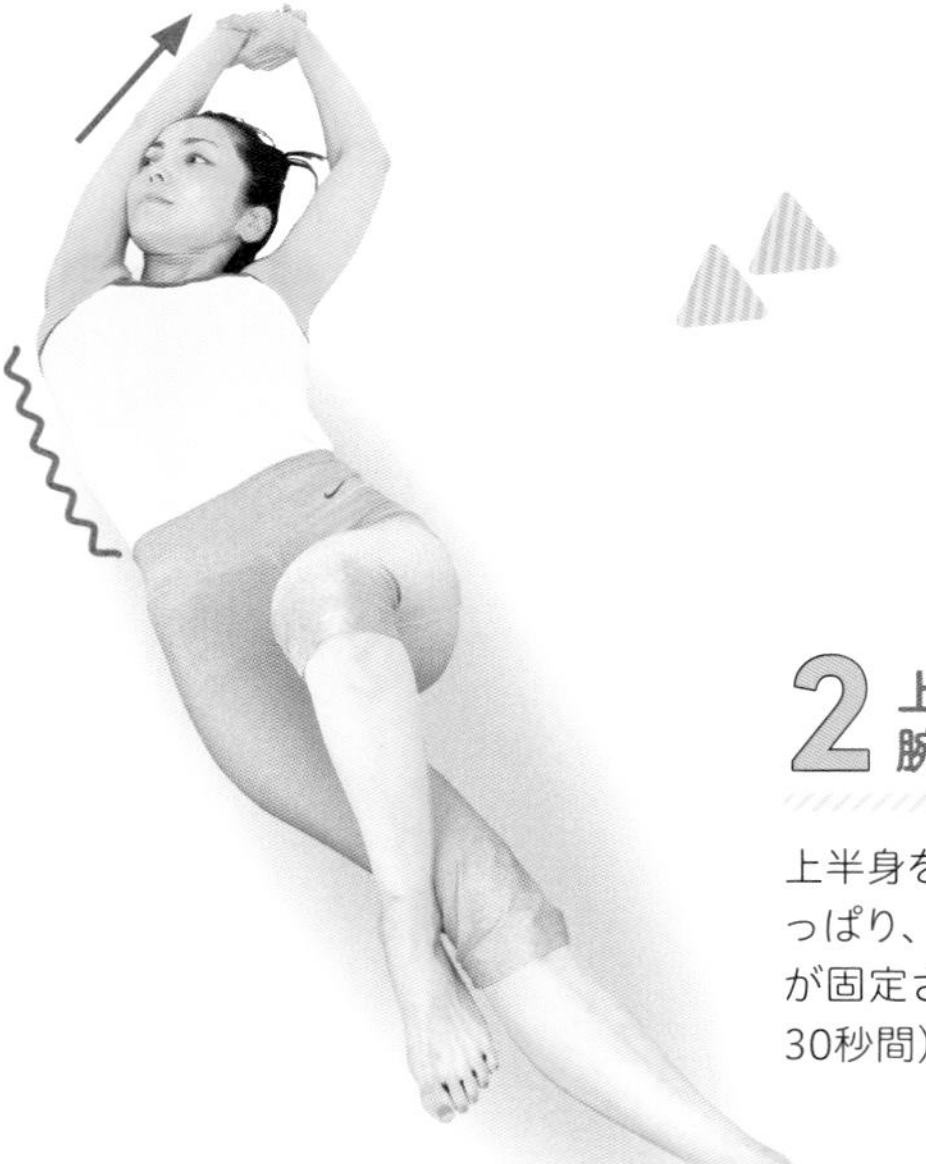

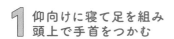

2 上半身を横に曲げながら 腕を頭上の方向へ引く

上半身を横に曲げながら腕を頭上へ引き抜くように引っぱり、脇の下の筋肉を伸ばす。かけた脚で下半身が固定される。この体勢を15秒間（物足りない人は30秒間）キープ。反対側の広背筋も同様に伸ばす。

バリエーション

座って伸ばす方法

イスに座って腕を引いても同様に広背筋を伸ばせる。座ることで下半身が固定される。

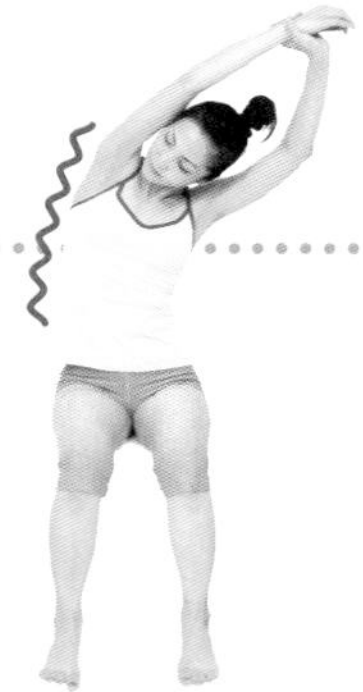

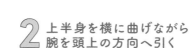

しっかり伸ばしたい人向け

広背筋のストレッチ

四つん這いで肩関節に体重をかけて広背筋を伸ばす

1 四つん這いになり前腕部を床につける

四つん這いになり両手の前腕部を床につける。手の甲を下にする。お尻の下の位置に両ヒザをつく。

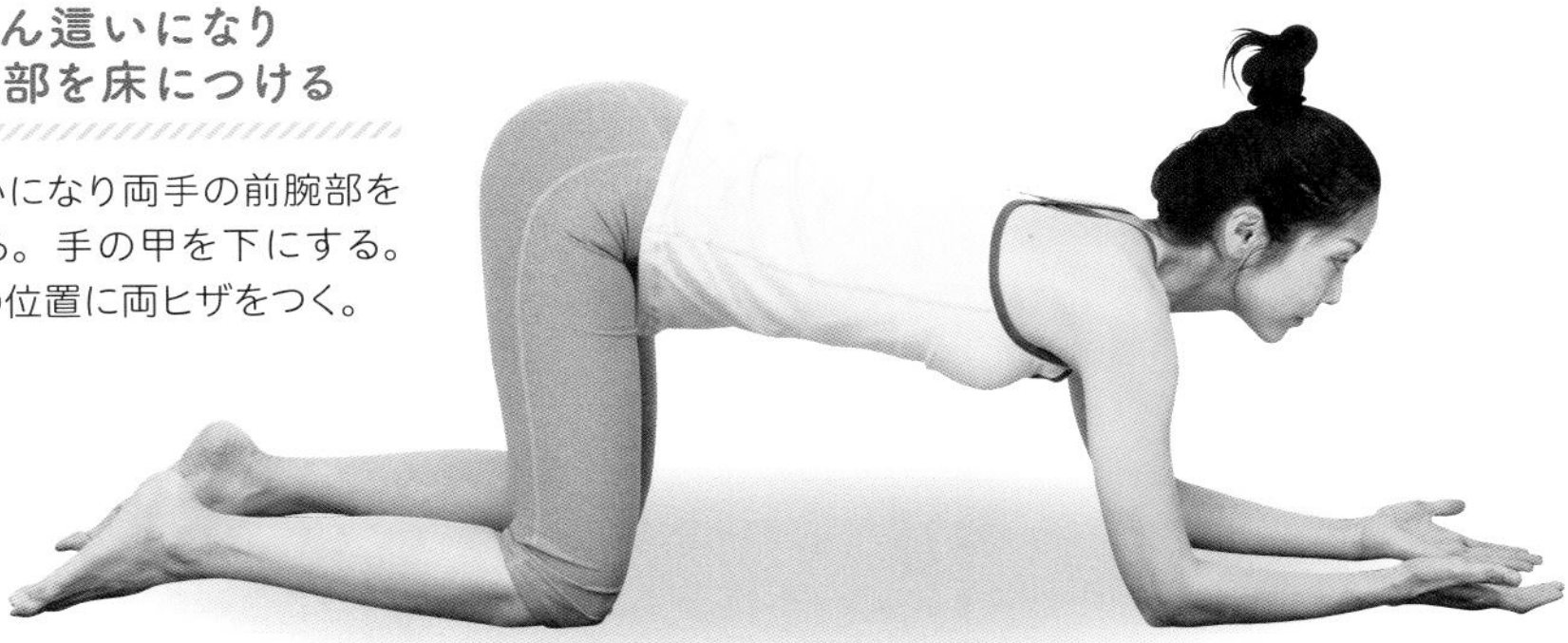

2 上体を沈めながら肩関節に体重をかける

お尻を後方に引きながら上体を沈めて肩関節に体重をかける。両腕が上方に振られて広背筋が伸びる。この体勢を15秒間（物足りない人は30秒間）キープする。片側ずつ伸ばしてもよい。

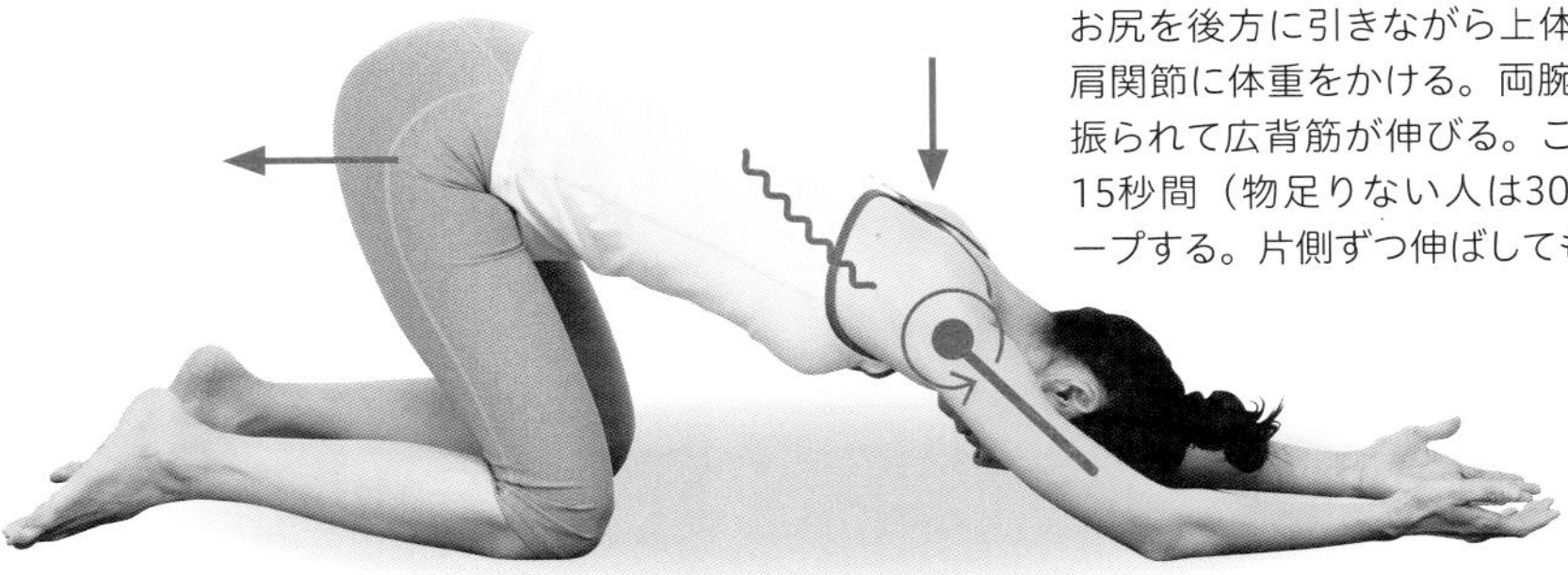

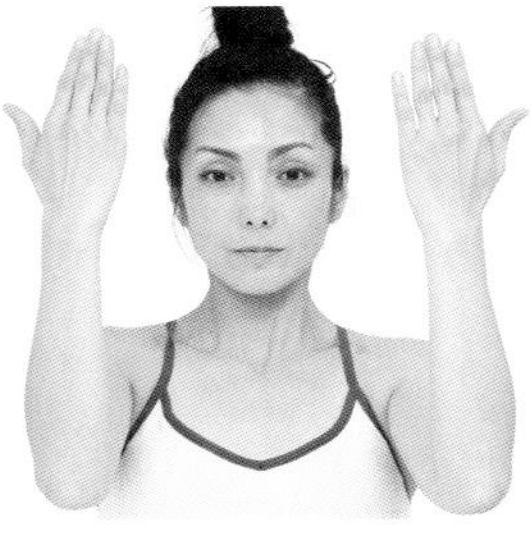

POINT

手幅を肩幅に合わせる

左右の手幅は肩幅に合わせると腕が上方に振られやすく、広背筋も伸ばしやすい。

しっかり伸ばしたい人向け

前《ぜん》鋸《きょ》筋《きん》のストレッチ

肩甲骨を動かす脇腹の前鋸筋を伸ばして猫背を改善

1 壁の前で横を向き 壁に手をつく

壁の前に横向きで立ち、壁に手をつく。手先を下に向け前腕部が水平になる位置で手をつく。そこから背すじを伸ばす。

2 壁側に体重をかけて 腕を背中側に振る

壁についた手に体重をかける。壁で手が固定されるため腕が背中側に振られる。この体勢を15秒間（物足りない人は30秒間）キープ。反対側の前鋸筋も伸ばす。

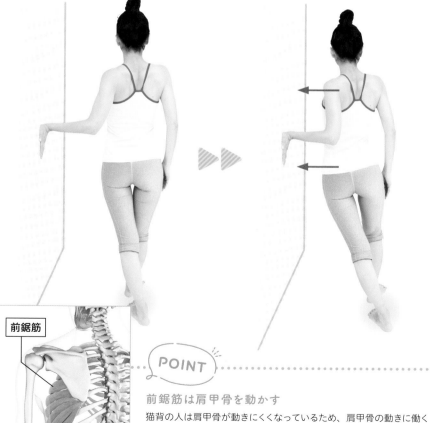

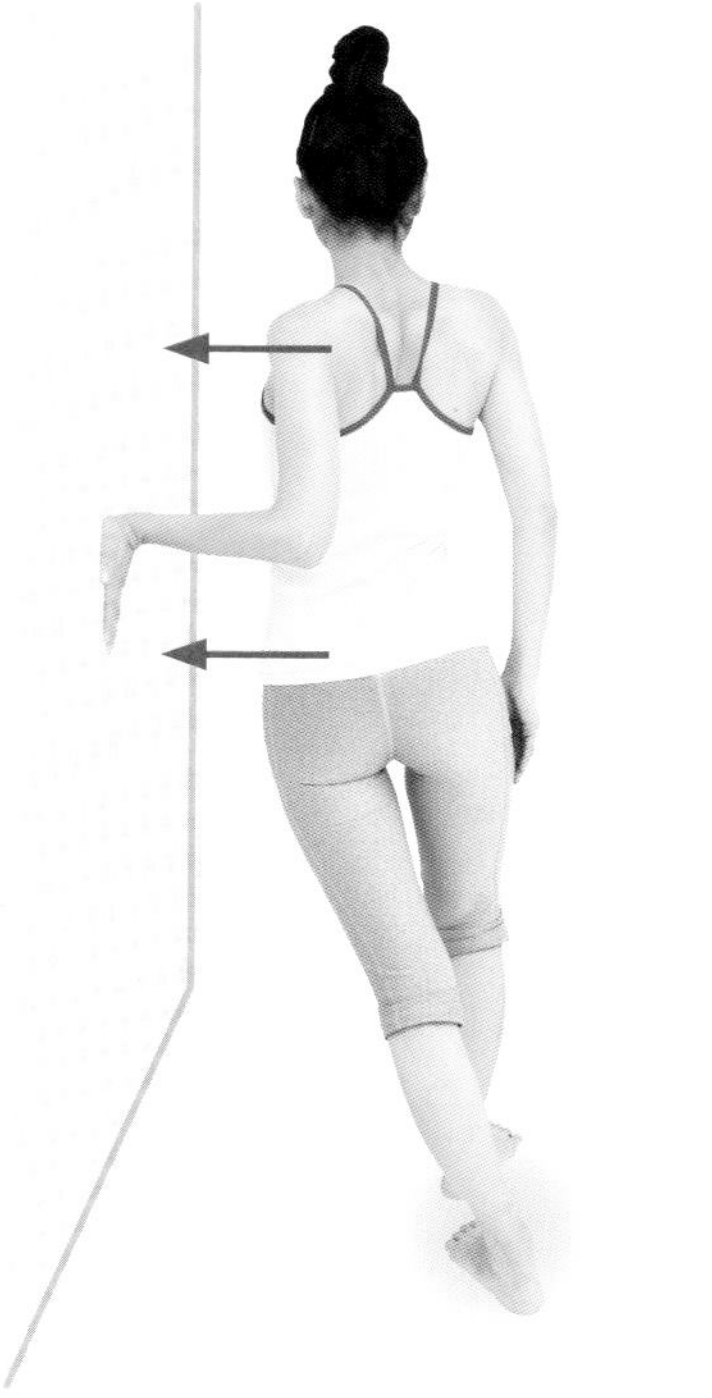

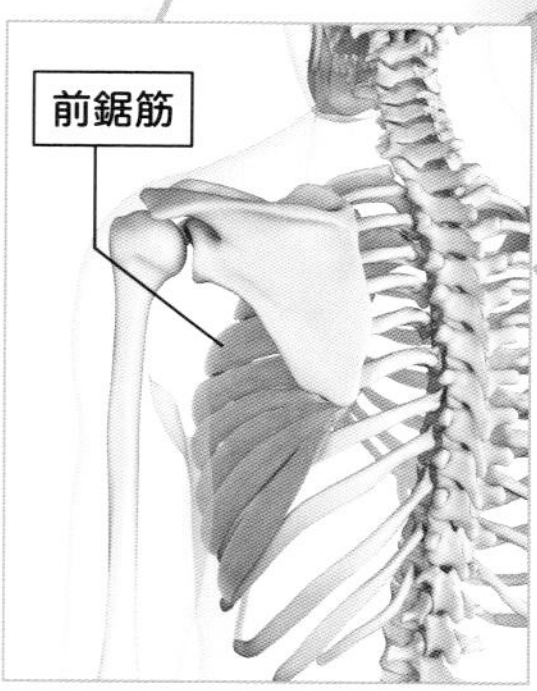

POINT

前鋸筋は肩甲骨を動かす

猫背の人は肩甲骨が動きにくくなっているため、肩甲骨の動きに働く脇腹の前鋸筋を伸ばしてほぐすことも猫背の改善につながる。

第3章

症状別
身体の不調を改善する

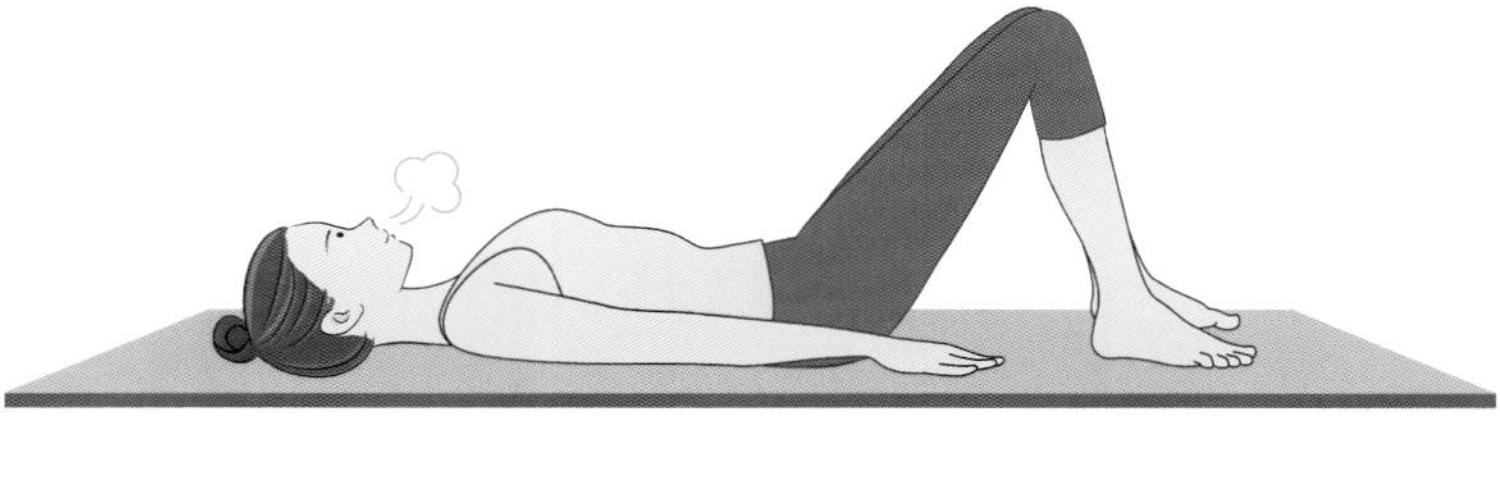

腰痛の痛みやシビれを和らげる

腰痛を治すためには、腰痛の根本原因であるバナナ腰を治す必要があります。2章ではバナナ腰を改善するストレッチやマッサージを紹介しましたが、腰痛による痛みやシビれを感じているという人は、それらの症状を緩和するセルフケアも並行して行うといいでしょう。痛みやシビれが出ている場合、2章では無理に体を動かさずセルフマッサージで筋肉をほぐす方法を推奨していますが、本章では痛みやシビれを和らげる効果があるストレッチおよびマッサージを紹介していきます。

腰痛の中でも特に多く見られる疾患が「脊柱管《せきちゅうかん》狭窄症《きょうさくしょう》」と「坐骨神経痛《ざこつしんけいつう》」であり、どちらの症状も神経が圧迫されることでお尻、太もも、下腿部などに痛みおよびシビれが生じます。これらの症状もセルフケアによって緩和することが可能です。

腰を丸めて脊柱管を広げることにより、脊柱管狭窄症の症状を緩和する効果がある「カエル足トレーニング」(→P.98)。反り腰タイプのバナナ腰を改善する効果もある。

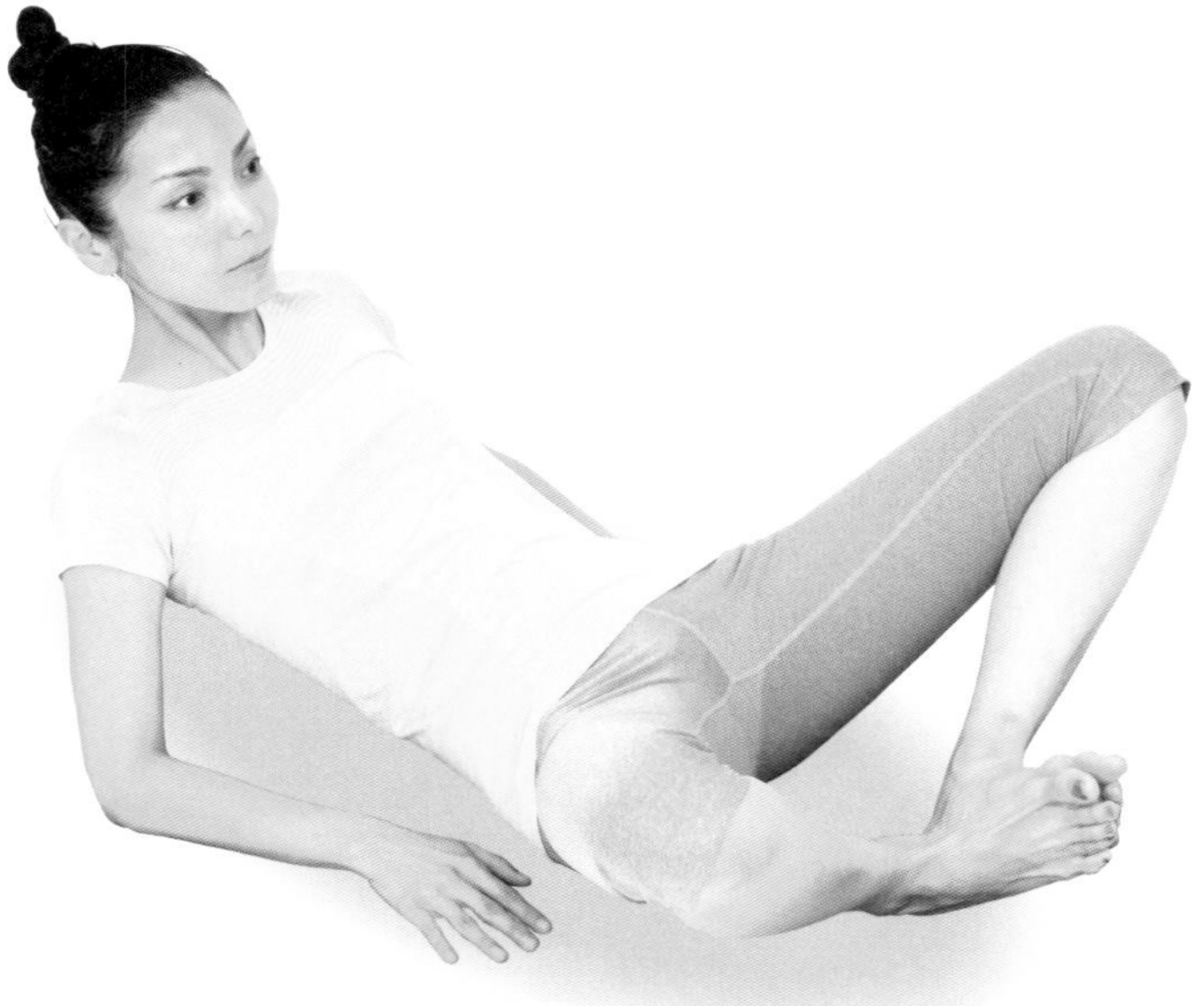

症状が重くてマッサージしかできないという人でも、痛みやシビレがある程度緩和される体勢でストレッチを行えば、神経を圧迫している筋肉をしっかり伸ばすことができます。さらに筋肉がほぐれて症状が軽くなれば、バナナ腰を改善するストレッチも無理なく実施できるようになります。

この章では、多くの人が悩んでいる「脊柱管狭窄症」と「坐骨神経痛」、さらにバナナ腰に関連して首痛を引き起こす「ストレートネック」の症状を緩和するセルフケアをそれぞれ紹介します。

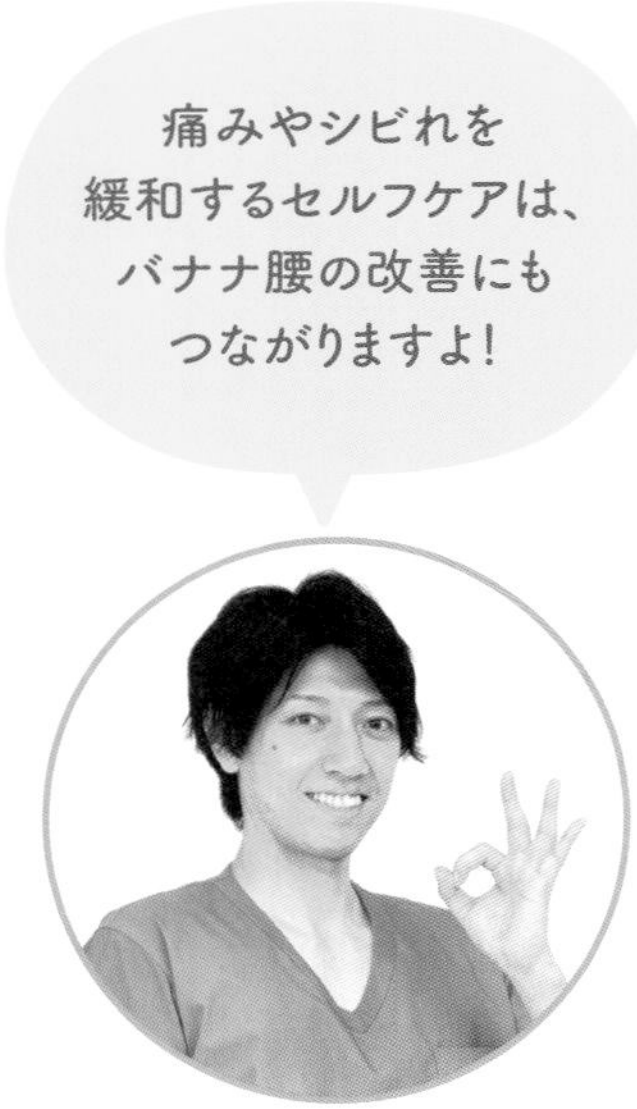
痛みやシビレを
緩和するセルフケアは、
バナナ腰の改善にも
つながりますよ!

坐骨神経痛の中でも梨状筋《りじょうきん》症候群の症状を緩和する効果がある「梨状筋のストレッチ」（→P.106）。同じ疾患であっても症状を発症する原因の違いによって有効となる種目は異なる。

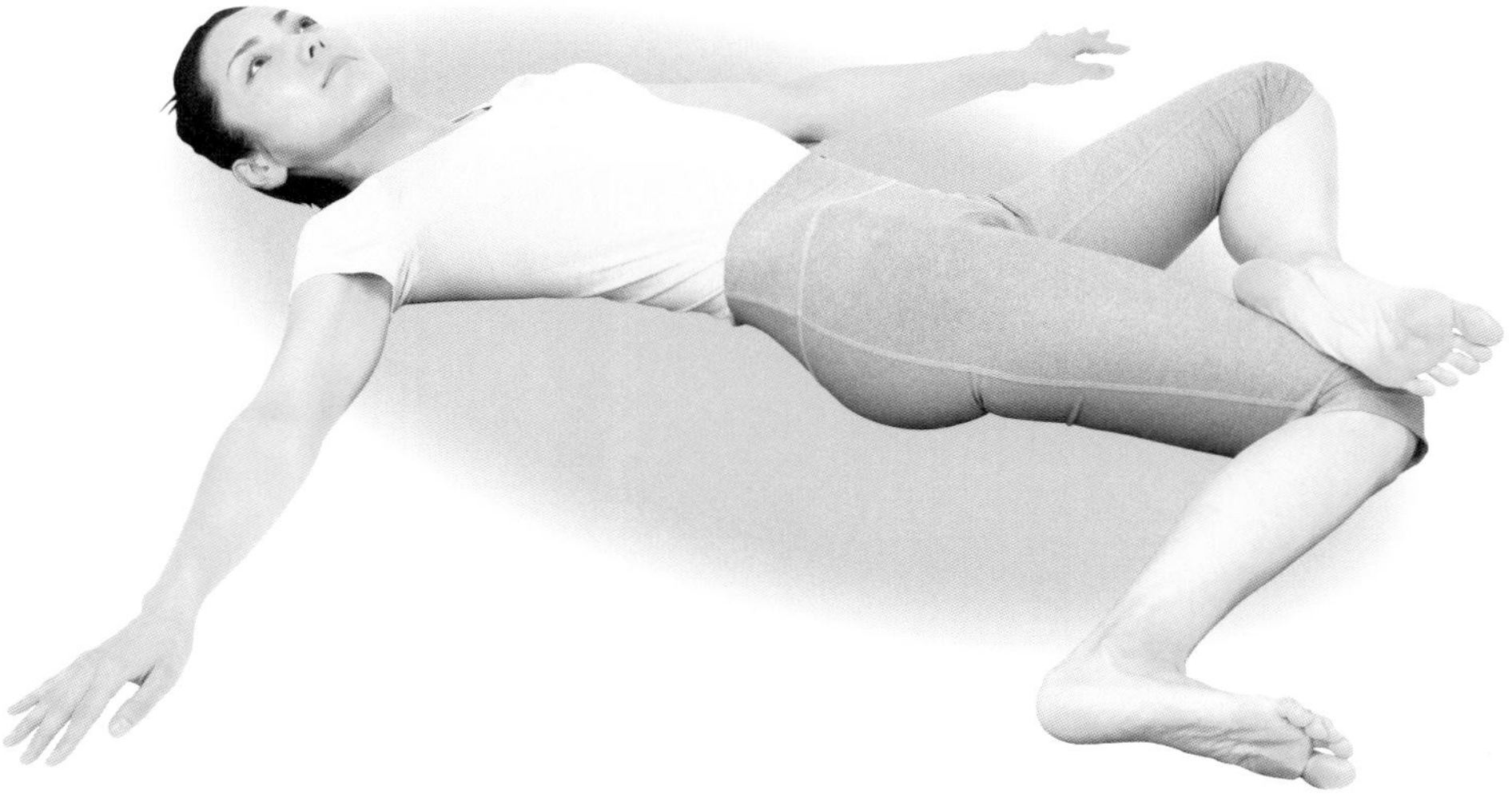

脊柱管狭窄症（せきちゅうかんきょうさくしょう）

腰部の「脊柱管狭窄症」を発症する原因の9割は反り腰タイプのバナナ腰です。骨盤の前傾により腰椎が反りすぎて脊柱管（背骨の中を縦に通っている管）が狭くなり、脊柱管の中を通っている神経が圧迫されることでお尻、太もも、下腿部などに痛みやシビれが生じます。腰椎の一部がズレる腰椎すべり症になって脊柱管が狭くなる場合もあります。椎骨の変形や椎間板（髄《ずい》核《かく》）の突出（ヘルニア）によって脊柱管が狭くなると手術が必要になる場合もありますが、反り腰が原因で神経が圧迫されている場合は、筋肉をほぐすセルフケアで症状を緩和することが可能です。脊柱管狭窄症になるのは高齢層が中心となりますが、最近では40～50代で発症する人も増えています。

上から見た椎骨（腰椎）

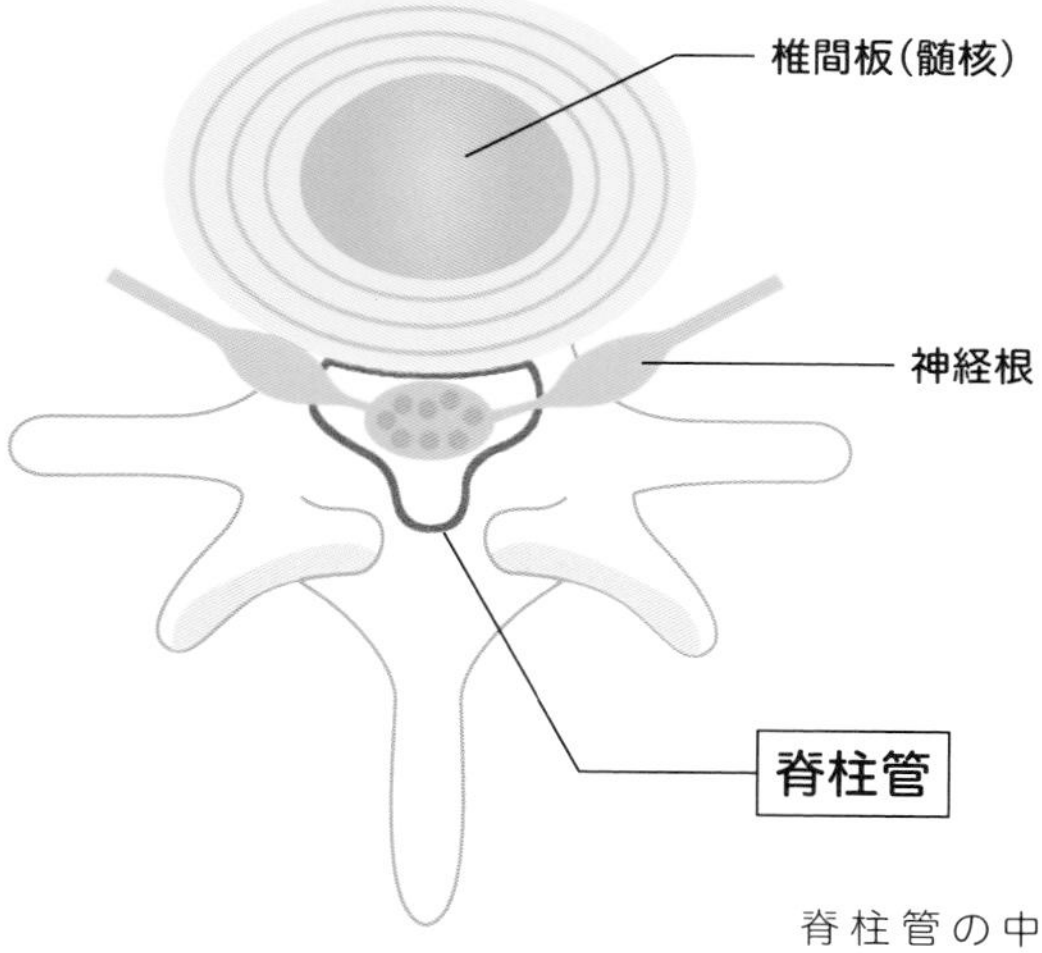
脳から出ている
中枢神経が通る

脊柱管を通る脊髄神経は、腰部で馬尾《ばび》神経とよばれる神経の束になり骨盤の仙骨まで達します。さらに馬尾神経は椎間孔（椎骨と椎骨の間にある空間）を通って神経根が左右に分岐しており、脚の神経とつながっています。馬尾神経が圧迫されるとお尻や両脚にシビれが出る場合が多く、分岐した神経根が圧迫される場合は左右どちらかの脚にシビれが出ます。特にふくらはぎの外側にシビれが出る傾向が見られます。神経根の圧迫は脊柱管ではなく椎間孔が狭くなることで起こりますが、馬尾神経の圧迫と同様に反り腰が主な原因であり、脊柱管狭窄症の症状に含まれます。

脊柱管は腰を反ると狭くなるため、基本的には前かがみになり反っている腰を丸めれば（後弯させれば）症状は和らぎます。立っている時に症状が出やすいのは、座っている時よりも腰椎が反ってしまうため。歩行時に脚がシビれる間歇性《かんけつせい》跛行《はこう》になると、歩き続けることができなくなります。

「反り腰」になると脊柱管が狭くなる

反り腰になると腰椎が反りすぎて脊柱管が狭くなるため、脊柱管の中を通っている馬尾神経の一部が圧迫されて、痛みやシビれが出る。分岐した神経根が圧迫される場合もある。

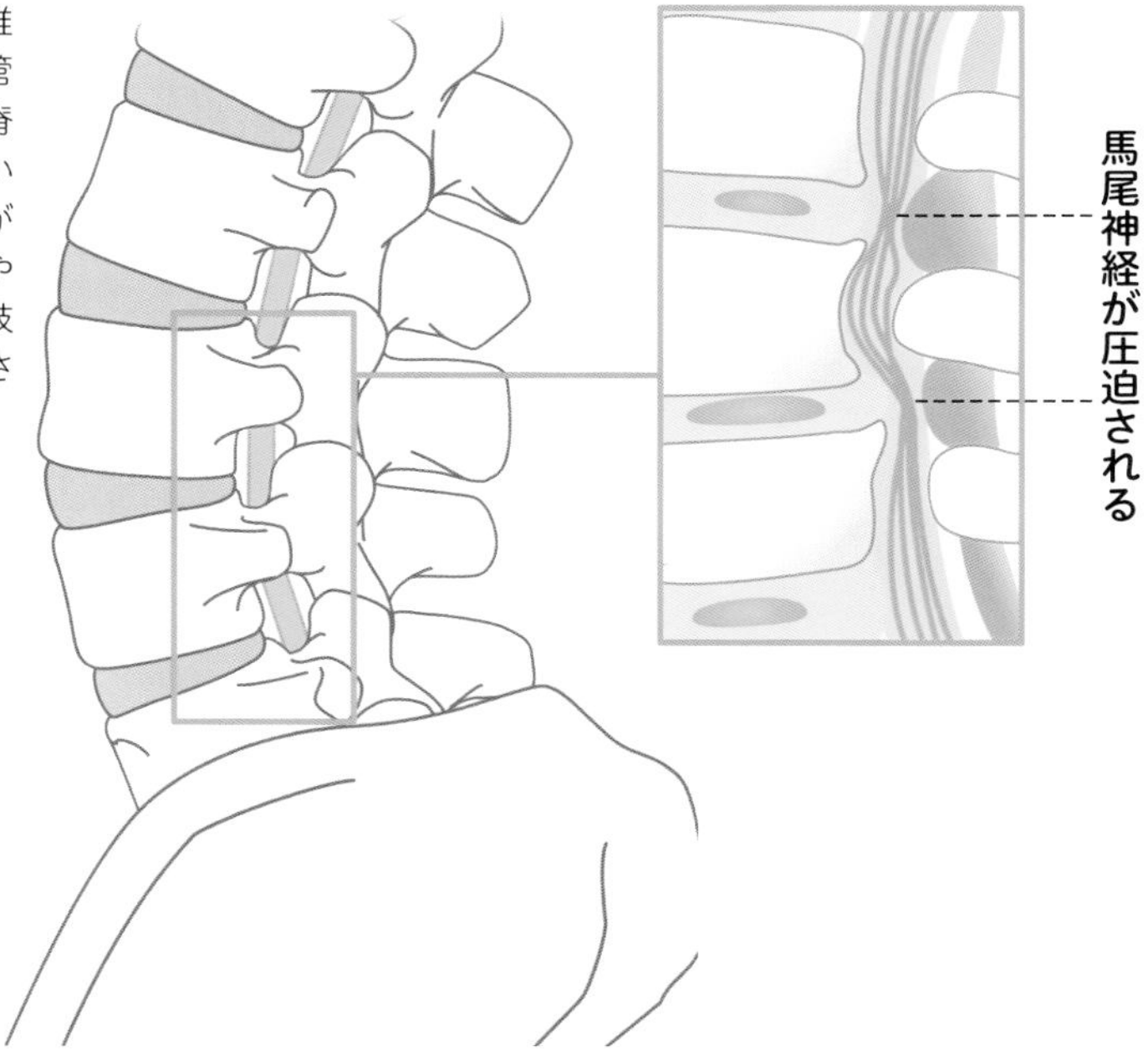

脊柱管狭窄症の改善セルフケア❶

腰丸めエクササイズ

反っている腰を丸めて狭くなった脊柱管を広げる

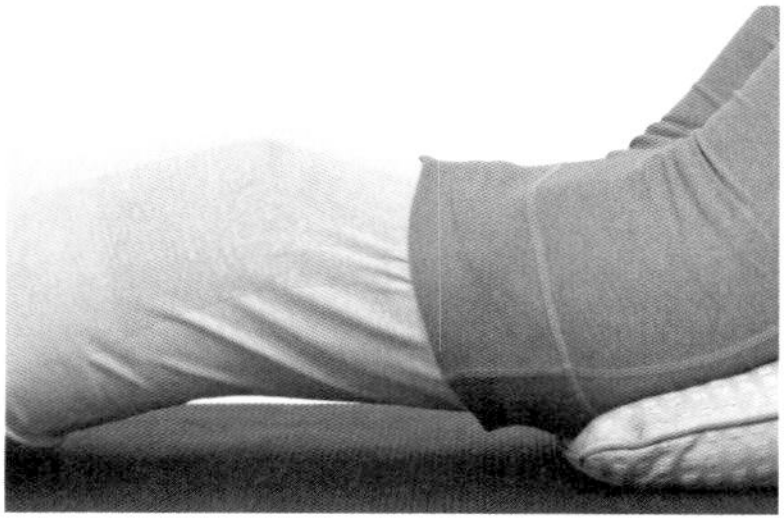

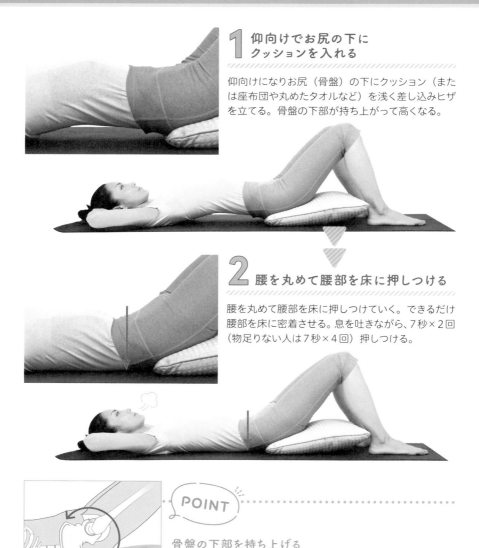

1 仰向けでお尻の下にクッションを入れる

仰向けになりお尻（骨盤）の下にクッション（または座布団や丸めたタオルなど）を浅く差し込みヒザを立てる。骨盤の下部が持ち上がって高くなる。

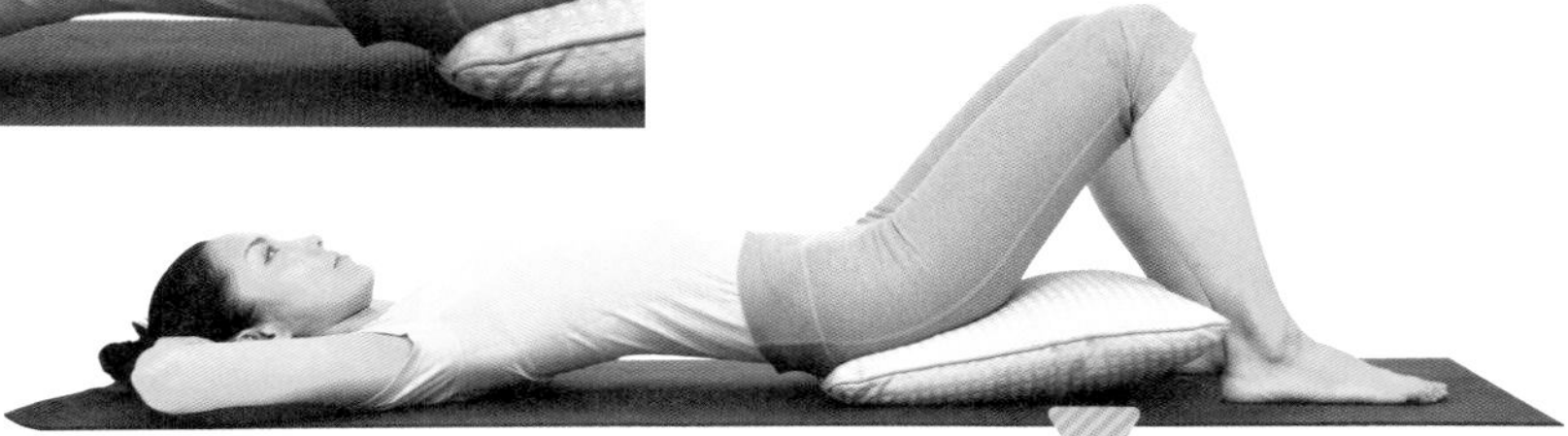

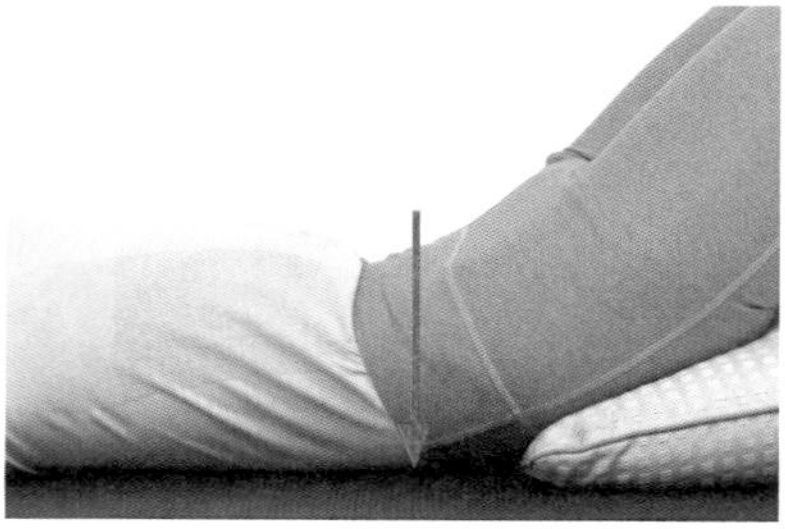

2 腰を丸めて腰部を床に押しつける

腰を丸めて腰部を床に押しつけていく。できるだけ腰部を床に密着させる。息を吐きながら、7秒×2回（物足りない人は7秒×4回）押しつける。

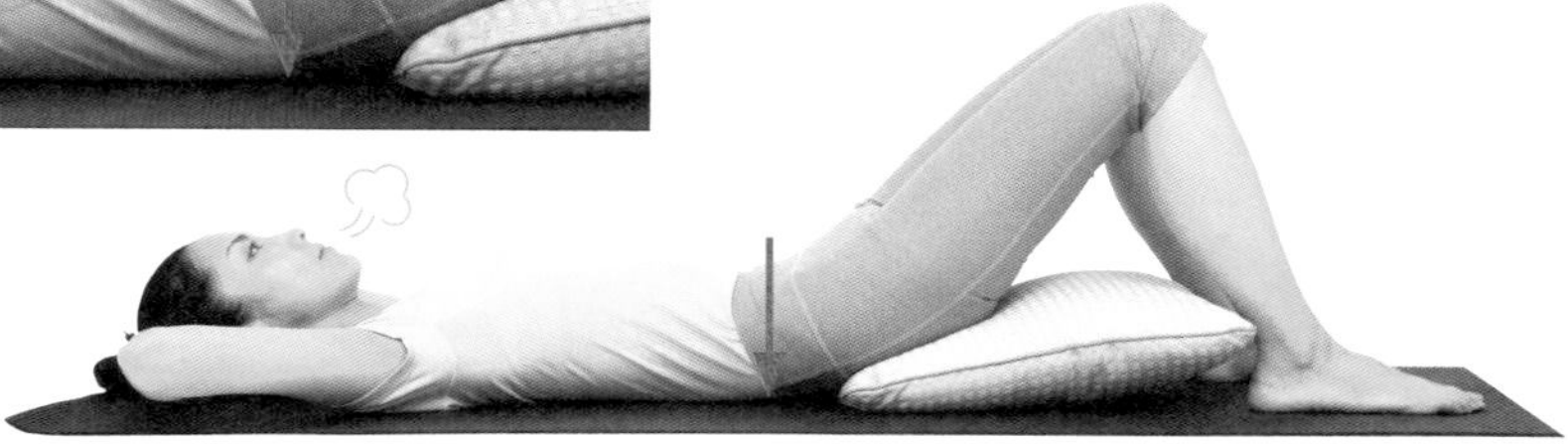

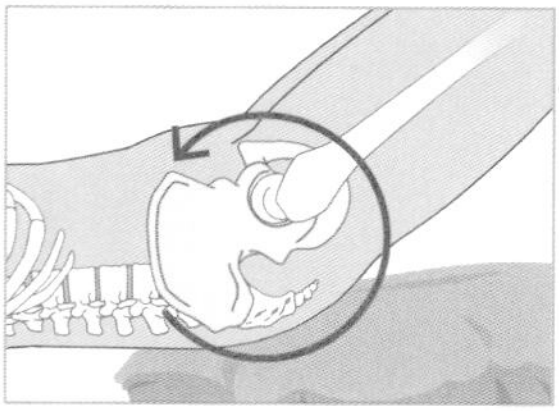

POINT

骨盤の下部を持ち上げる

クッションなどで骨盤の下部を持ち上げると骨盤が後傾しやすい状態になるため、反り腰の人でも腰を丸める動きがイメージできる。

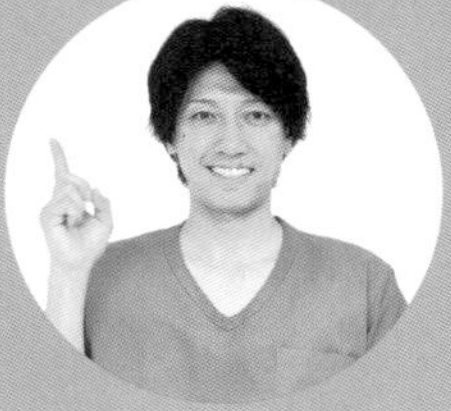

腰部の脊柱管は腰を反ると狭くなり圧力がかかる構造になっています。脊柱管狭窄症の症状を緩和するには、反りすぎている腰を丸めて脊柱管を広げることが重要。腰を丸めることで過度に前傾した骨盤も後傾します。

レベルアップ編 寝たまま腰を自力で丸める

クッションなどを使用しないレベルアップ編。
骨盤下部を持ち上げないため腰を丸めにくい。
腰を丸めて腰部を床に押しるける動きは同じ。

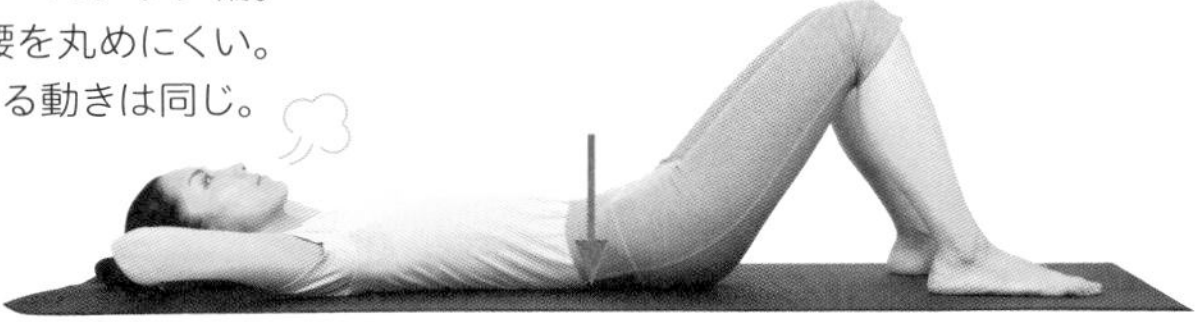

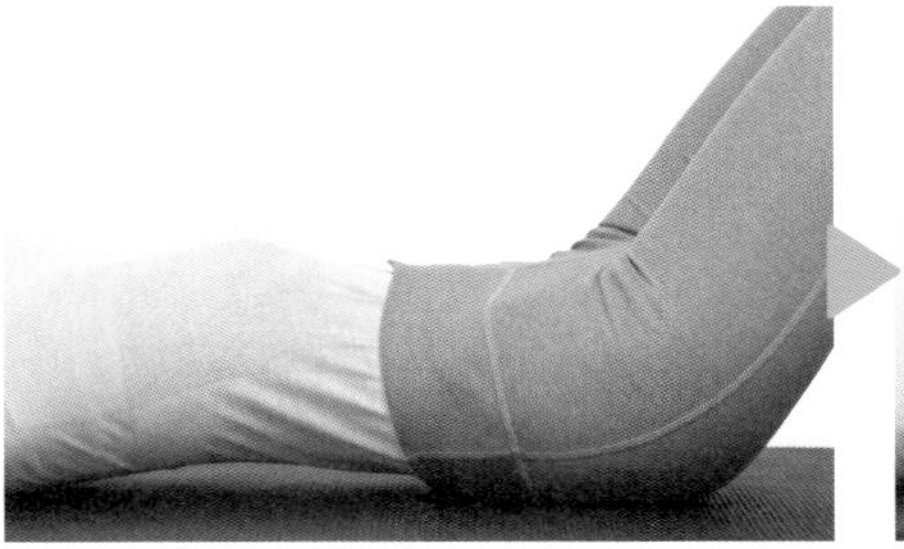

仰向けに寝てヒザを立てる。ヒザを立てることによって骨盤が後傾しやすくなる。

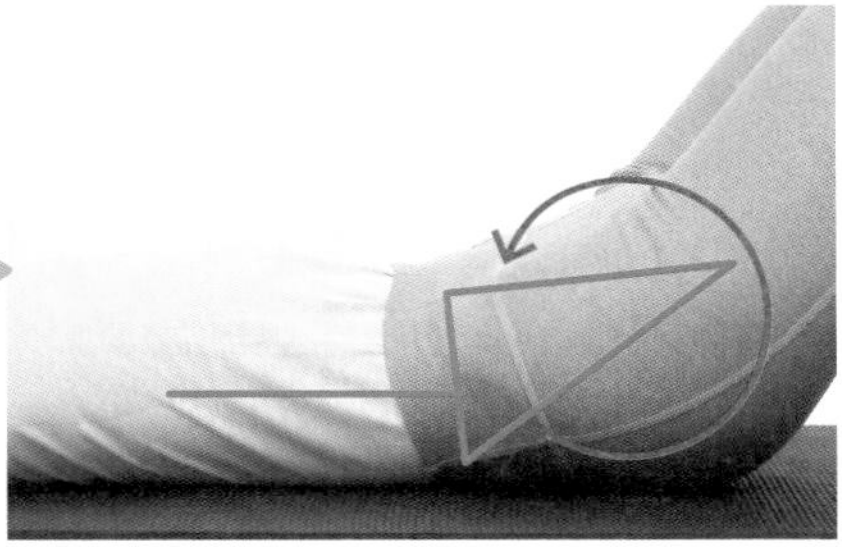

息を吐きながら腰を丸めて腰部を押しつける。
7秒×2回（物足りない人は4回）行う。

バリエーション

ゆりカゴエクササイズ

「腰方形筋のソフトストレッチ」（→P.56）の体勢のまま、ゆりカゴのように体を揺らしていくエクササイズ。腰を丸める動きを応用して滑らかに揺れる。頭とお尻を交互に持ち上げながら15秒間（物足りない人は30秒間）揺れる。

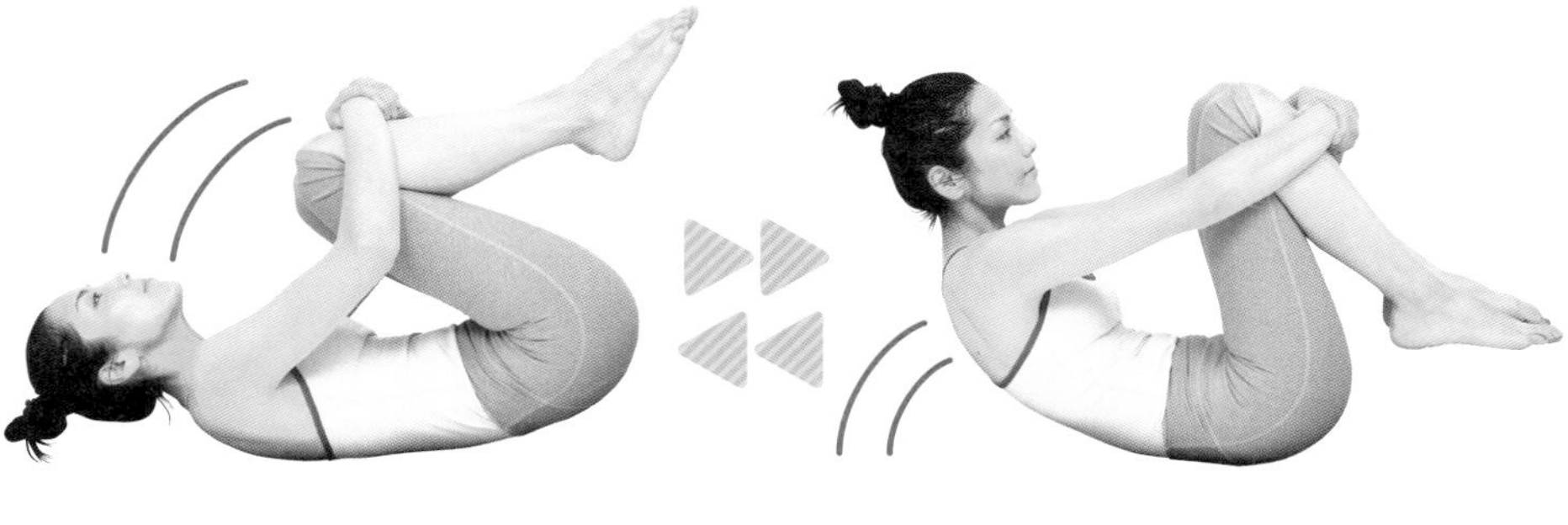

脊柱管狭窄症の改善セルフケア❷

カエル足骨盤まわし

カエル足のまま骨盤を後傾させて脊柱管を広げる

1 足裏を合わせて イスに乗せる

仰向けになり、脚を開いて左右の足裏を合わせる（カエル足にする）。両手を広げて床につき上体を安定させる。そこから足をイスに乗せる。イスは足を乗せても腰が浮かない位置におく。

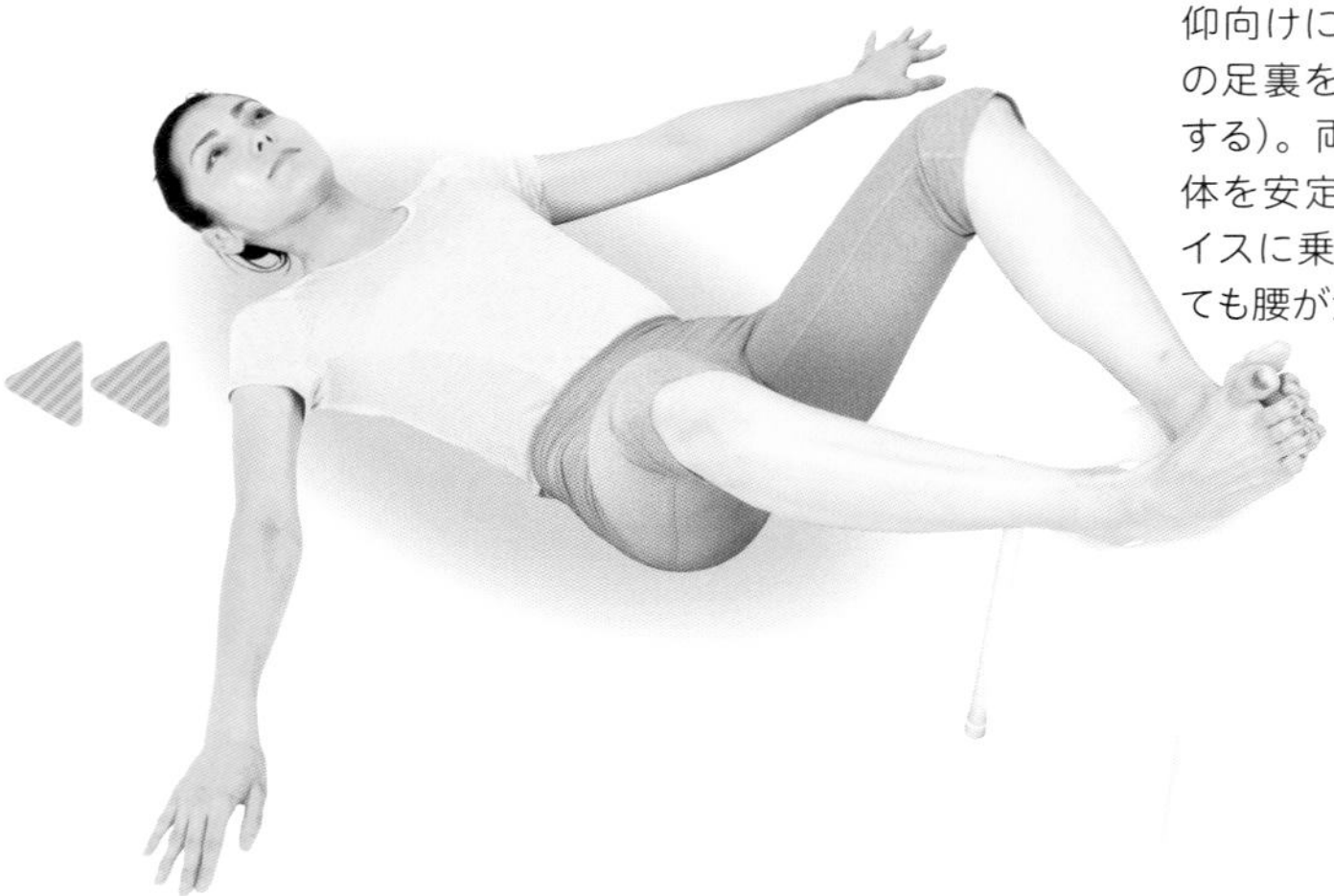

横から見たフォーム

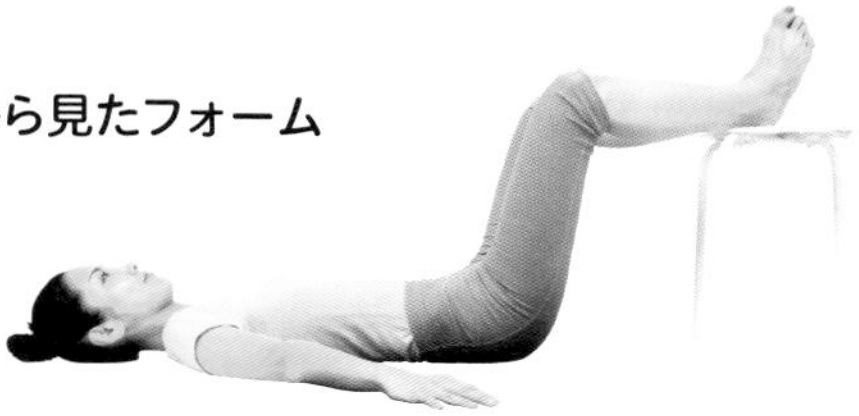

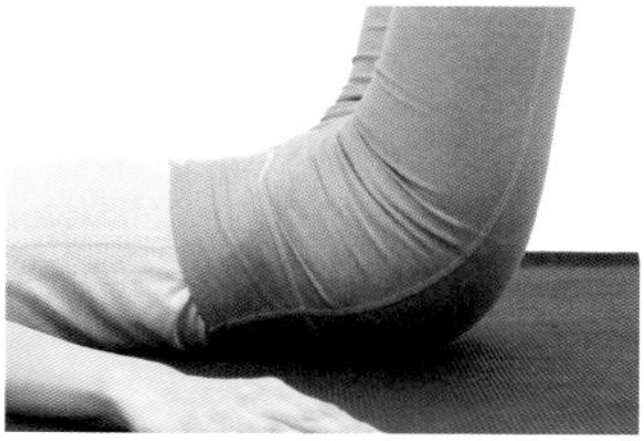

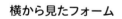

POINT

腰が丸まるカエル足

太もも内側の内転筋群が硬い人は股関節が閉じて骨盤が前傾するため反り腰になる。足裏を合わせるカエル足の体勢は股関節が開いた状態になるため、腰を丸めやすく反り腰の改善につながる。

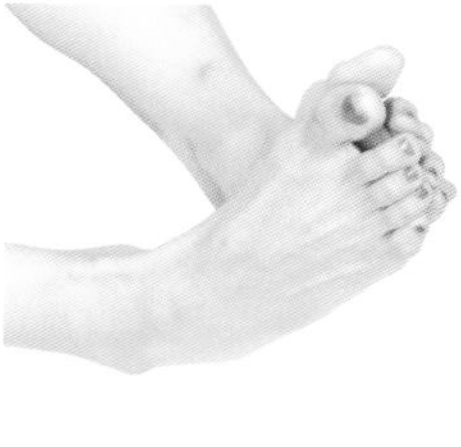

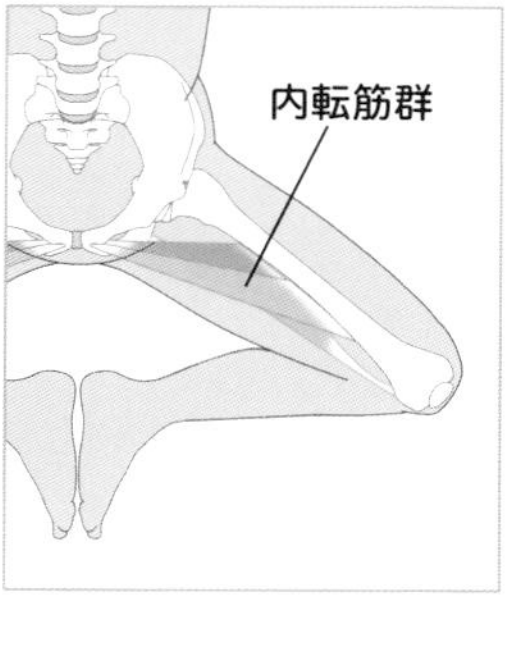

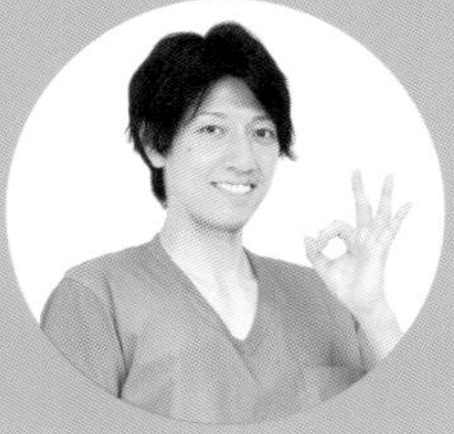

股関節を閉じて内股になると、骨盤は前傾する構造になっています。逆に股関節を開くカエル足の体勢では股関節が開いて骨盤は後傾する。反りすぎた腰も丸めやすくなり、狭くなっていた脊柱管が広がります。

2 カエル足のまま骨盤を後傾する

足裏を合わせたまま骨盤をまわして後傾させる。恥骨を上げて腰部を床に押しつける意識で骨盤をまわす。骨盤を後傾させる感覚を覚えるとともに骨盤まわりの筋肉をほぐしていく。骨盤の後傾は10回を目安に行う。

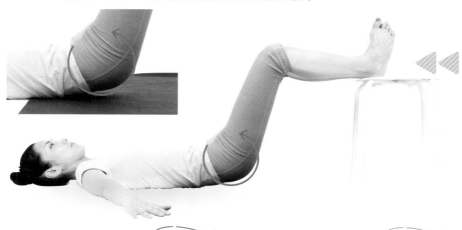

NG お尻を持ち上げる

お尻が持ち上がると骨盤をまわす動きではなく、骨盤を持ち上げる動きになるのでNG。カエル足の体勢や足先を高く上げた体勢では、骨盤が後傾しやすいので、骨盤をまわす動きを意識しよう。

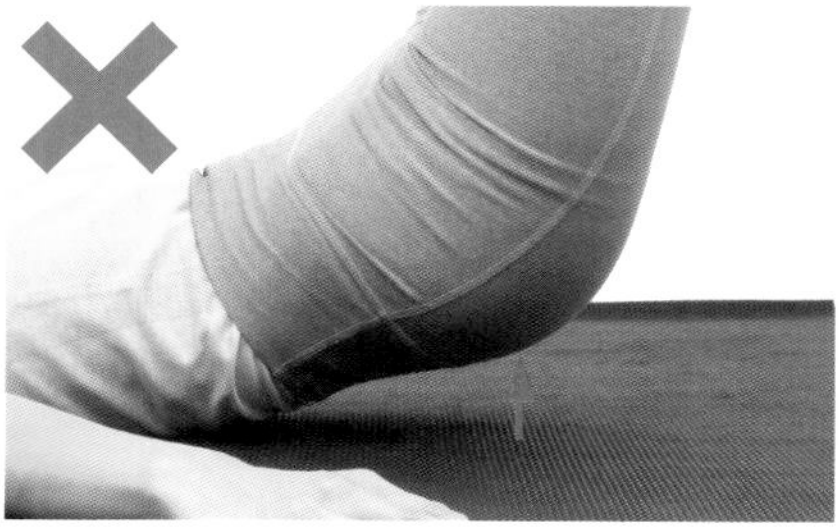

POINT 腰部を床に押し付ける

上体を固定して骨盤だけを動かしていく。「腰丸めエクササイズ」（→P.94）と同じように腰部を床に押しつける意識で動くと腰が丸まって骨盤が後傾する感覚をつかめる。

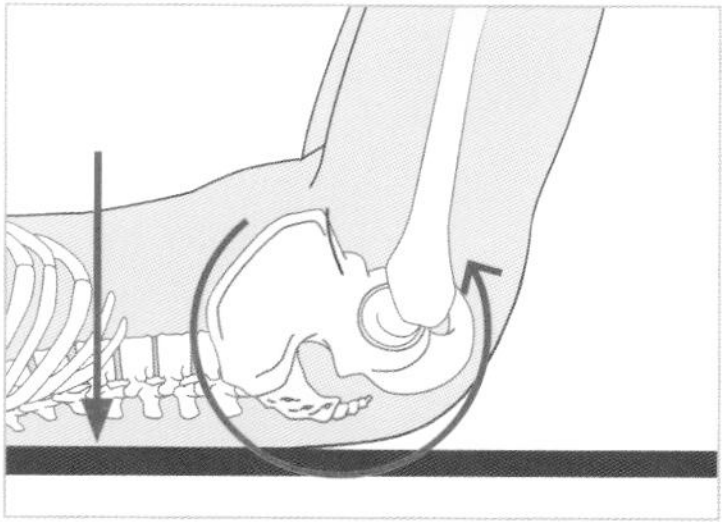

脊柱管狭窄症の改善セルフケア❸

カエル足トレーニング

腰を反らずに股関節まわりの筋肉を鍛える

足を前後に動かして鍛える

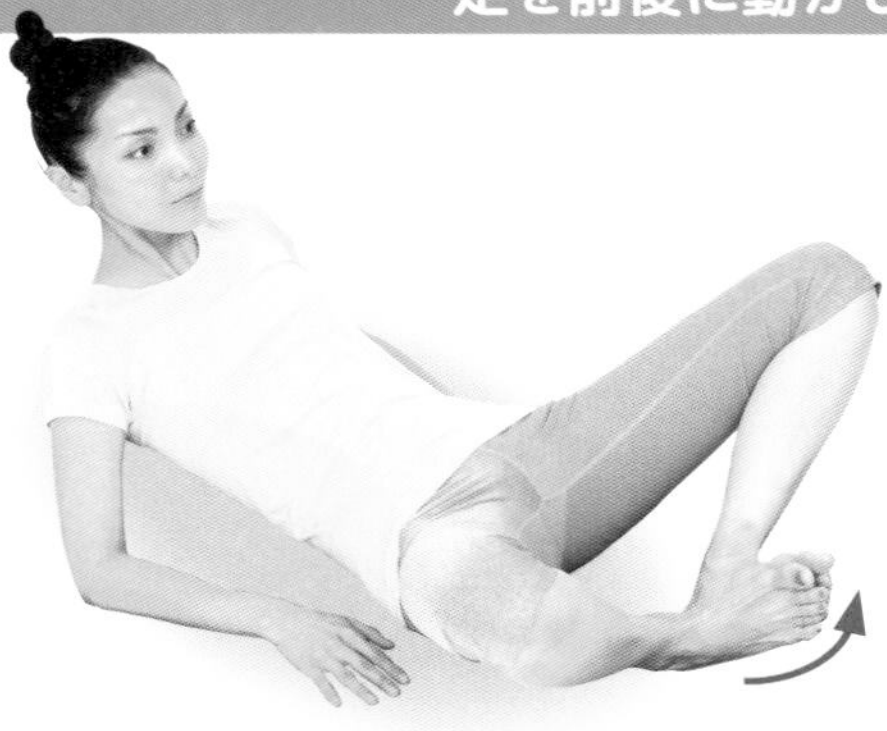

1 仰向けに寝て足裏を合わせる

仰向けになり両腕のヒジをついて上体を少し起こす。そこから脚を開いて左右の足裏を合わせる（カエル足にする）。足首を起こしつま先を天井方向に向ける。

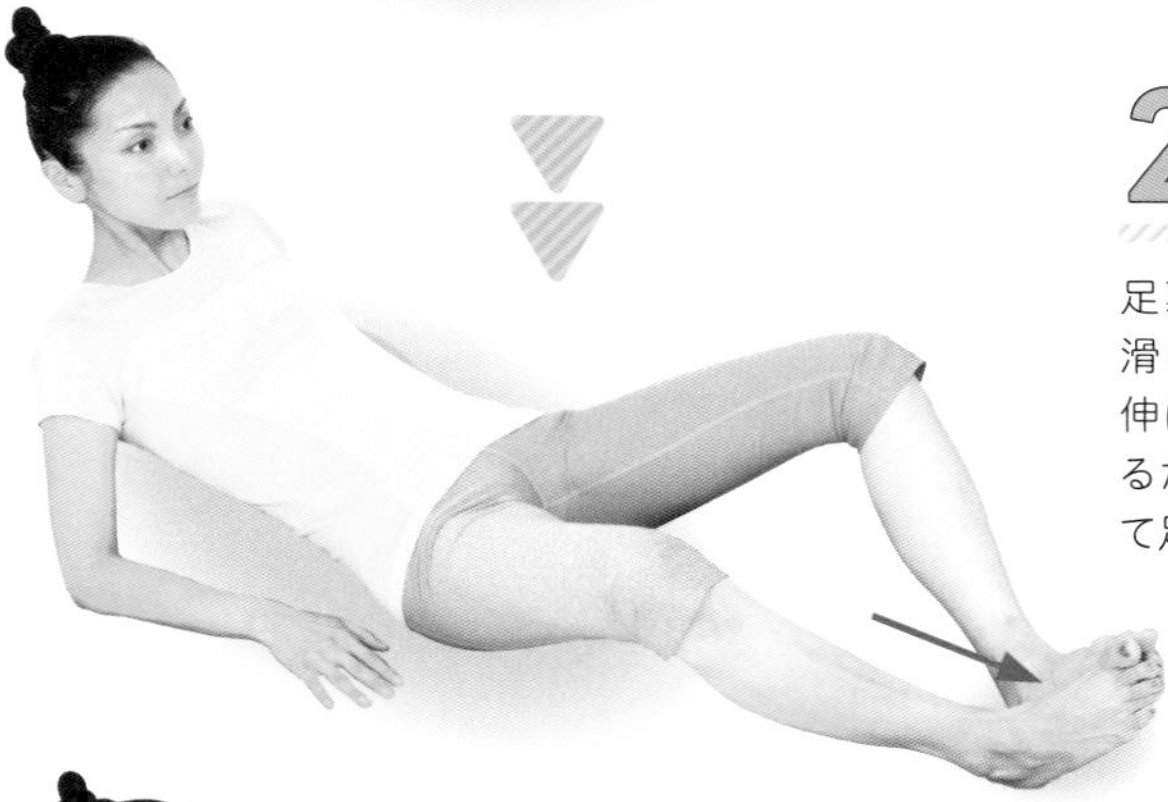

2 足裏を合わせたまま脚を前方に伸ばす

足裏を合わせたまま、カカトを滑らせるようにして脚を前方に伸ばす。脚を伸ばした時もできるだけ足裏が離れないようにして足先を天井方向に向ける。

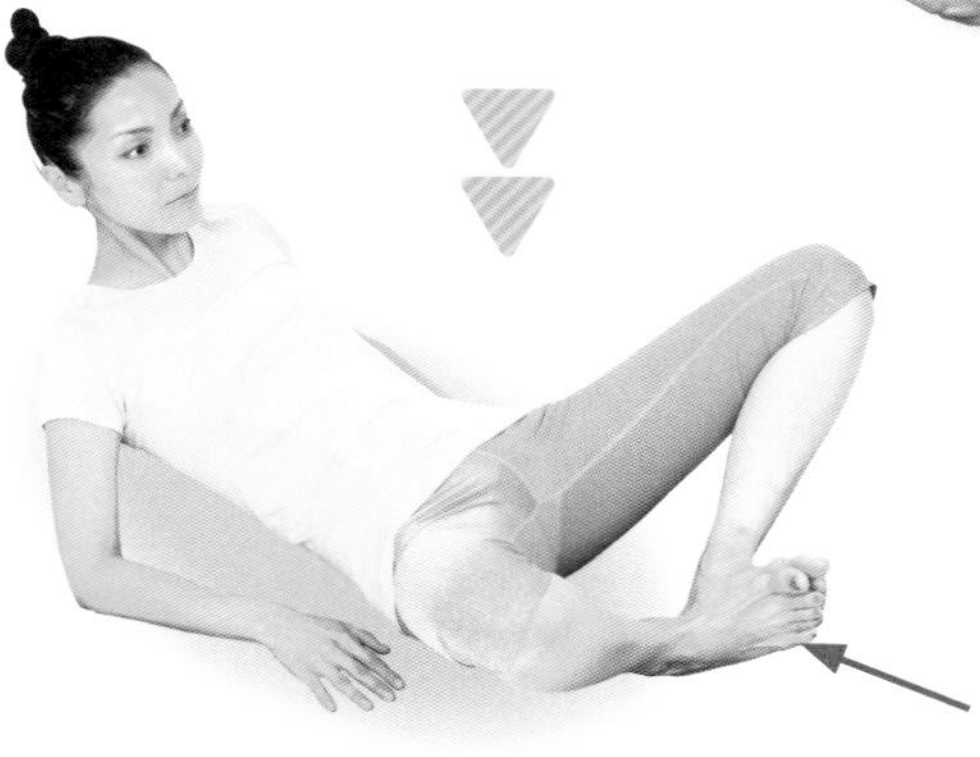

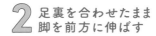

3 足裏を合わせたまま足先を引き寄せる

足裏を合わせたまま脚を曲げて足先を引きつけ1の体勢に戻る。30秒間を目安にカエル足のまま、脚を繰り返し曲げ伸ばしする。

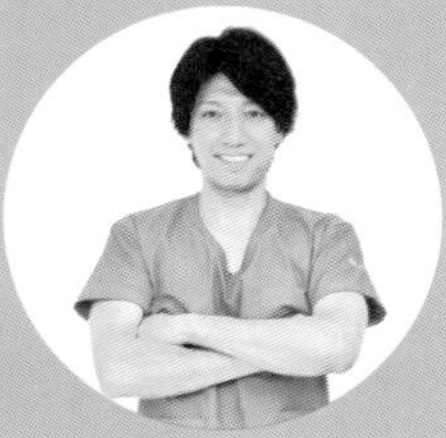

カエル足の体勢で股関節を動かすトレーニングです。
腰を丸めて脊柱管を広げ、シビれを緩和した状態で、
骨盤のゆがみに関係する股関節の筋肉を強化できます。
この2種目は坐骨神経痛の改善にも効果があります。

足を上下に動かして鍛える

1 仰向けに寝て 足裏を合わせる

仰向けになり両腕のヒジをついて上体を少し起こす。そこから脚を開いて左右の足裏を合わせ（カエル足にして）、足首を起こしてつま先を天井に向ける。ヒザの角度は90度前後にする。

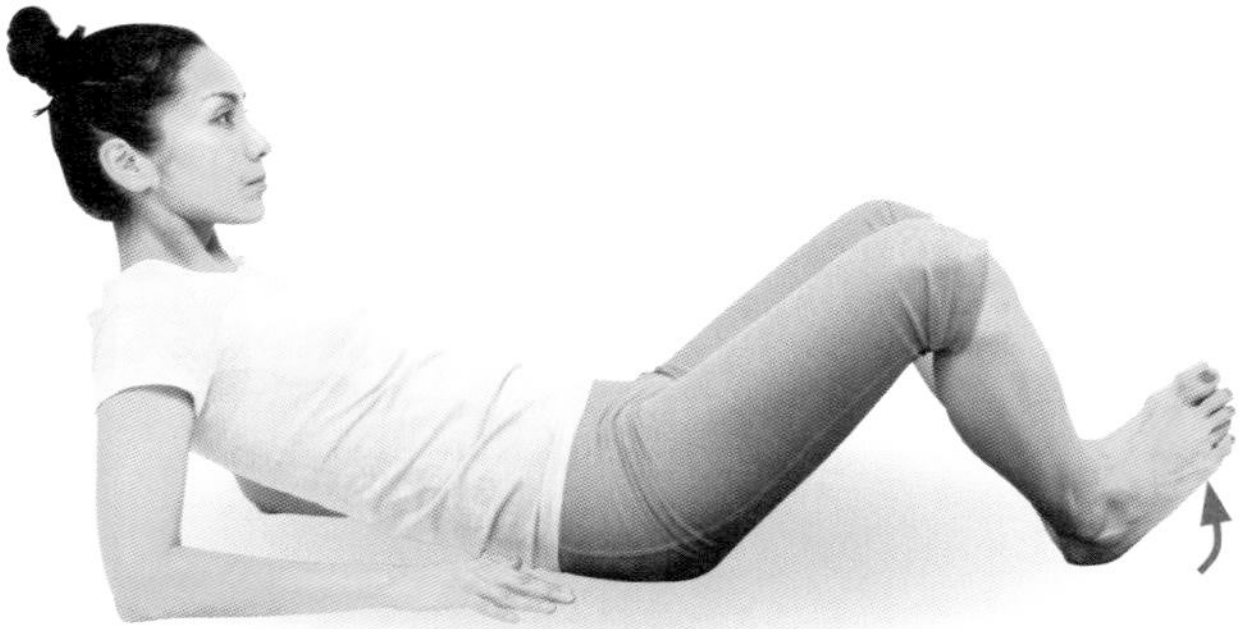

2 足裏を合わせたまま 足先を持ち上げる

足裏を合わせたまま足先を上方へ持ち上げる。ヒザを90度前後に曲げたまま頭の高さまで足先を上げていく。そこから足先を下ろして1の体勢に戻る。30秒間を目安に、足先をテンポよく繰り返し上げ下ろしする。

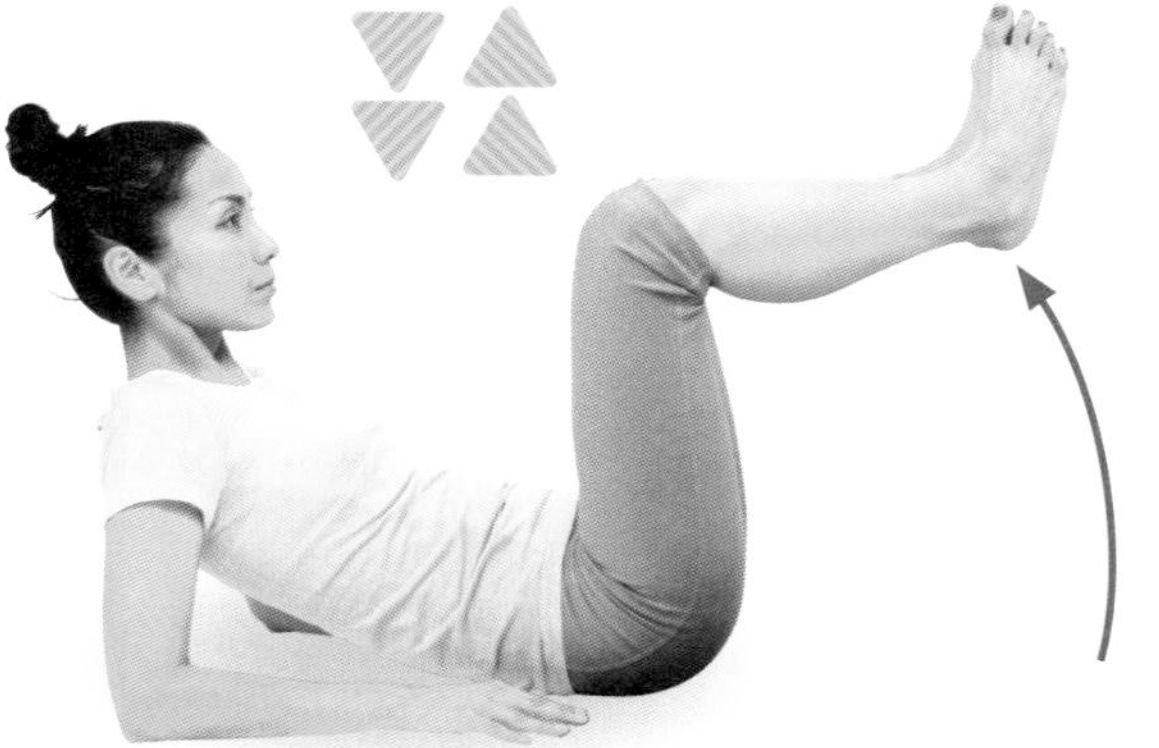

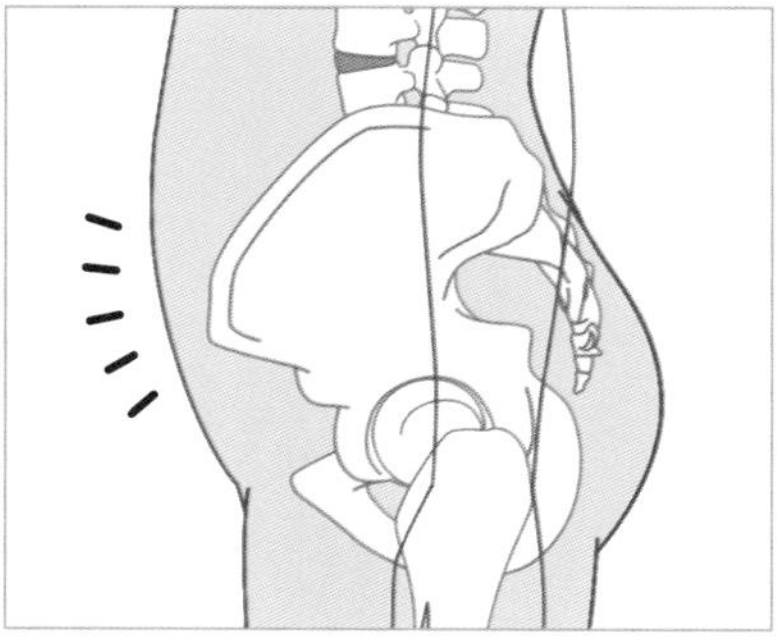

メリット

ぽっこりお腹も解消！

カエル足トレーニングでは太もも裏の内側にあるハムストリングが鍛えられる。ハムストリングが機能して骨盤が後傾しやすくなり、ぽっこりお腹も解消される。

脊柱管狭窄症の改善セルフケア❹

腓《ひ》骨《こつ》筋《きん》のツボ押しマッサージ

スネの外側にある筋肉を上から下まで押しほぐす

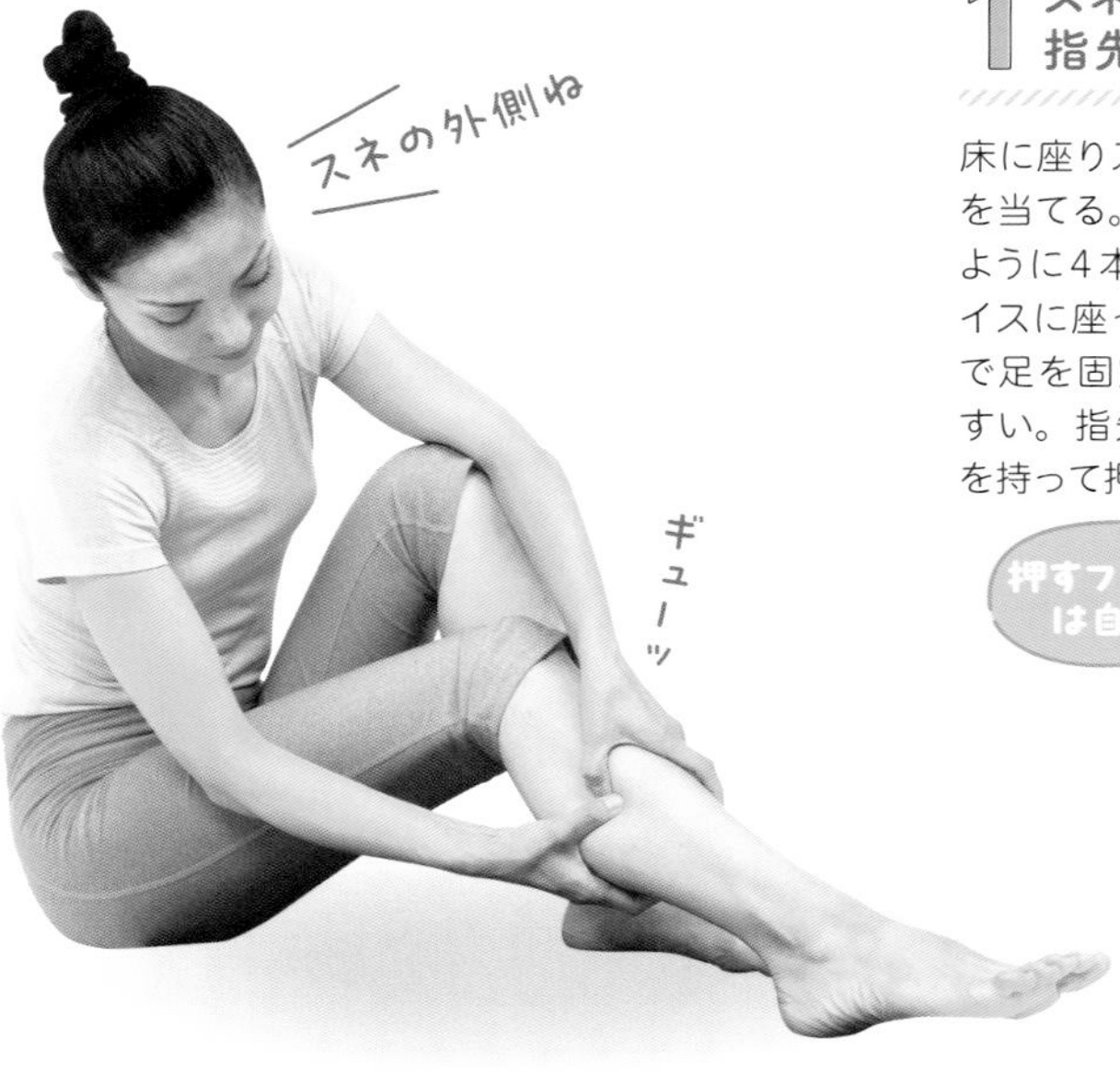

1 スネの外側に指先を当てる

床に座りスネの外側に両手の親指を当てる。親指ではなく下写真のように4本指で押す方法でもよい。イスに座って行う場合は脚を組んで足を固定するとマッサージしやすい。指先ではなくテニスボールを持って押し当てる方法もある。

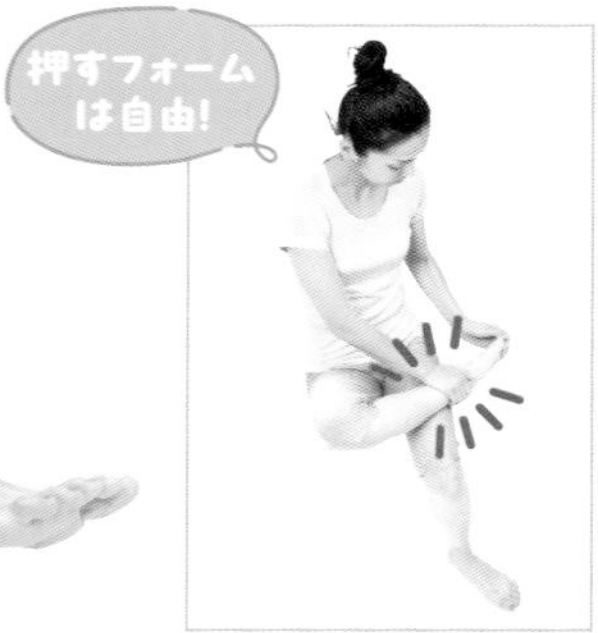

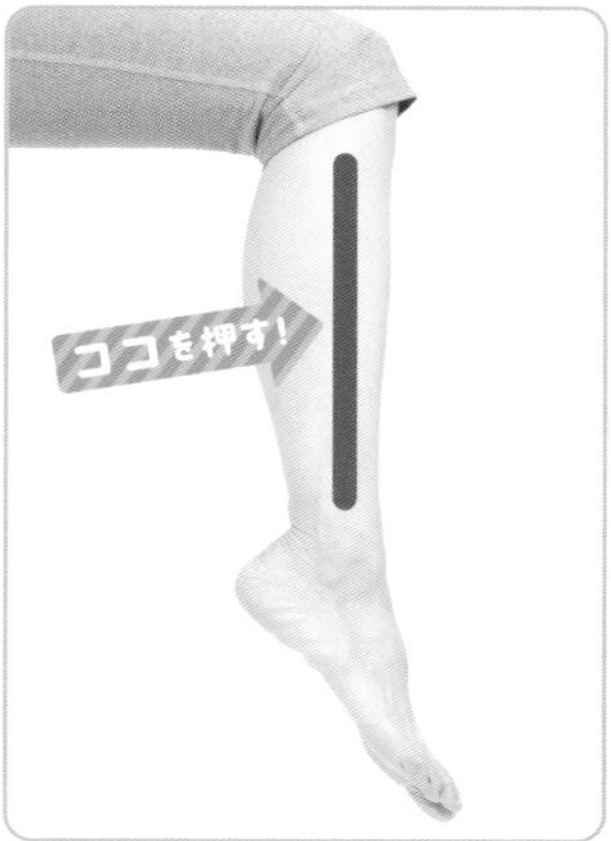

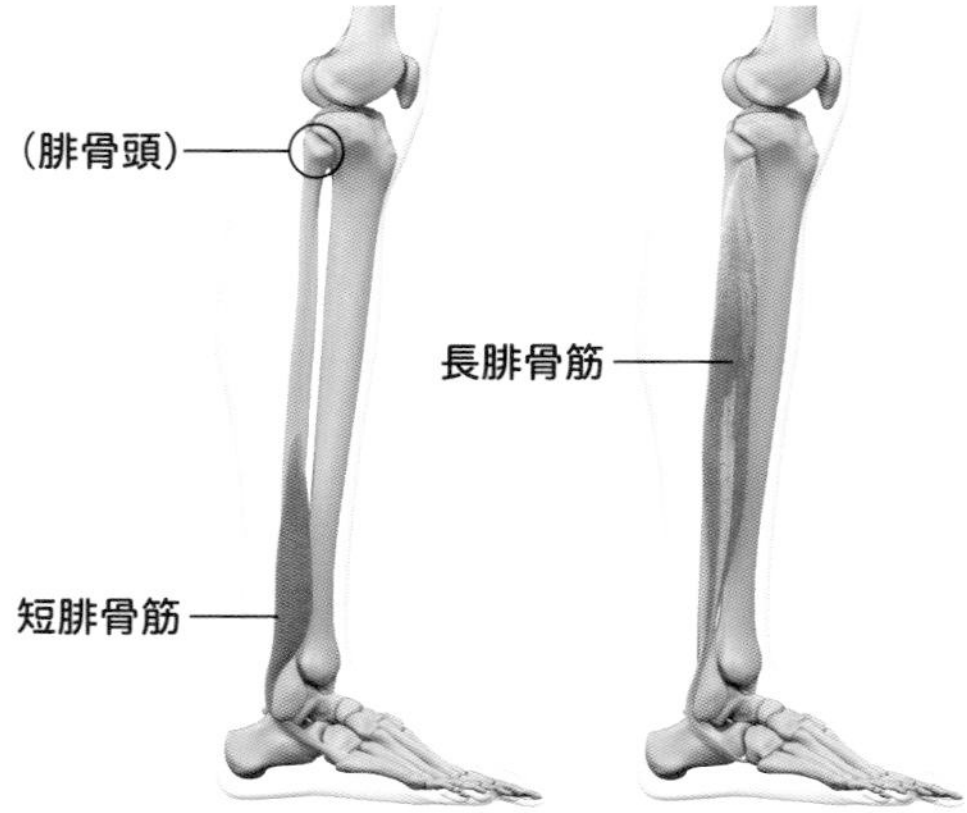

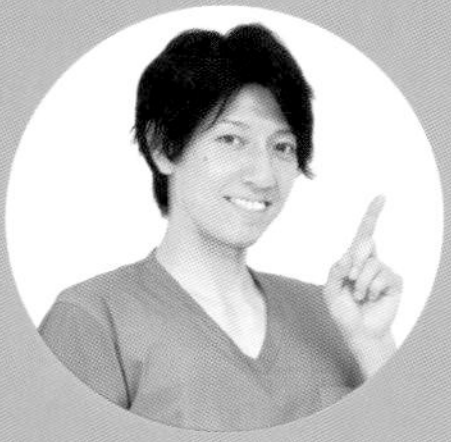

脊柱管狭窄症の人は足首が硬くて姿勢や歩き方が悪くなっています。スネの外側にある腓骨筋をほぐすと、足首の可動域が広がり体のバランスが整えられます。腓骨筋とつながる大腿筋膜張筋も二次的にほぐれます。

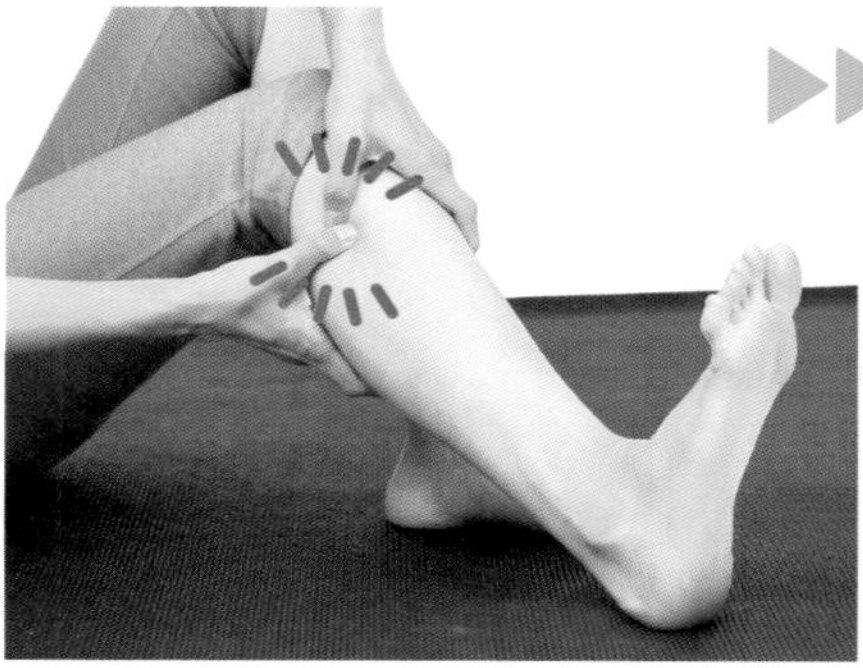

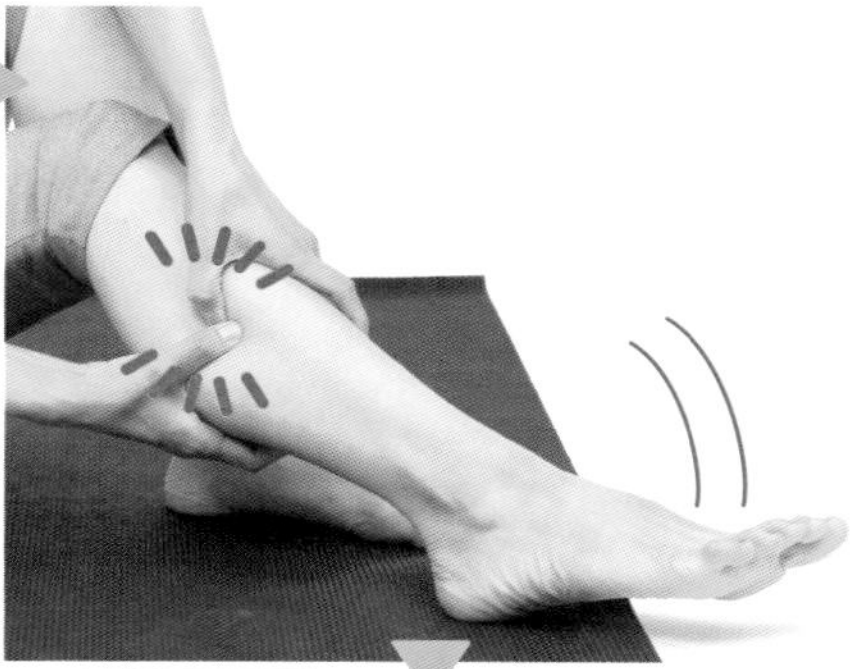

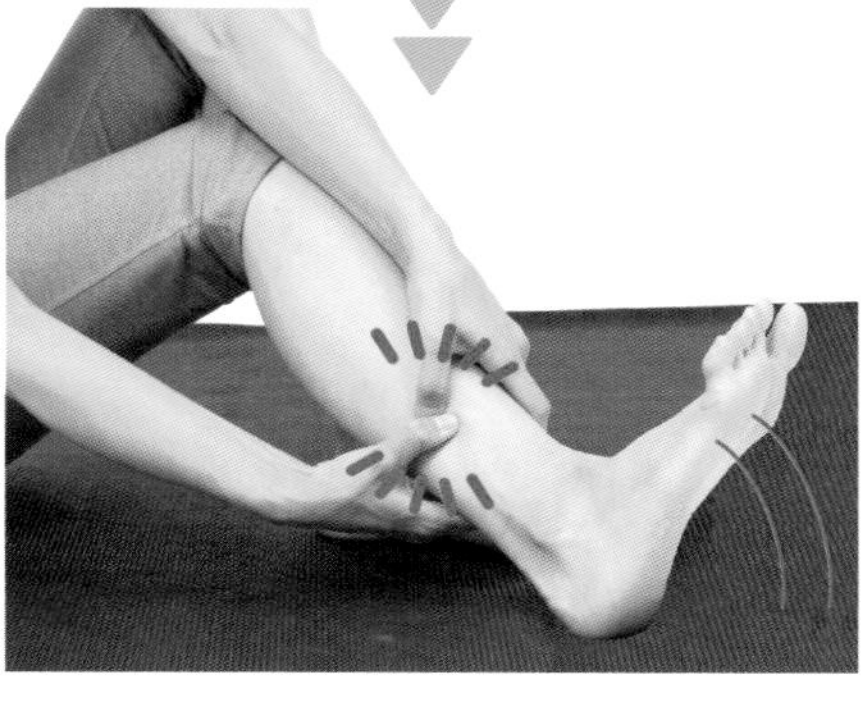

2 スネの外側を上から下まで押す

足首を動かし、つま先を上下に振りながらスネの外側部分を上から下まで押していく。スネの外側にある筋肉の丸みの頂点をたどって押せばよい。ヒザ下の外側にある骨の出っぱり（腓骨頭）から下に向かって伸びている筋肉が腓骨筋（長腓骨筋）になる。

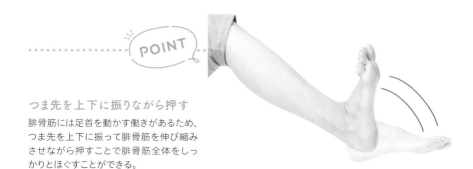

POINT

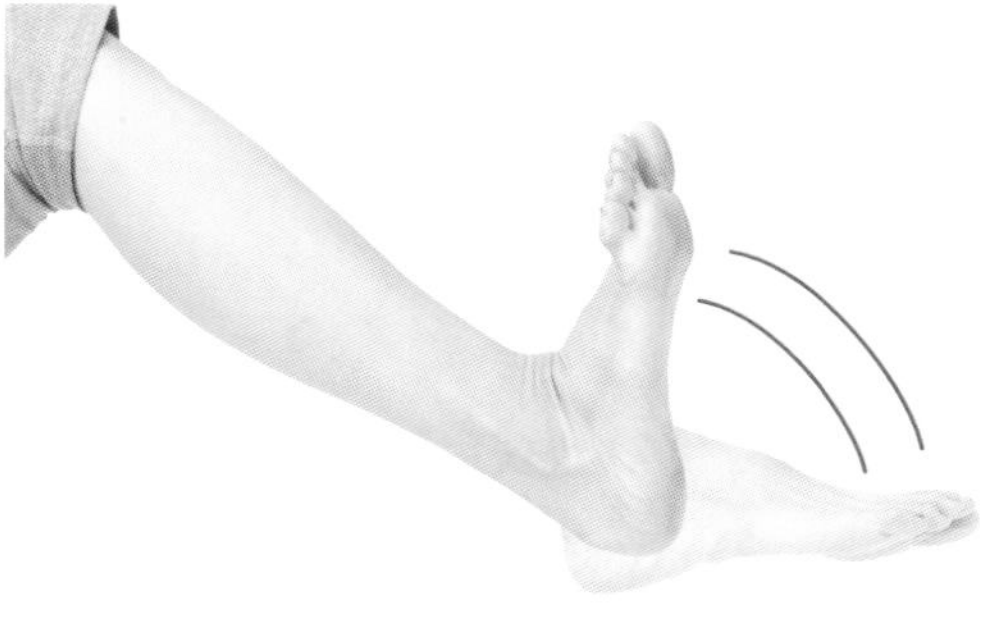

つま先を上下に振りながら押す

腓骨筋には足首を動かす働きがあるため、つま先を上下に振って腓骨筋を伸び縮みさせながら押すことで腓骨筋全体をしっかりとほぐすことができる。

坐骨神経痛（ざこつしんけいつう）

「坐骨神経痛」は名称通り、坐骨神経が圧迫されてお尻や脚にシビれが出る神経痛です。坐骨神経とは腰部から足裏まで続く末梢神経のひとつ。人体で最も太い末梢神経であり、途中で総腓骨《そうひこつ》神経と脛骨神経に分岐し、それぞれ足裏まで伸びています。神経が圧迫される場所によってお尻、太もも裏、ヒザの裏、ふくらはぎなどシビれが出る部位も異なります。ほとんどの場合、左右どちらかの脚だけに症状が出ますが、両脚にシビれが出ることもあります。発症する原因としては、脊柱管狭窄症や腰椎椎間板ヘルニアによって引き起こされる坐骨神経痛が多いのも特徴です。

　坐骨神経痛はお尻の筋肉の硬くなることでも発症します。長時間座っていると坐骨神経痛の症状

デスクワークなどでイスに長時間座っていると、体重でお尻の筋肉が押し潰されてしまうため血行が悪くなって硬くなる。

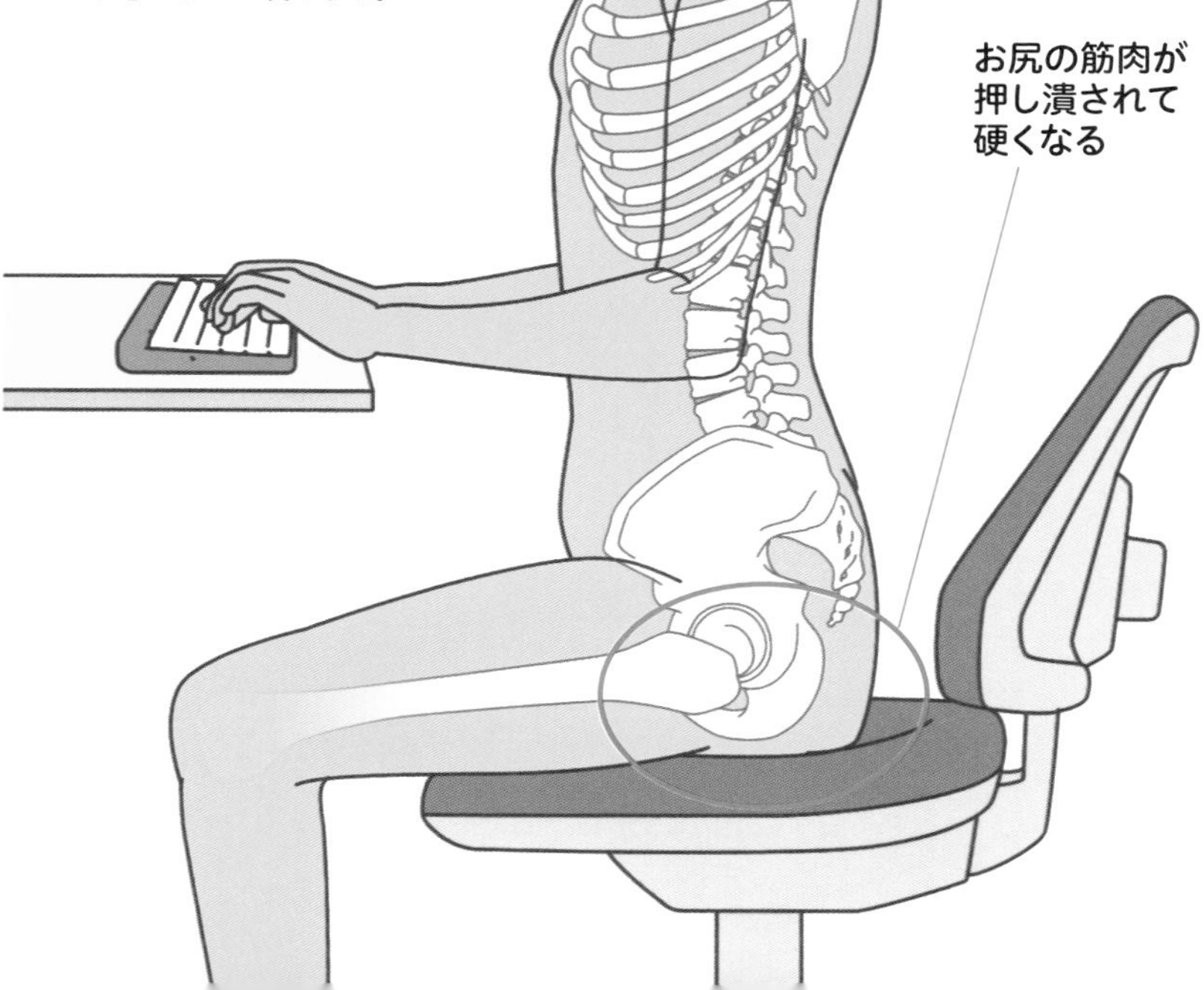

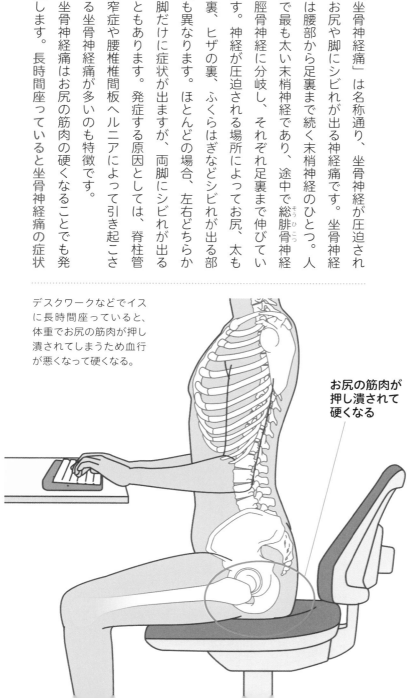

が出やすいのは、座って押し潰されていたお尻の筋肉が硬くなるため。お尻の深部にある梨状筋《りじょうきん》という筋肉が坐骨神経を圧迫している状態を梨状筋症候群とよびます。梨状筋は大きい筋肉ではありませんが、坐骨神経が梨状筋の裏側や筋肉内を通過しているため、この筋肉が硬くなると坐骨神経は圧迫されやすくなります。

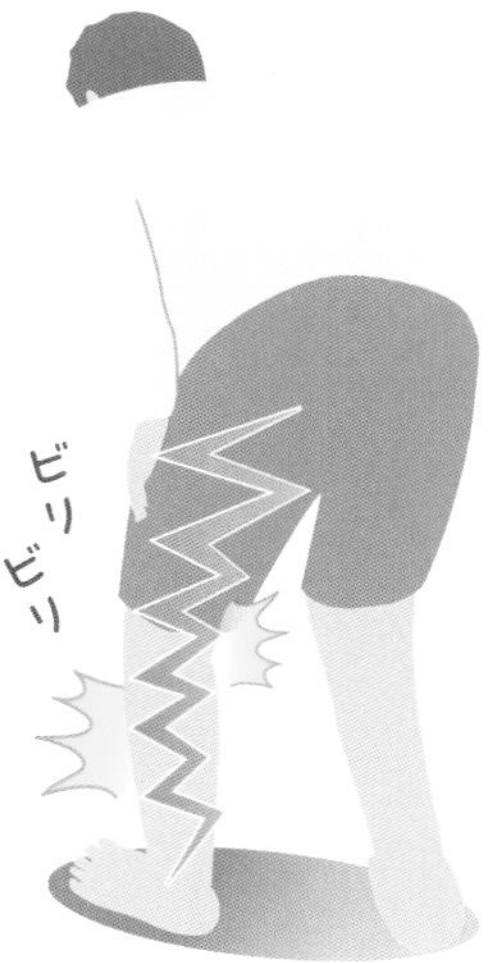

坐骨神経痛の症状が出るのは坐骨神経が通っているお尻から脚の裏側にかけて。ほとんどの場合は、左右どちらかの脚やお尻だけにビリビリとしたシビれやつっぱり感が出る。

坐骨神経を圧迫しやすい梨状筋

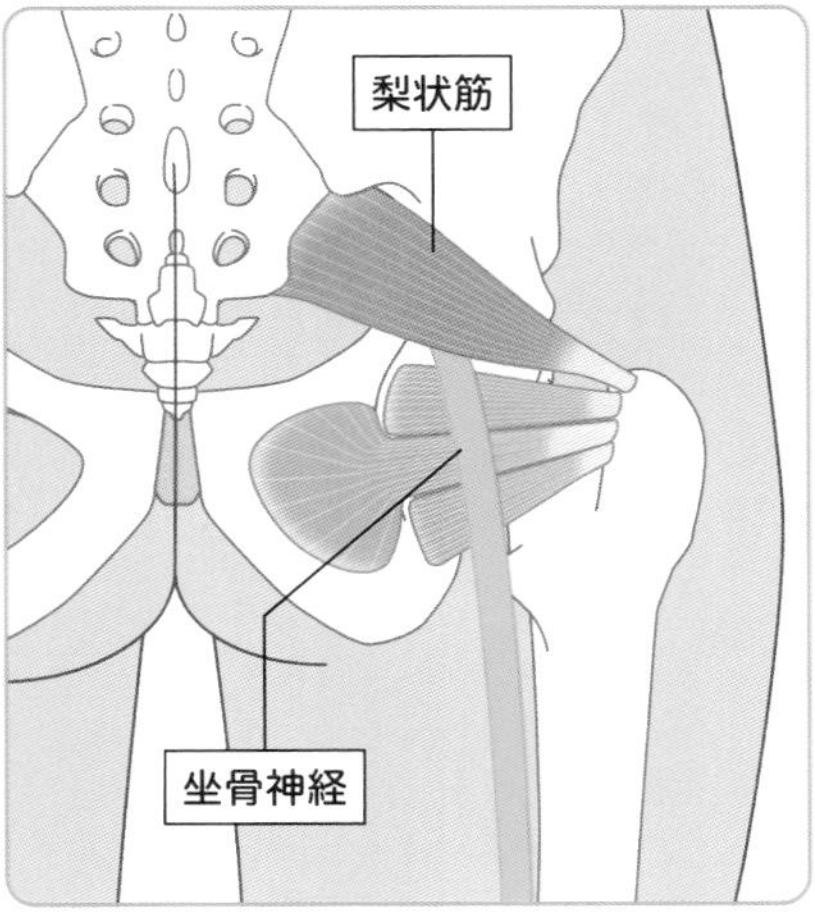

梨状筋の裏を通る

ほとんどの人は坐骨神経がお尻の深部にある梨状筋の裏側を通っている。梨状筋が硬くなると筋肉の裏（奥）を通っている坐骨神経が圧迫されるためお尻や脚にシビれが出る。

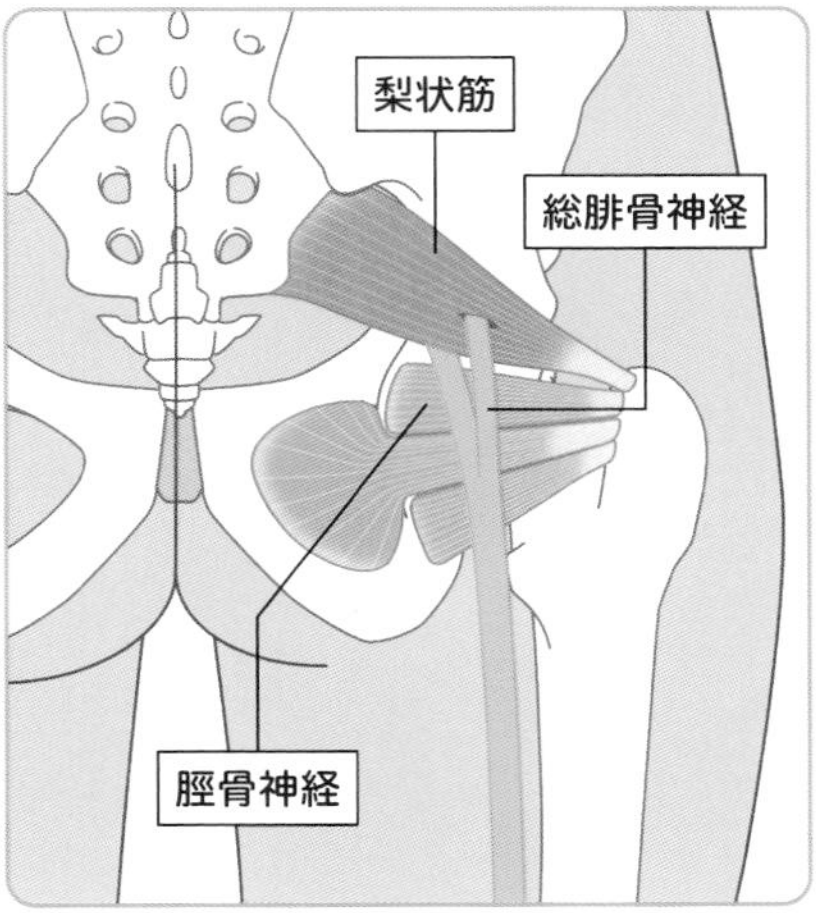

梨状筋を貫通する

坐骨神経のうち、総腓骨神経だけが梨状筋を貫通している人もいる。梨状筋が硬くなると筋肉内を通り抜ける総腓骨神経がダイレクトに圧迫されるため症状が出やすくなる。

お尻の坐骨神経はがし

坐骨神経を圧迫するお尻の筋肉を坐骨神経から離す

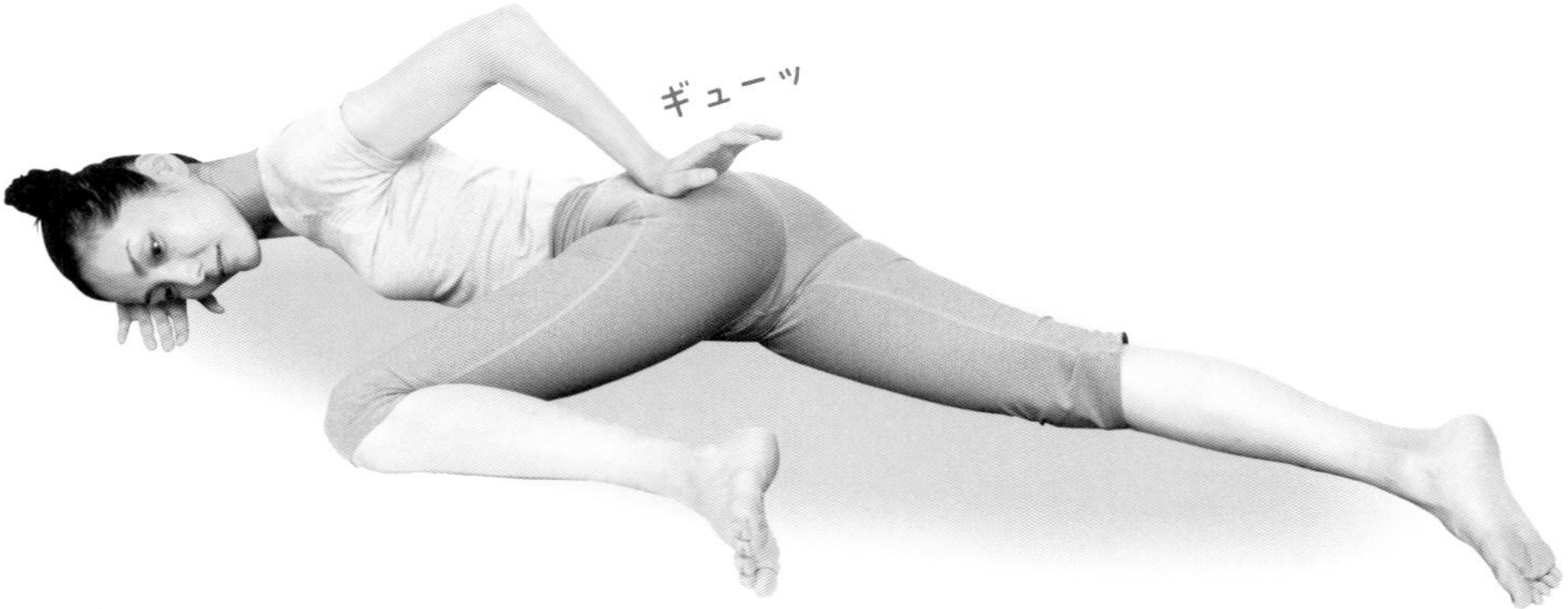

片脚を外側に開いたまま
お尻を押していく

うつ伏せになり、シビれが出ている側の脚を外側に開く。そこから手の付け根部分をお尻に当てて押す。お尻の筋肉全体を円を描くように押していく。押し方としてはギューッと強く押し込むのではなく、ゆさゆさと揺するように押してマッサージしていく。

CHECK!

お尻の硬さが原因かをチェックする方法

うつ伏せでシビれが出ている側の脚を外側に開いた状態で、シビれが軽くなったという人は、お尻の筋肉の硬さが坐骨神経痛の原因となっている可能性が高い。

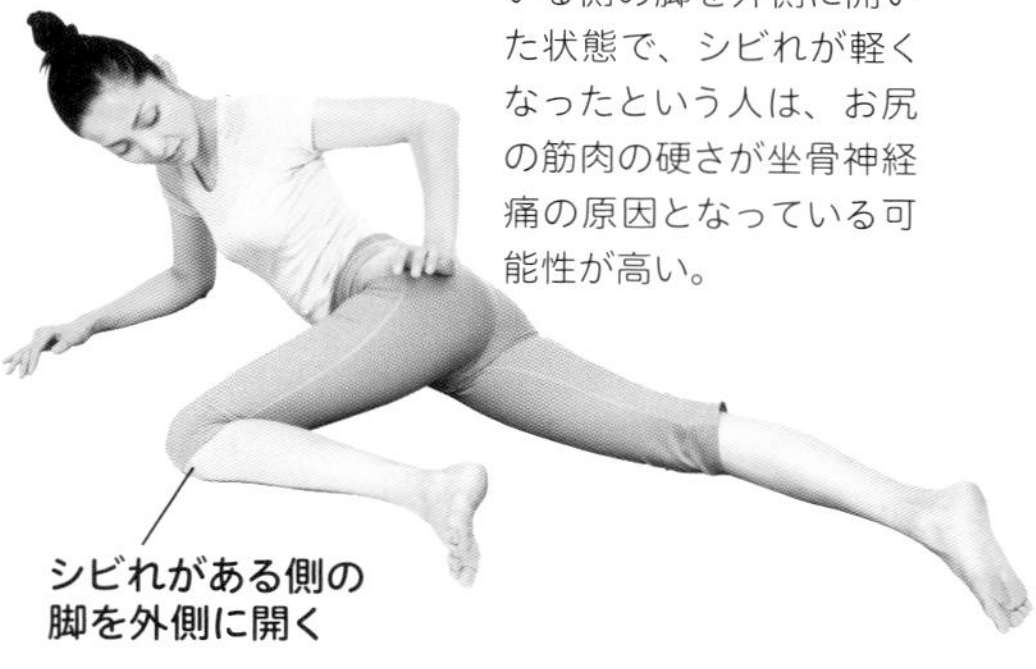

坐骨神経の通り道

お尻の筋肉の間から脚の裏側を通り足裏まで続いている。外側で総腓骨神経、内側で脛骨神経に分岐する。

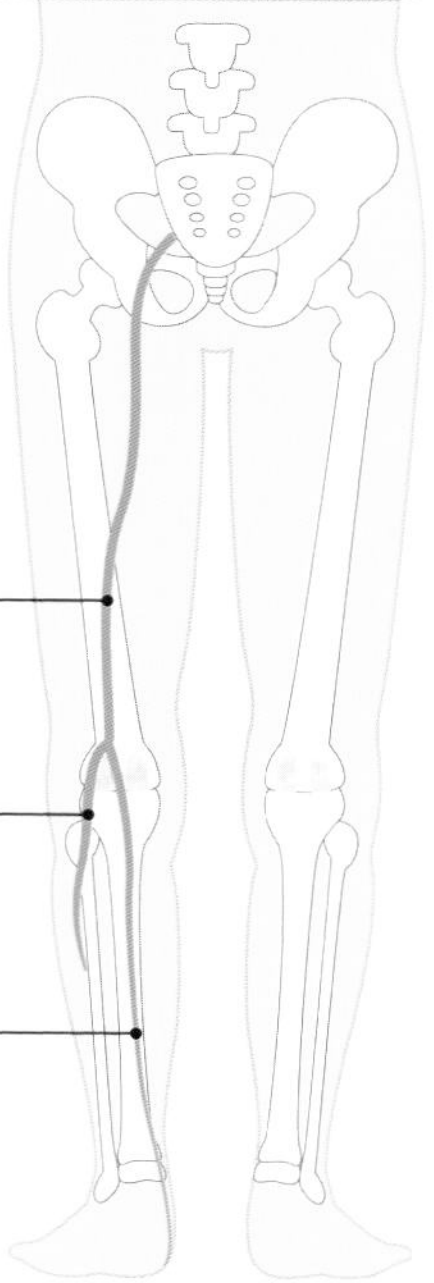

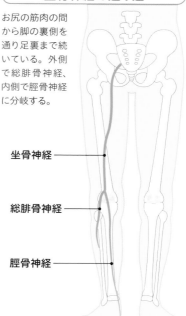

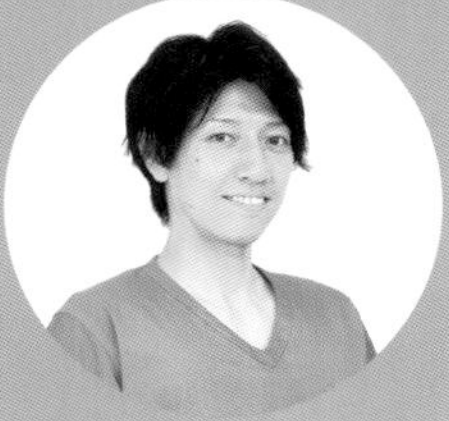

お尻の筋肉が硬くなって発症する坐骨神経痛に有効なセルフケアです。骨盤から出ていく坐骨神経を圧迫しているお尻の筋肉をマッサージでしっかり揉みほぐし、坐骨神経から離すことで痛みやシビレを和らげます。

テニスボールを使って押す方法

手では押しにくいという人や、うつ伏せだと腰が反って痛いという人は、仰向けでヒザを立てて、テニスボールに体重をかけて押していく。テニスボールの位置をズラしながらお尻の筋肉を全体的にほぐす。

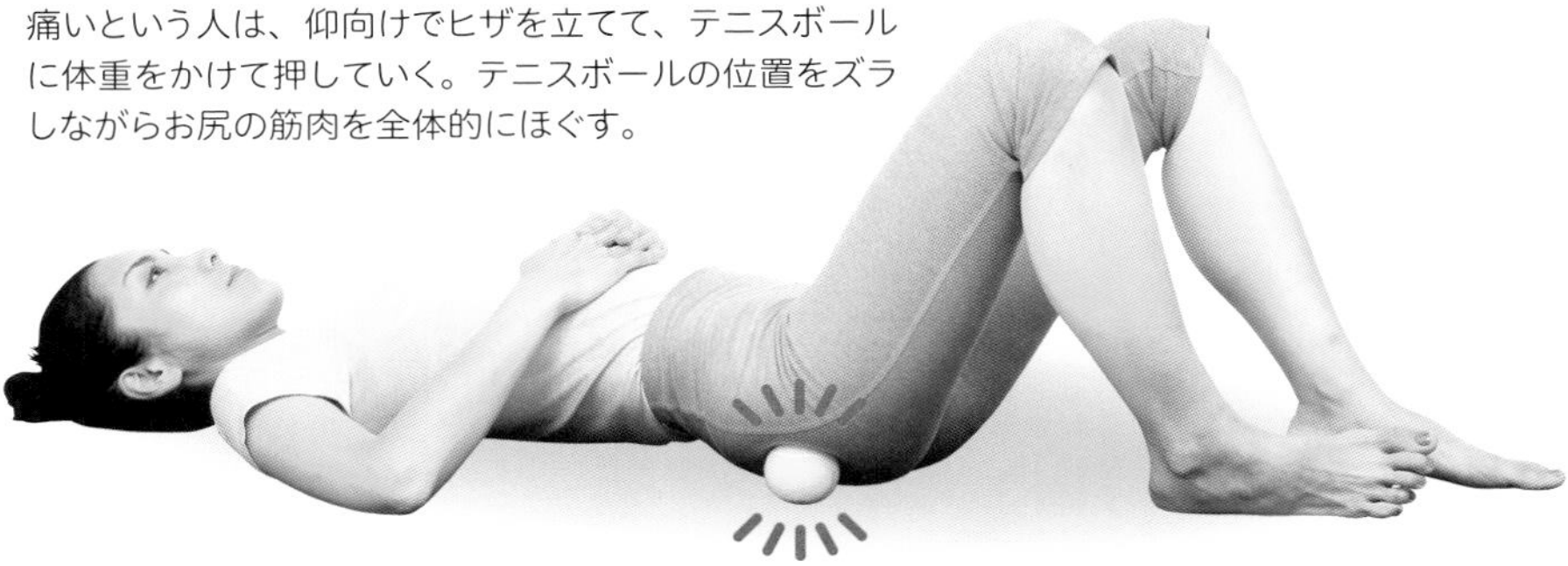

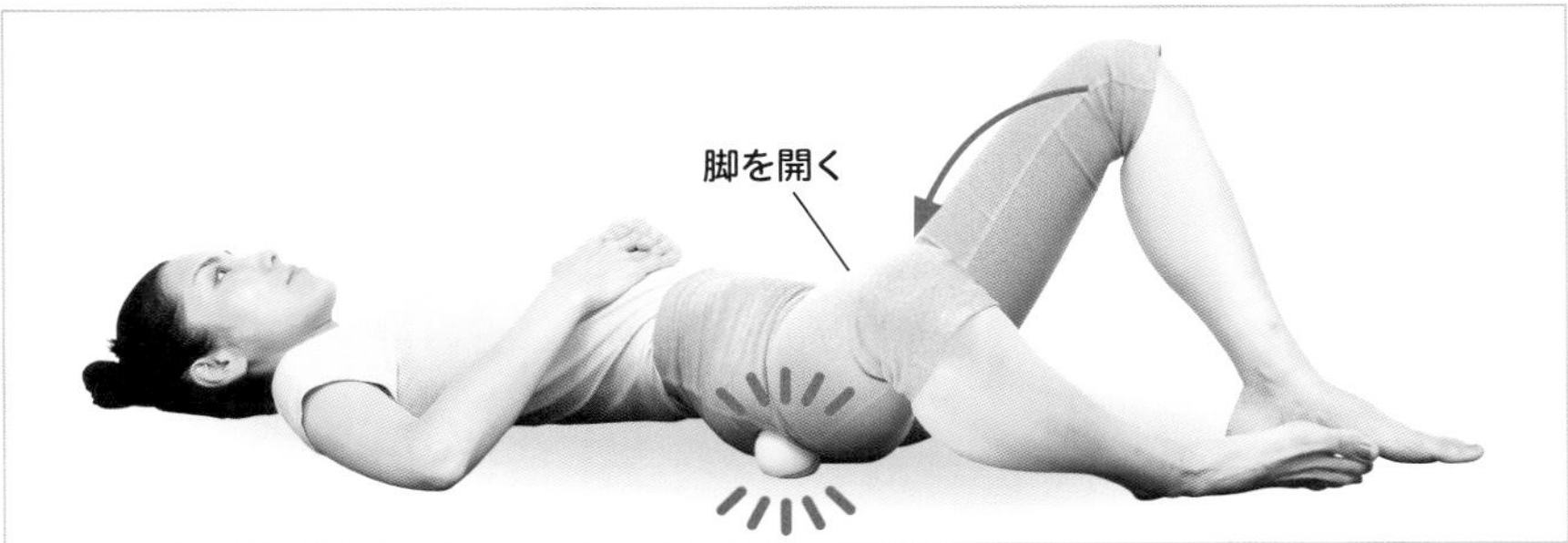

仰向けでヒザを立てるフォームだとシビレが強く出るという人は、シビレが出ている側の脚を外側に開いて倒すフォームにすると症状が緩和される場合もあるので試してみよう。

POINT

シビレが緩和されるポイントを押していく

お尻全体をほぐすのも効果的であるが、押した時にシビレが軽くなったポイントおよびその周辺を重点的に押すとよい。シビレが軽くなるポイントは人により異なるため押す場所を変えながら見つける。

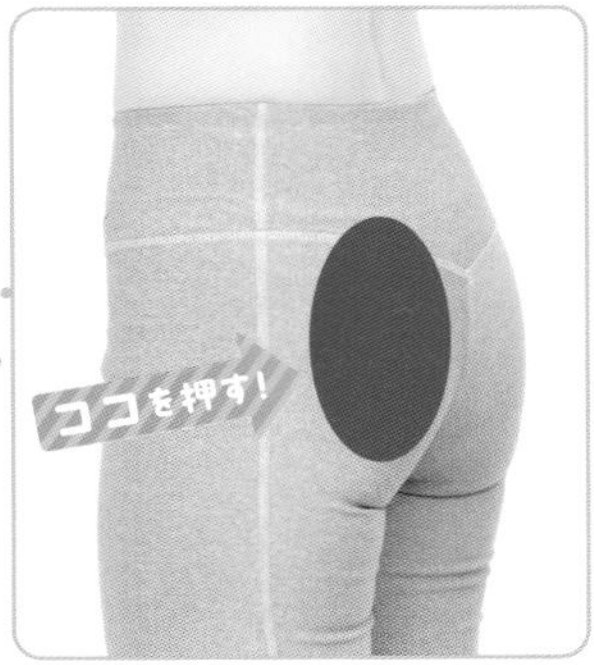

坐骨神経痛の改善セルフケア❷

梨《り》状《じょう》筋《きん》のストレッチ

梨状筋症候群の原因となる梨状筋を伸ばしてほぐす

1 仰向けに寝て脚を4の字に組む

ヒザを立てて仰向けになる。そこから片脚を持ち上げて、
足先を反対側の脚にかける。両手を広げ上体を安定させる。

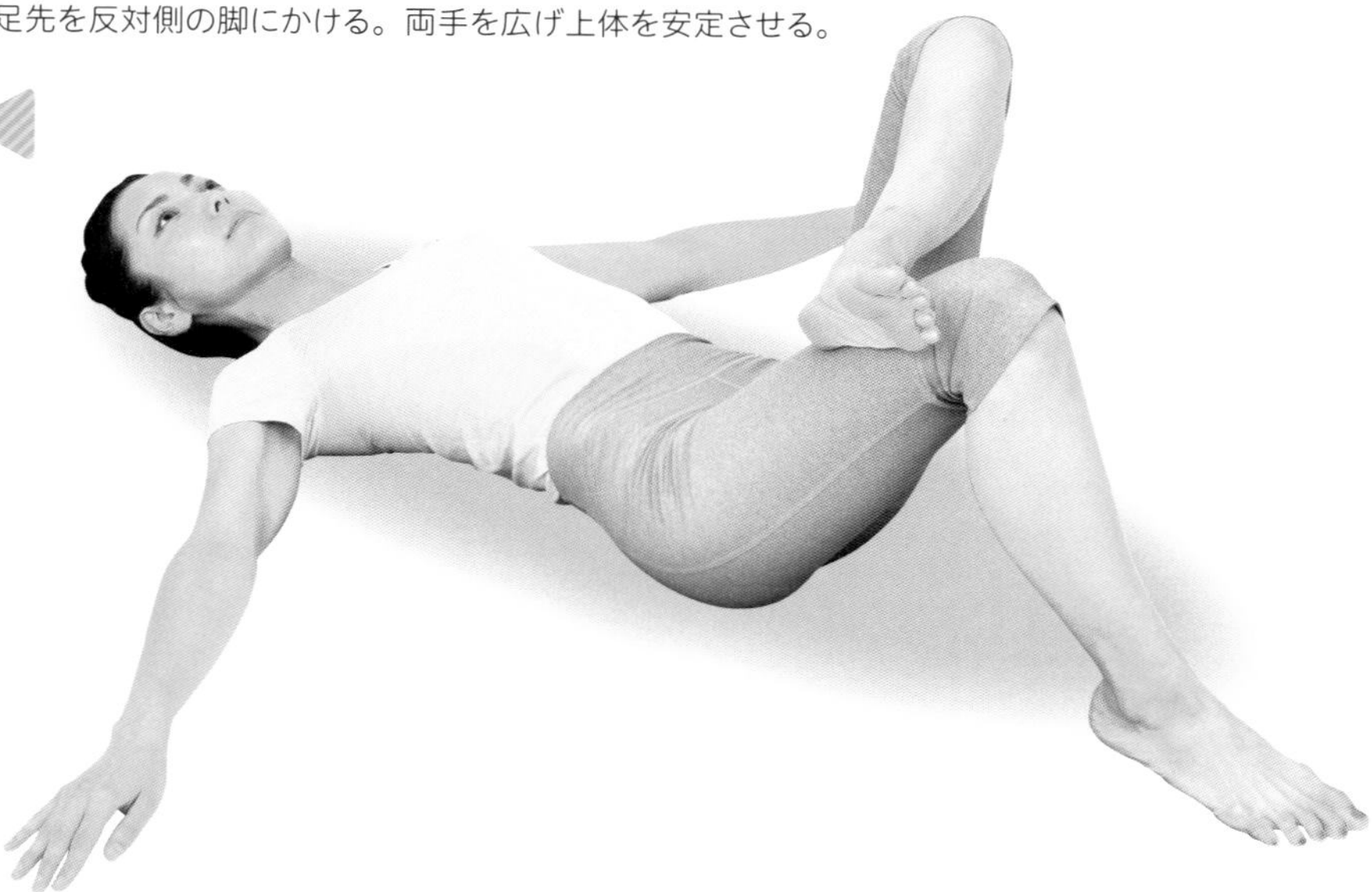

坐骨神経を圧迫する股関節深部の梨状筋

股関節深部にある梨状筋が硬くなると、坐骨神経が骨盤から脚へ出ていく領域で梨状筋よる圧迫を受けやすくなるため坐骨神経痛（梨状筋症候群）を発症する原因となる。

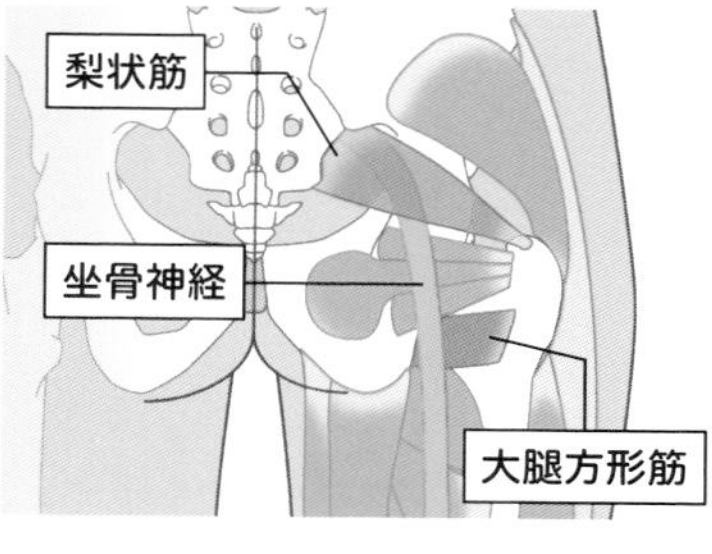

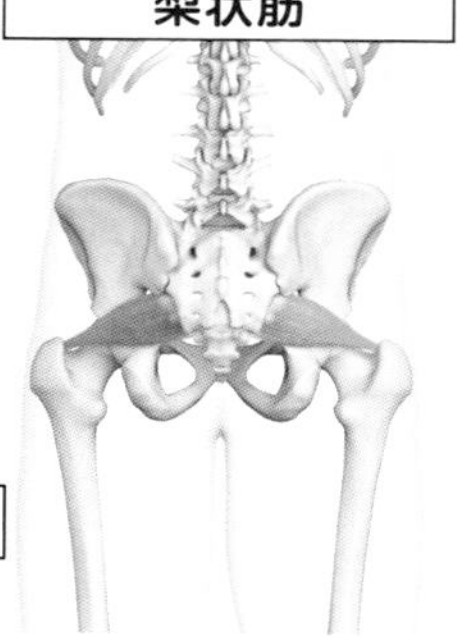

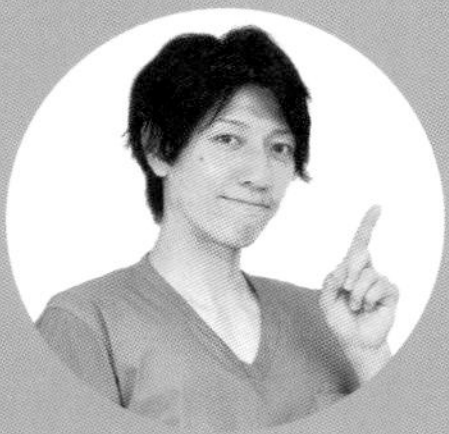

梨状筋が原因の坐骨神経痛（梨状筋症候群）に効果的な種目です。梨状筋は股関節を外向きにひねる（外旋する）動きに働く筋肉なので、それとは反対に股関節を内向きにひねる（内旋する）動きによって伸ばしていきます。

2 床についている脚を内側にひねって倒す

床についている脚を股関節から内側にひねって倒す。かけた脚の重みを利用してできるだけ深く倒す。この体勢を15秒間（物足りない人は30秒間）キープする。脚を左右入れ替えて反対側の梨状筋も伸ばしていく。

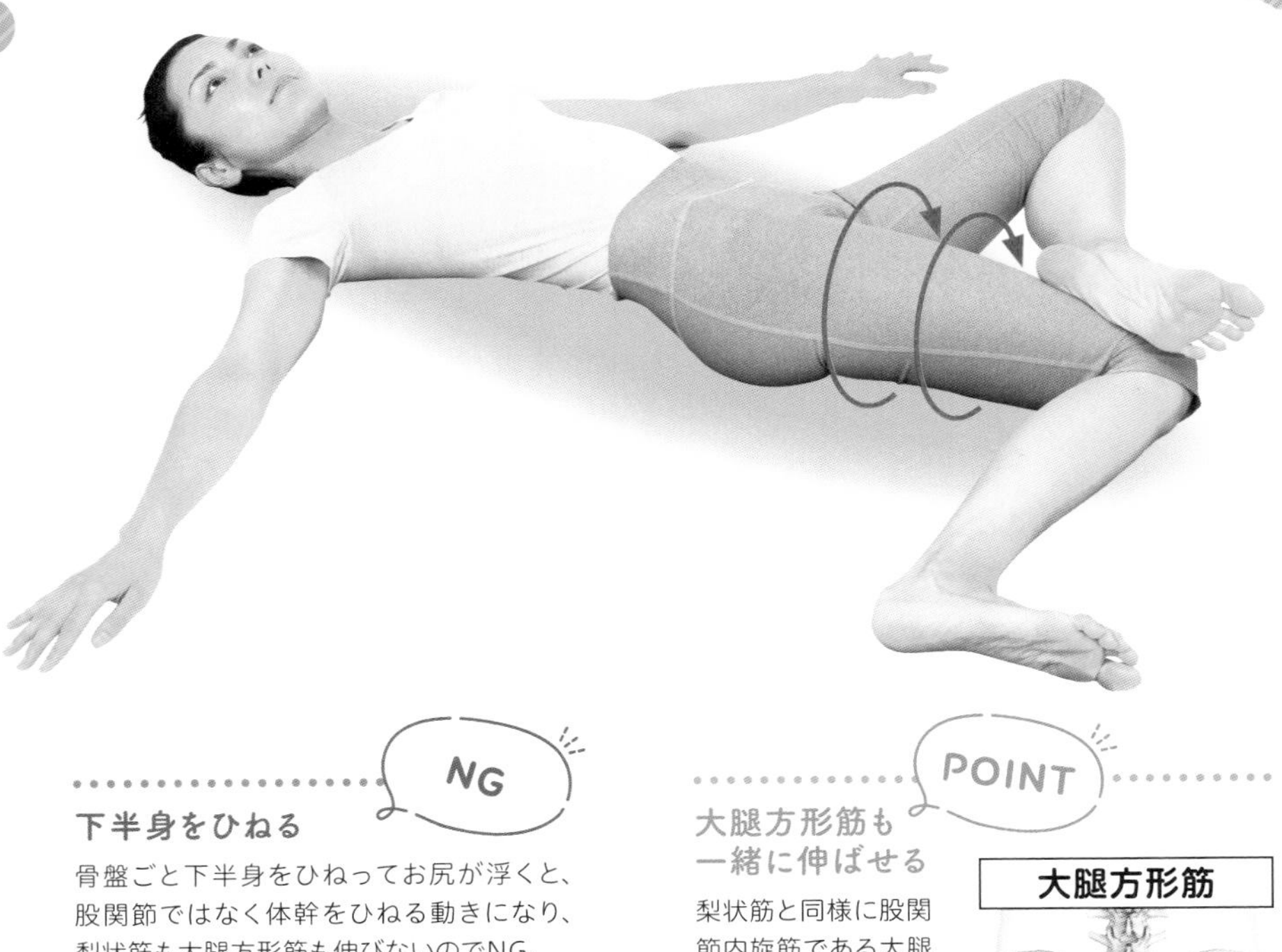

NG

下半身をひねる

骨盤ごと下半身をひねってお尻が浮くと、股関節ではなく体幹をひねる動きになり、梨状筋も大腿方形筋も伸びないのでNG。

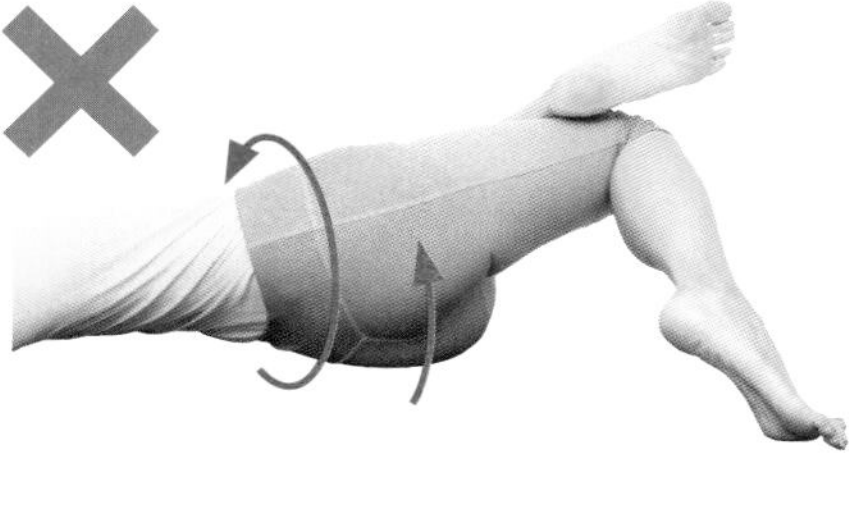

POINT

大腿方形筋も一緒に伸ばせる

梨状筋と同様に股関節内旋筋である大腿方形筋も伸ばせる。大腿方形筋も硬くなると坐骨神経痛を引き起こす場合がある。

大腿方形筋

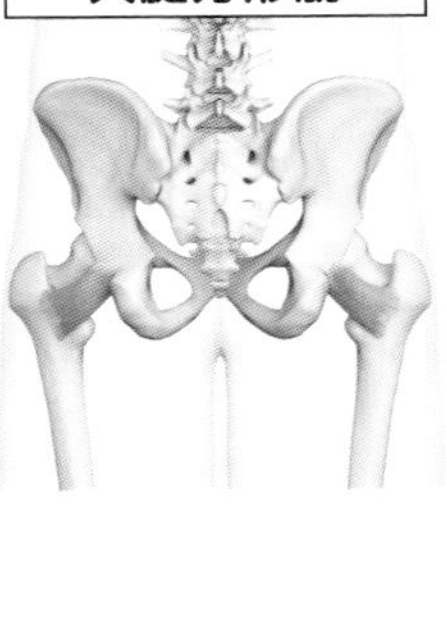

坐骨神経痛の改善セルフケア❸

ふくらはぎのストレッチ

ふくらはぎの腓《ひ》腹筋《ふくきん》とヒラメ筋を伸ばしてほぐす

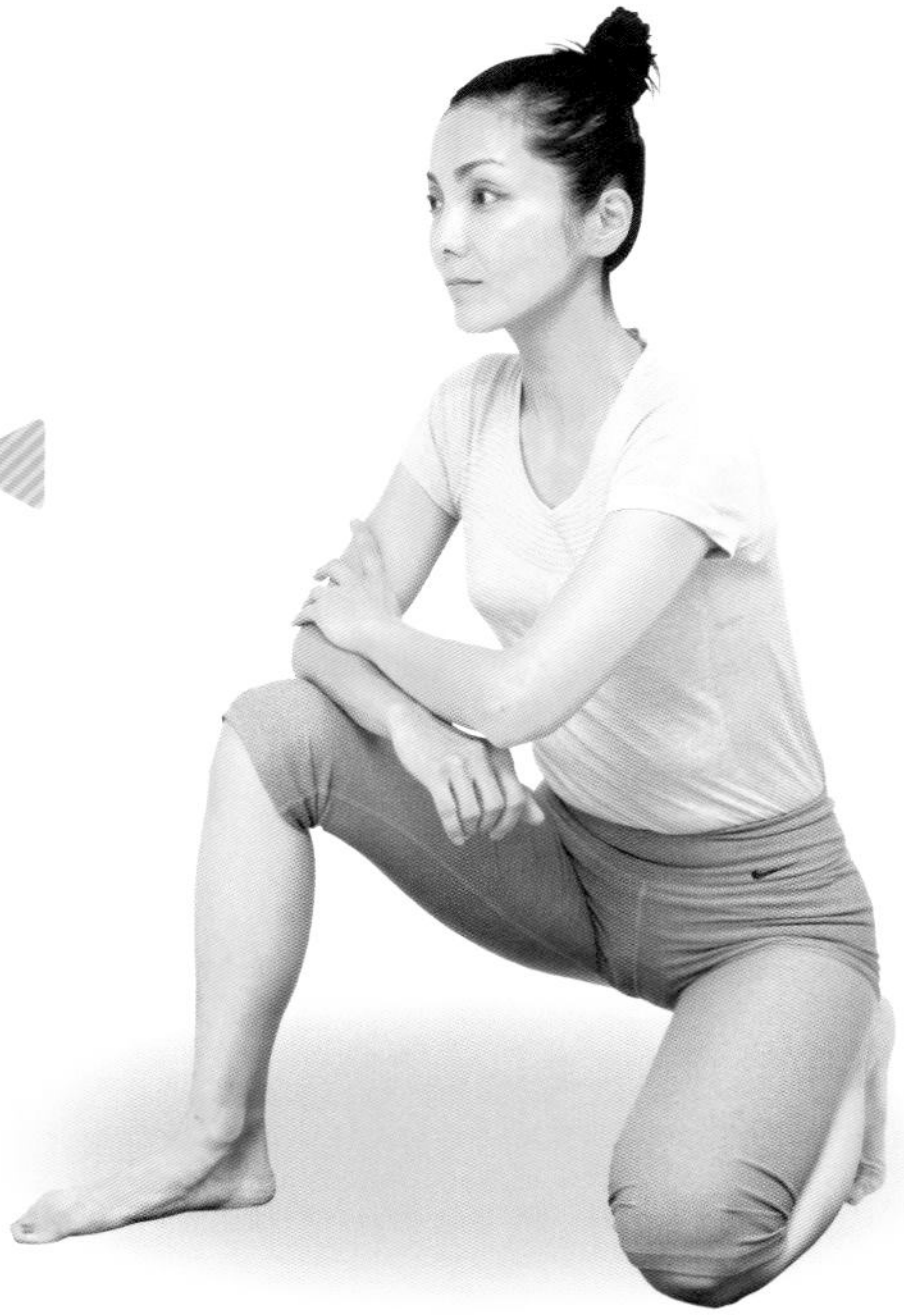

1 片ヒザ立ちの体勢で ヒザ上に両腕を乗せる

片ヒザ立ちの体勢になり、ヒザを立てた脚のヒザ上に両腕の前腕部を重ねて乗せる。ヒザを立てた脚のカカトは床から浮かさない。

POINT

前腕部から脚に体重をかける

ヒジに近い前腕部をヒザ上に乗せる。上側の腕は下側の腕をつかんで腕を固定する。前腕部を乗せることで体重をかけやすくなり、力を使わずに伸ばせる。

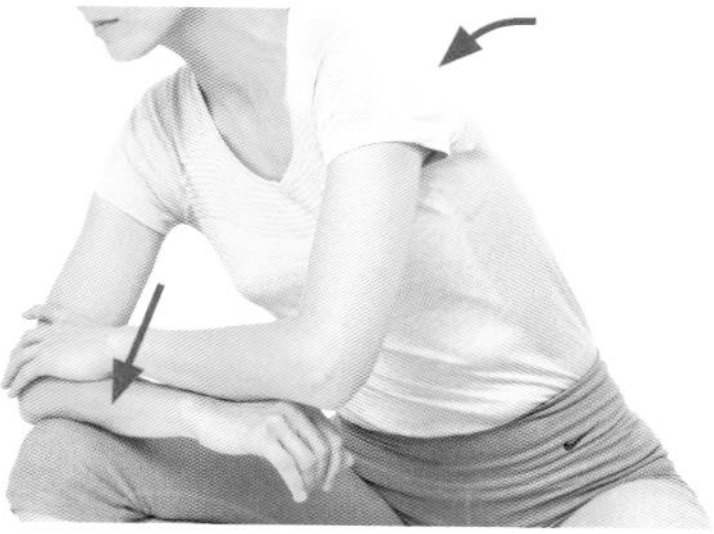

腓腹筋とヒラメ筋

ふくらはぎには表層に腓腹筋があり、その深部にヒラメ筋がある。いずれも背伸びをする足首の動き（足関節の底屈）に働く。

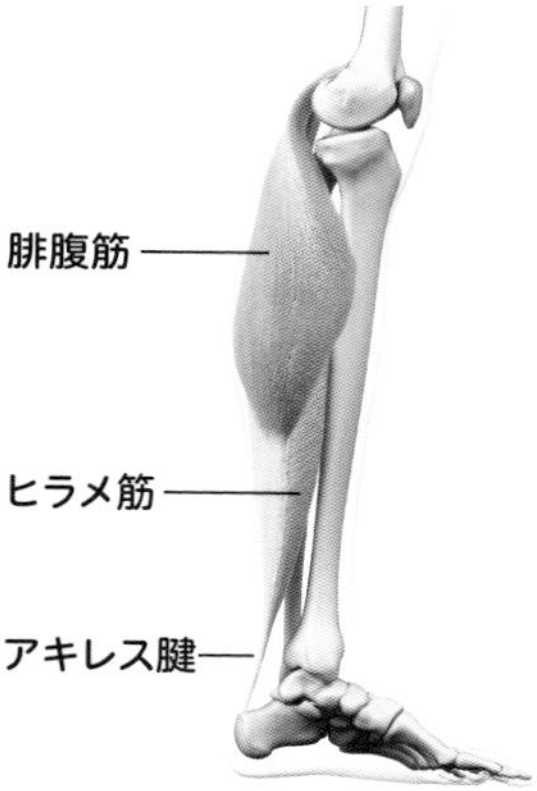

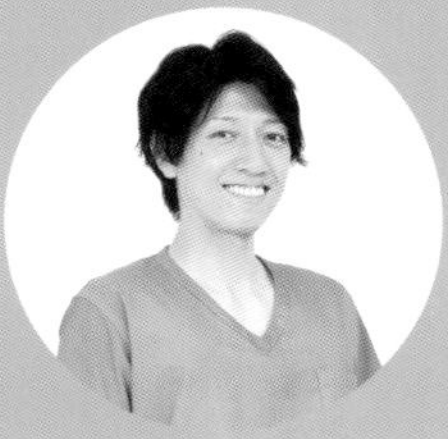

足裏まで伸びる坐骨神経はピーンと張った状態になると神経痛が出やすくなります。坐骨神経を張った状態にしないためには、坐骨神経を圧迫してしまう可能性があるふくらはぎの筋肉をしっかりとほぐすことが有効です。

2 脚に体重をかけて下腿部を前方に倒す

背すじを伸ばしたまま上体を前方に倒し、前腕部から脚に体重をかけて下腿部を倒していく。カカトを床につけたままヒザ下を前方に倒すことでふくらはぎが伸びる。この体勢を15秒間（物足りない人は30秒間）キープ。脚を入れ替え反対側のふくらはぎも伸ばす。

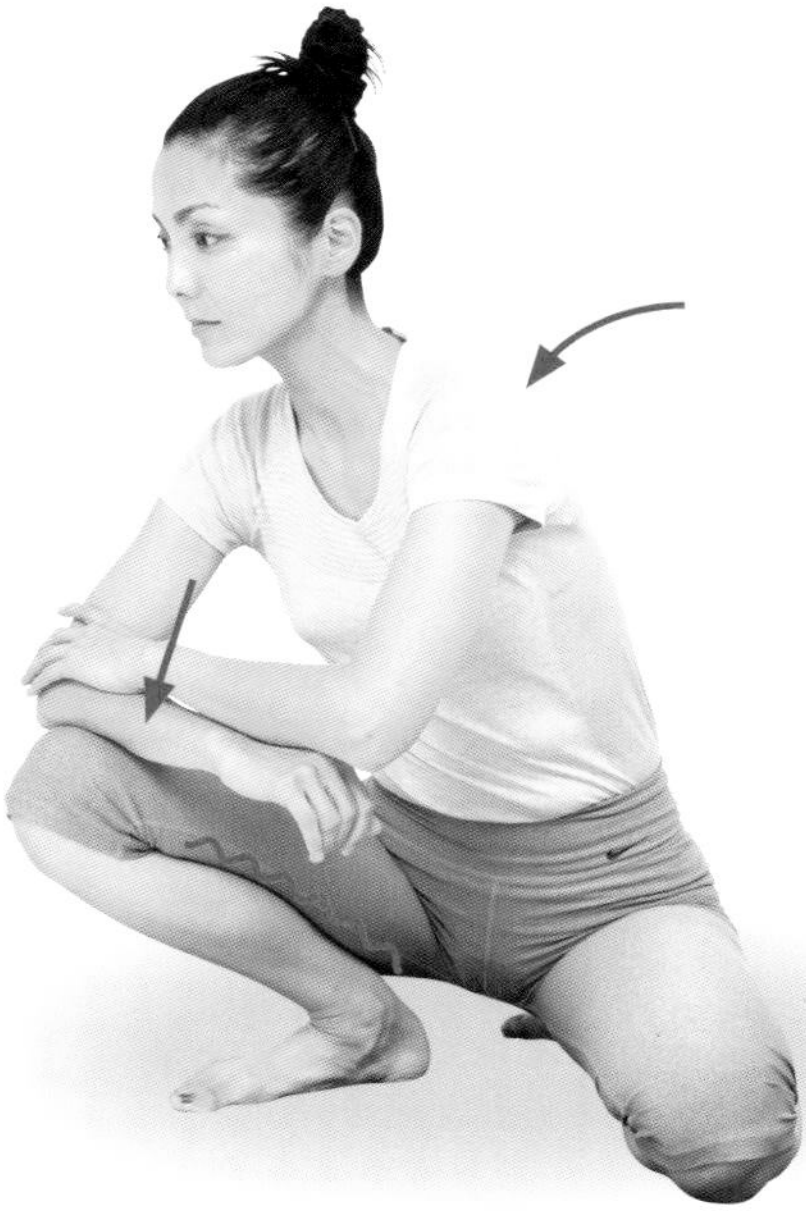

立って伸ばす方法

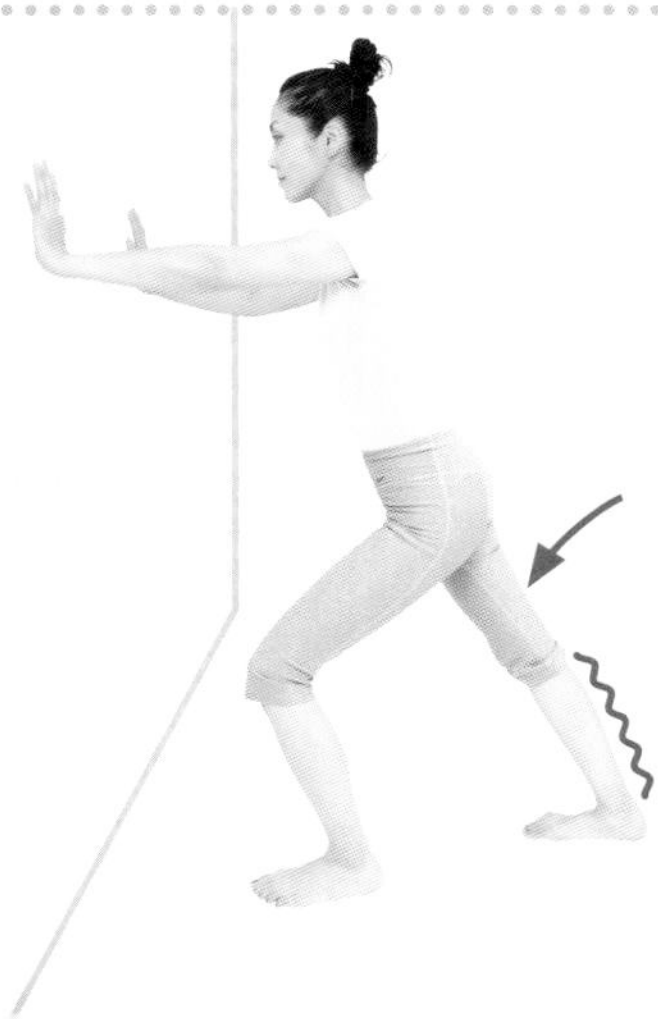

壁に両手をついて伸ばす

足を前後に開いて両手を壁につき、体を前方に倒す動きで後ろ脚のふくらはぎを伸ばしていく。この種目はヒザを伸ばしたままふくらはぎを伸ばすため、足関節（足首）とヒザ関節をまたぐ二関節筋である腓腹筋を中心に伸ばすことができる。

足指と足首のストレッチ

足の指と足首を動きやすくして坐骨神経の圧迫を防ぐ

足指のストレッチ

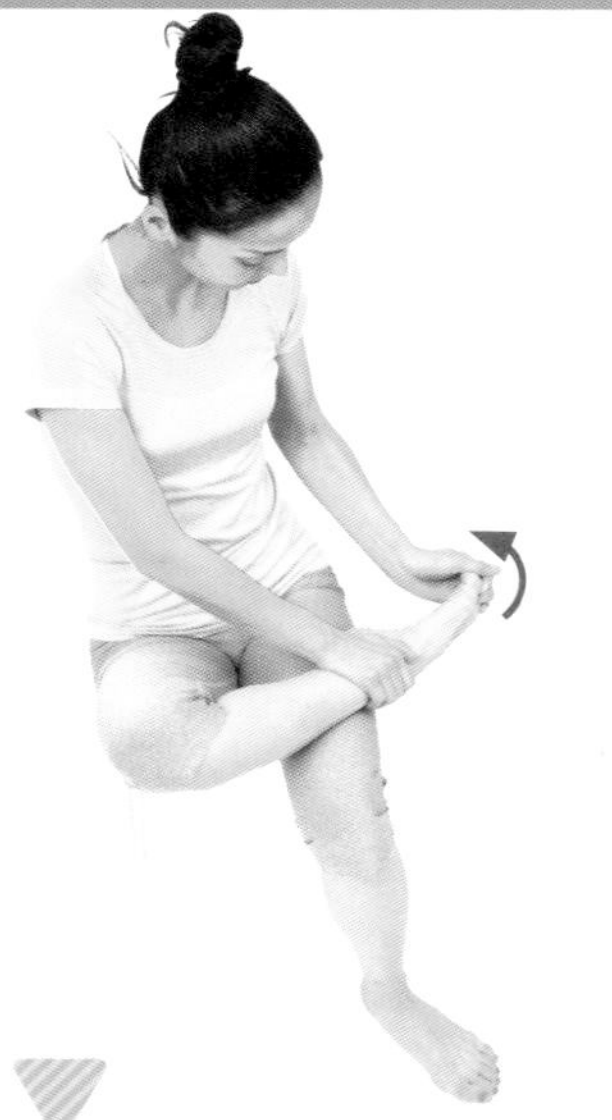

1 足首を固定したまま 足の指を折り曲げる

イスに座り片脚を持ち上げ、反対側の脚に足首あたりをかける。かけた脚の足首を手で押さえ固定する。そこから足先をつかみ下方向に折り曲げる。足の指を付け根から折り曲げながら指の関節もしっかり曲げる。主に足の甲にある筋肉群が伸ばされる。

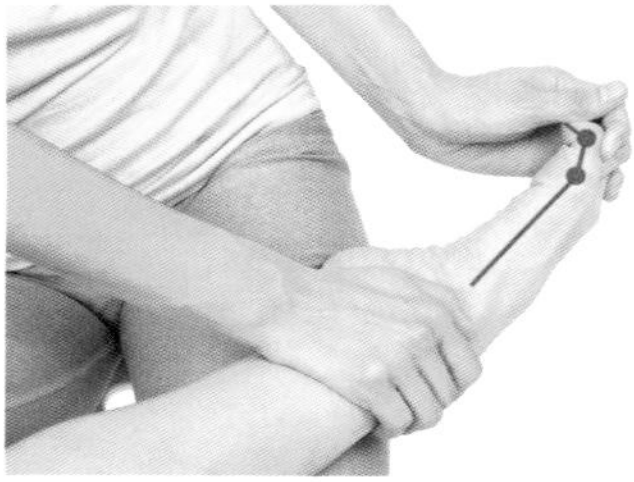

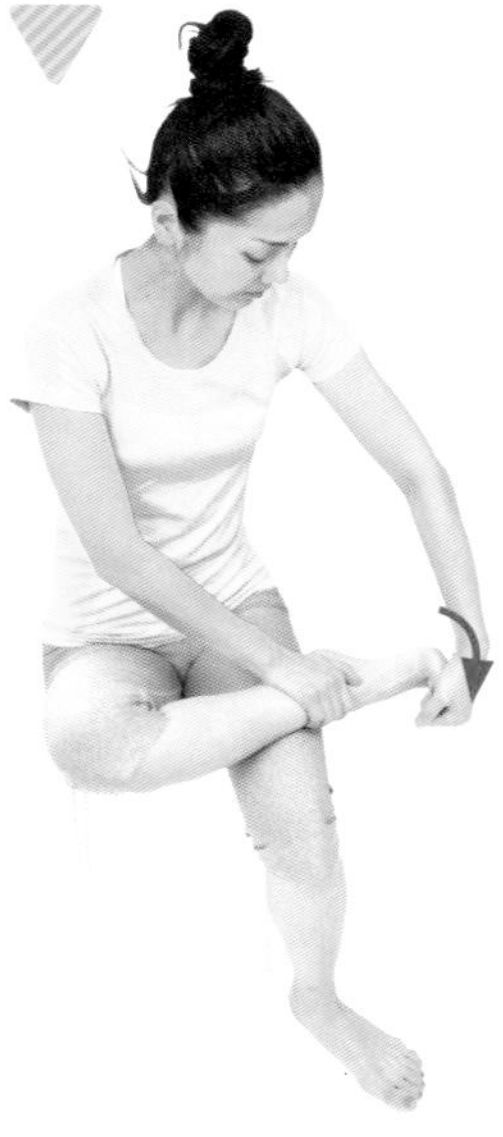

2 足首を固定したまま 足の指を反らせる

足首を固定したまま、折り曲げた足の指を逆方向に曲げて反らせる。足の指を付け根から反らせながら指の関節を動かしていく。主に足裏の筋肉群が伸ばされる。

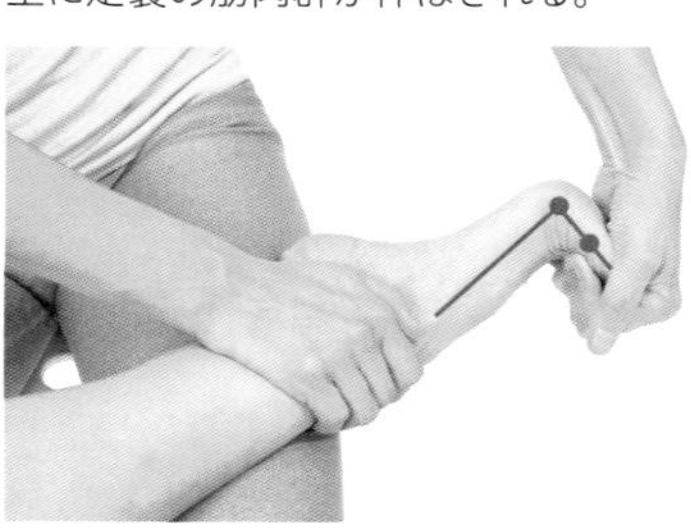

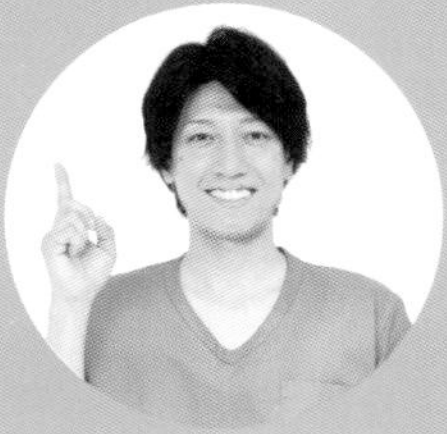

全身を支える土台である足首や足の指の動きが硬いと体のバランスが崩れ血流も悪くなります。坐骨神経痛を引き起こす骨格のゆがみや筋肉の硬直を改善・防止するためには、足首と足の指をほぐすことが有効です。

足の指+足首のストレッチ

1 足首を伸ばしながら足の指を折り曲げる

足首のやや上部分を手で押さえて固定する。そこから足先をつかみ、つま先を下方向に引いて足首を伸ばしながら足の指を折り曲げる。足の甲と足首の前面が伸ばされる。

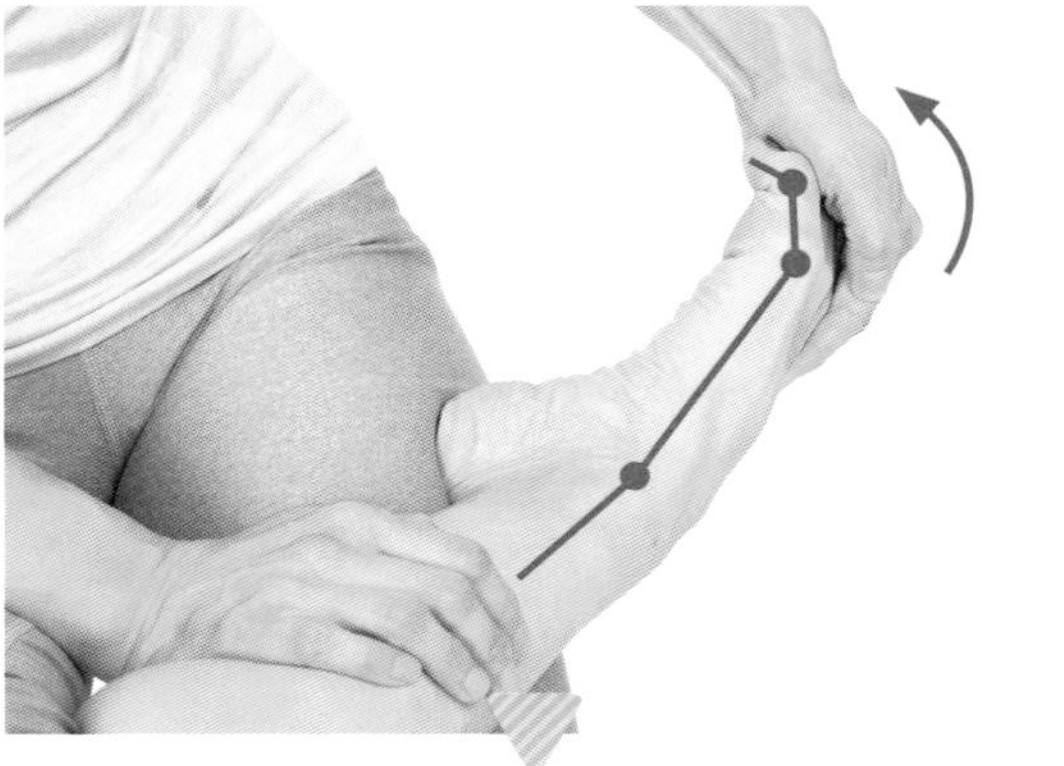

2 足首を折り曲げながら足の指を反らせる

足首のやや上部分を押さえたまま、つま先を上方向に引き上げていく。足首を折り曲げながら足の指を反らせる。足先が「コ」の字になる。足裏と足首の後面が伸ばされる。

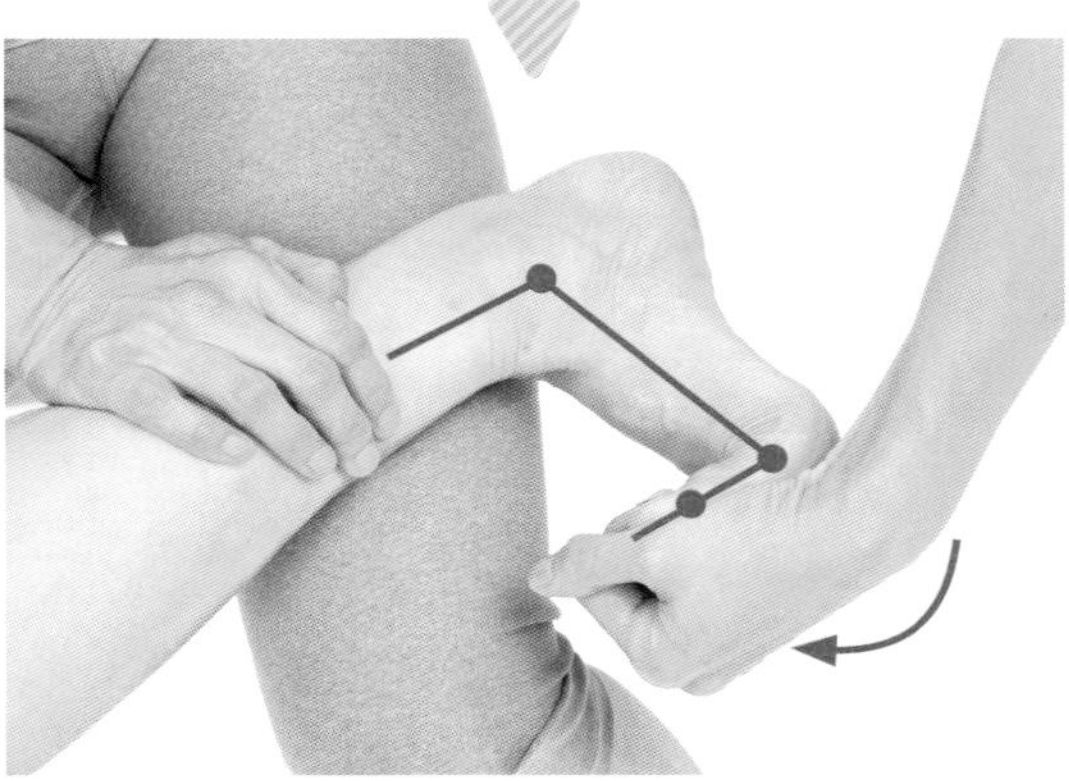

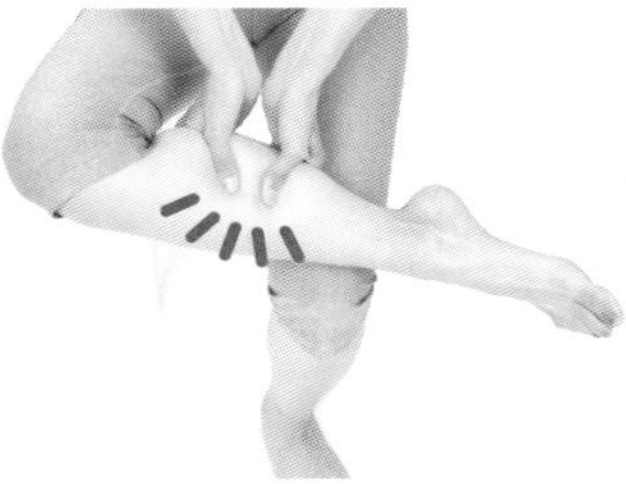

バリエーション

ふくらはぎをマッサージしてほぐす

足首のストレッチではふくらはぎの筋肉もほぐせるが、さらにマッサージを追加してふくらはぎやアキレス腱を揉みほぐす。

ストレートネック

前述した通り、「ストレートネック」は首の疾患ですが、バナナ腰と密接な関係があります。バナナ腰になると重心が前後にズレるため、体のバランスを取ろうとして猫背になるリスクが高くなります。猫背になって頭部の位置が肩よりも前に出ると、頭部の重さを支える首に大きな負担がかかり、頸椎に本来あるはずの前弯《ぜんわん》カーブが失われて真っすぐになってしまうのです。さらに真っすぐになると頭部の重みがダイレクトに頸椎の椎間板にかかるため、頸椎椎間板ヘルニアを引き起こしてしまう人も少なくありません。

一般的に、ストレートネックは下を向いてスマートフォンを見ている体勢で発症することが広く知られていますが、パソコンを使ったデスクワー

パソコン画面を凝視するデスクワークで頭部の位置が前方に出るとストレートネックの原因となる。

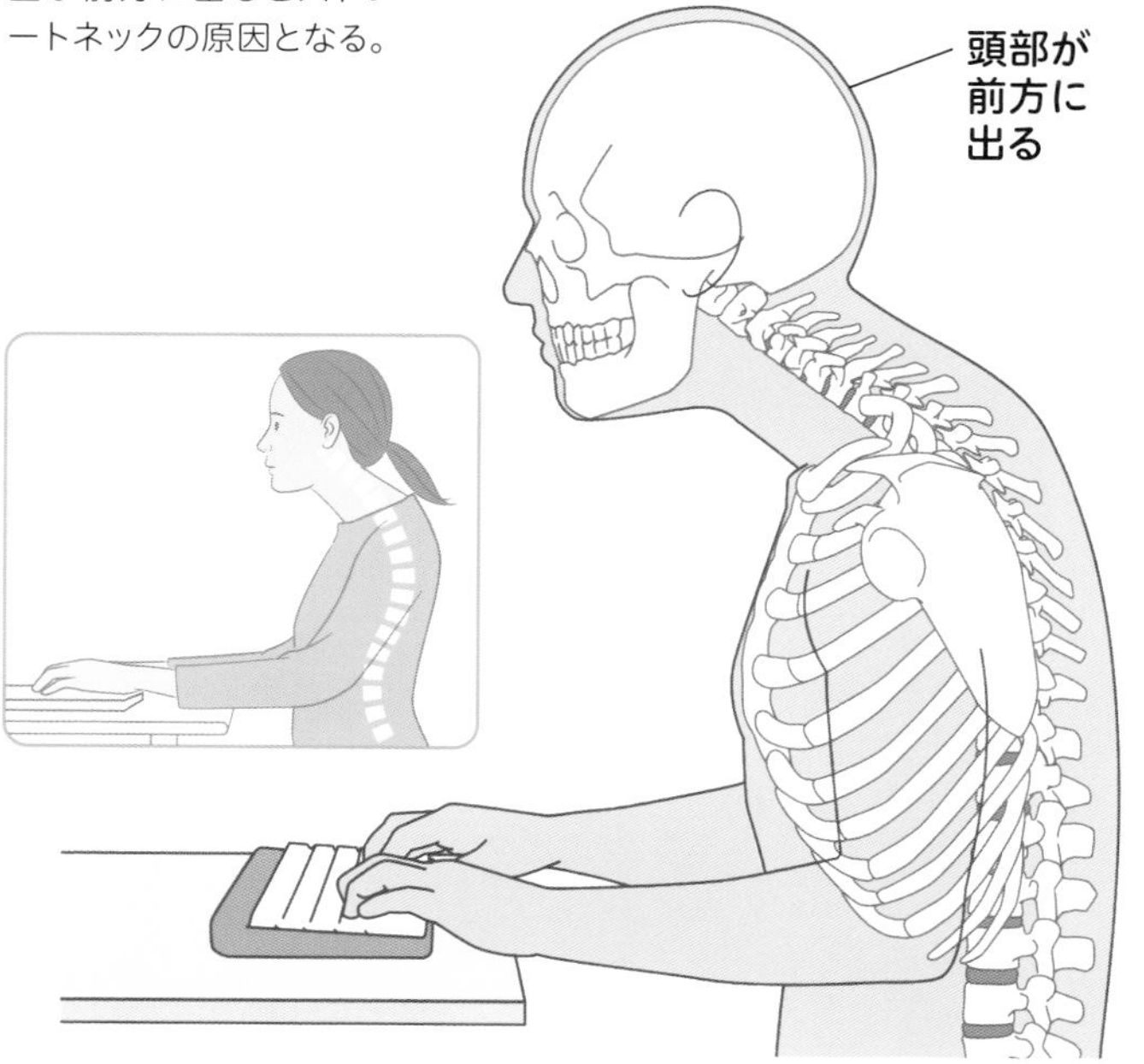

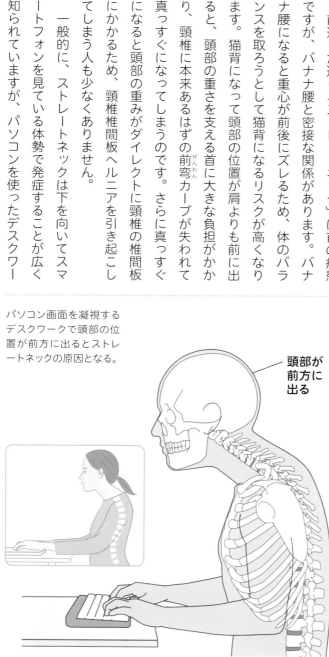

クも大きな発症原因となっています。長い時間パソコンの画面を凝視していると、知らぬ間に頭部が前へ出てしまい、頭部を支える首に負担のかかる体勢になっている人が多いのです。

　ストレートネックになると、頸椎を反らして（後弯《こうわん》して）頭部を後ろに倒す動きがしづらくなります。真上を向くことができない人はストレートネックになっていると思っていいでしょう。症状としては首のコリや首痛、肩コリなどを感じるようになり、症状が重くなると頭痛を発症することもあります。さらに頸椎椎間板ヘルニアを併発すると首だけではなく腕にもシビれが出ます。

　しかし、ストレートネックになる原因のほとんどは首まわりの筋肉の硬直なので、ストレッチによるセルフケアで症状を緩和することができます。そして首の症状が和らいだら、ストレートネックの根本原因となっているバナナ腰の改善にもしっかり取り組みましょう。

頭部の重さで頸椎のカーブが失われる

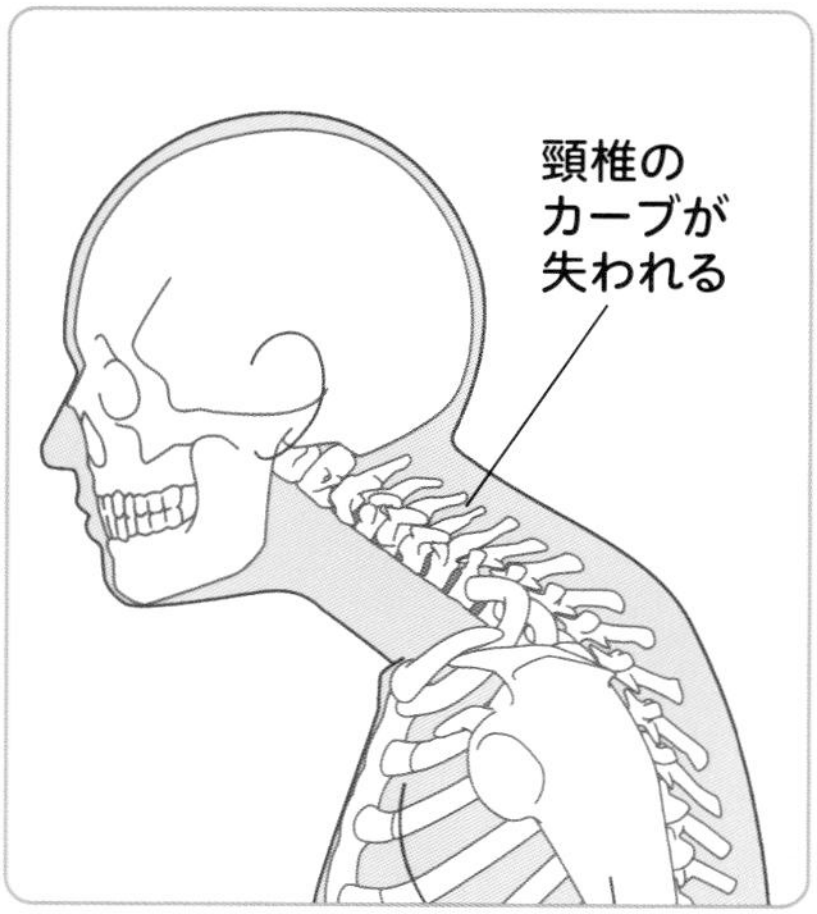

ストレートネック

頭部の位置が前に出ると頭部の重さを支える頸椎に負担がかかりストレートネックになる。

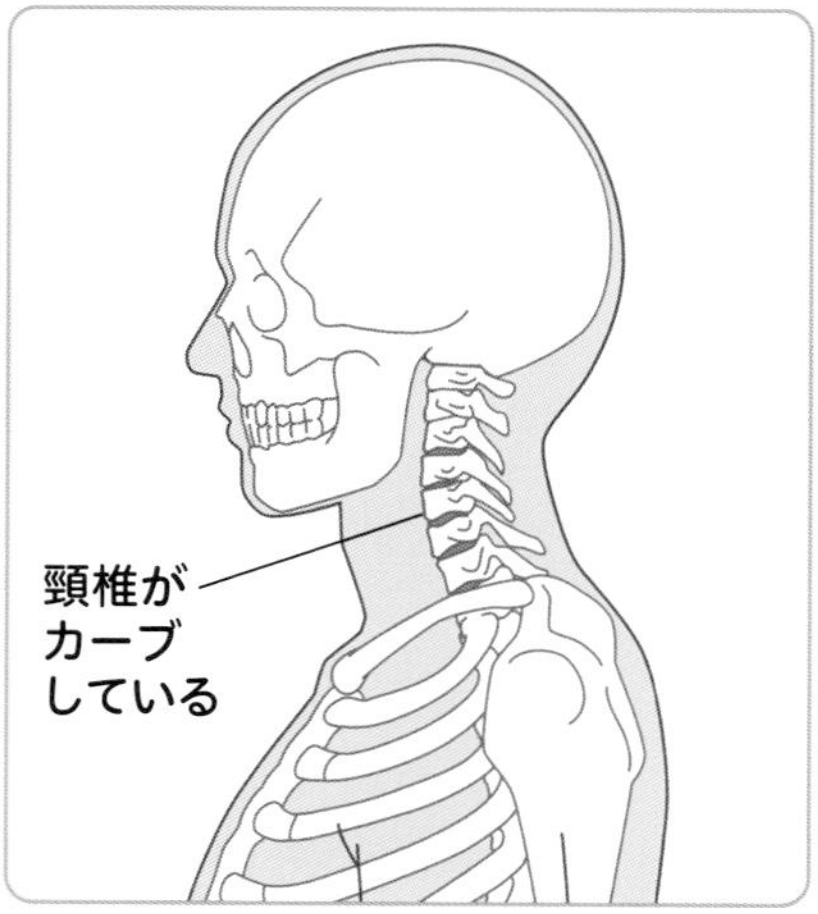

カーブのある正常な頸椎

頸椎には前弯カーブがあり頭部の重さが頸椎の負担にならないようにバランスを取っている。

首後面のマッサージ

頸椎まわりを揉《も》みながら頭部を動かし首の筋肉をほぐす

首もみストレッチ

1 頸椎の両サイドを両手の指先で押す

両手を首の後面にまわして頸椎の両サイドにある筋肉を指先でギューッと押していく。

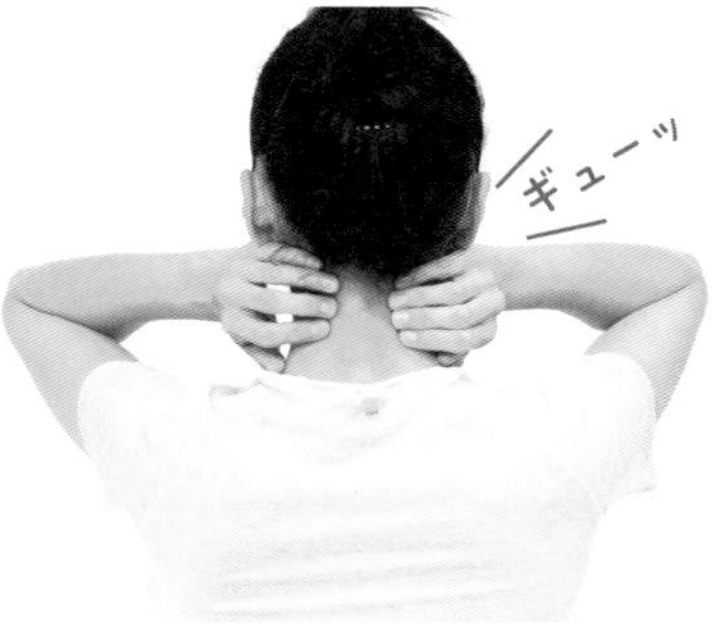

2 首後面を押したまま頭部を前方に倒す

頸椎の両サイドを押したまま頭部を前方に倒して下を向く。首後面の筋肉が伸びる。

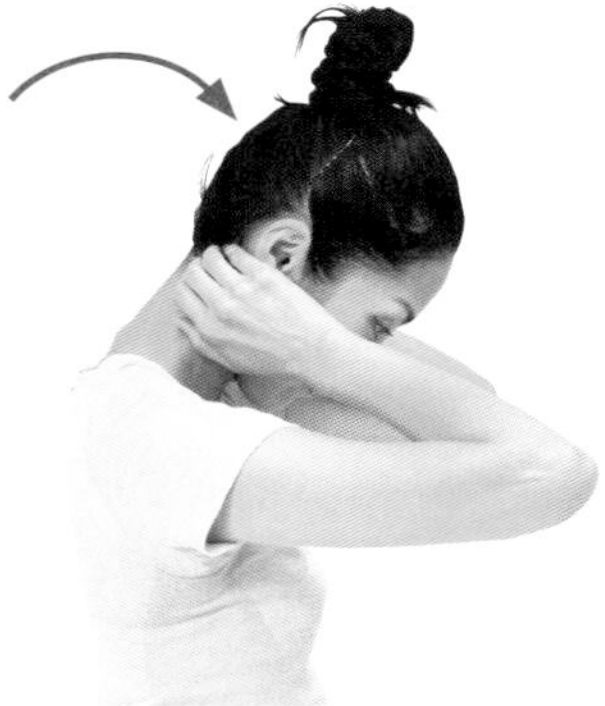

3 首後面を押したまま頭部を後方に倒す

頸椎の両サイドを前方向に押したまま頭部を後方に倒して上を向く。20秒間（物足りない人は30秒間）頭部を前後に振る。

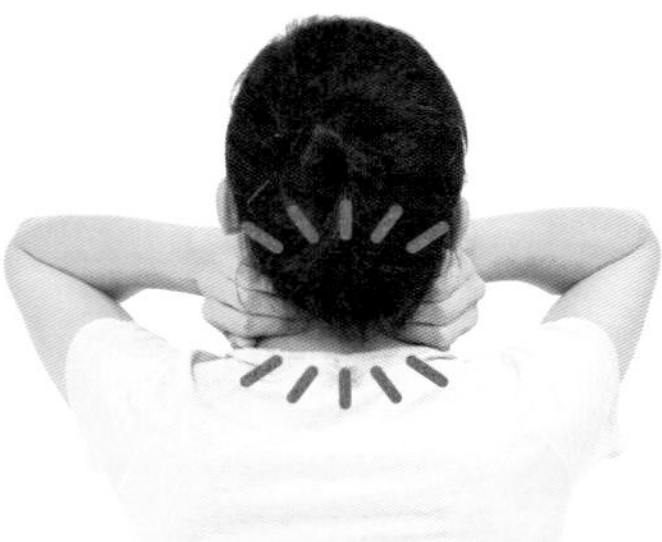

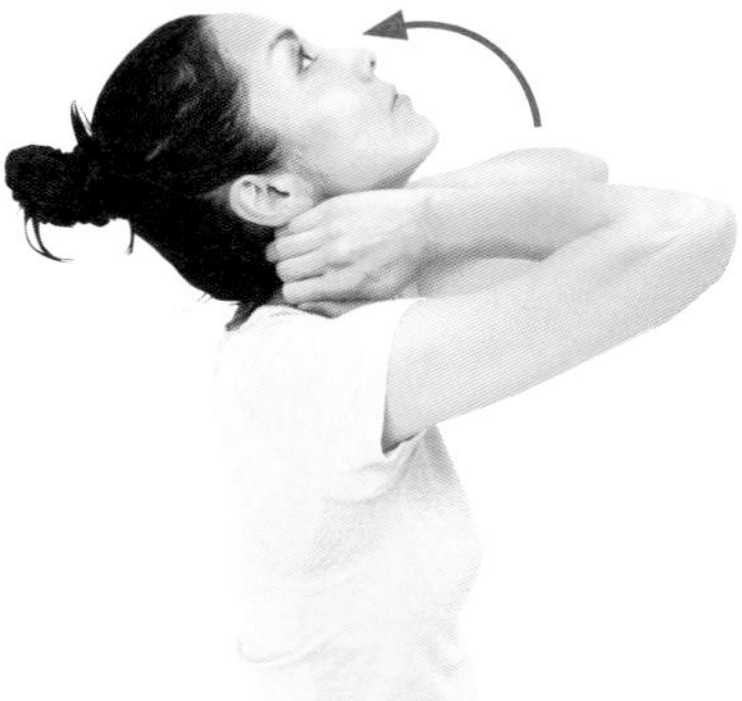

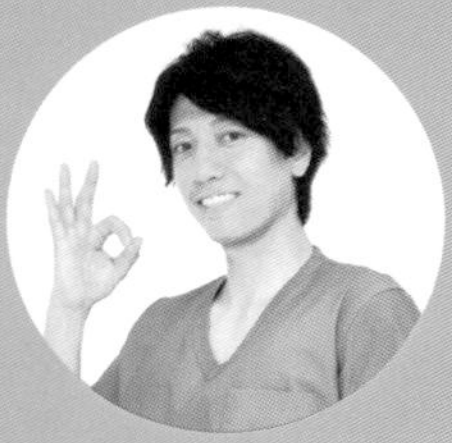

ストレートネックになると首の後面の筋肉が硬直し、頭部が前に出たまま固まってしまうため頸椎まわりの筋肉をほぐすことが改善につながります。さらにアゴを引く動きによって首後面の深部にある小筋群をほぐすことも重要になります。

アゴ引きストレッチ

頭部の位置を固定したまま顎を手前に引く

背すじを伸ばし、頭部を前後に倒さず前を向いて固定したまま、アゴを手前に引く。実際はアゴだけを引くのではなく、頭部全体を引く動きになる。うまくできない人は手でアゴを押して引く動きをサポートしてもよい。30秒間を目安に繰り返しアゴを引いていく。

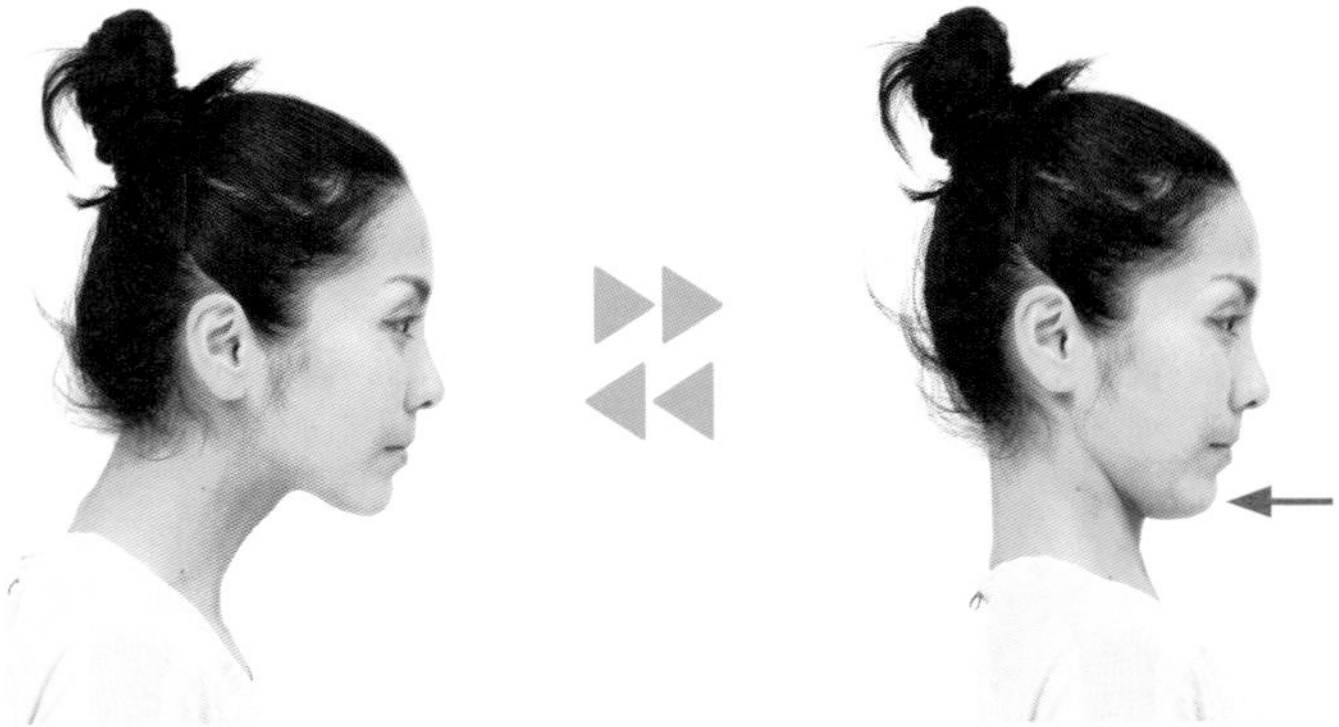

バリエーション

胸《きょう》鎖《さ》乳《にゅう》突《とつ》筋《きん》をつまんで揉む

横を向くと首側面に浮き上がる胸鎖乳突筋を手でつまんで揉みほぐす。顔の向きを正面に戻して筋肉を緩めてから揉む。この胸鎖乳突筋も硬くなると首の動きが悪くなる。

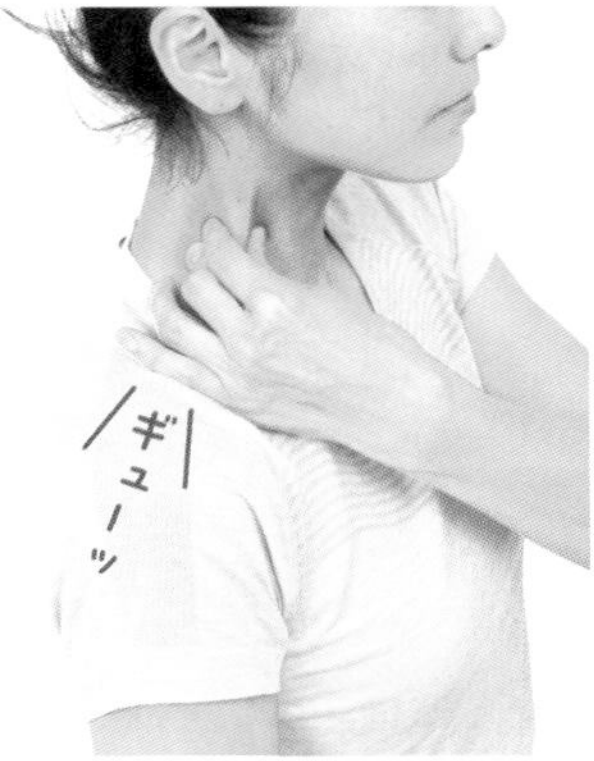

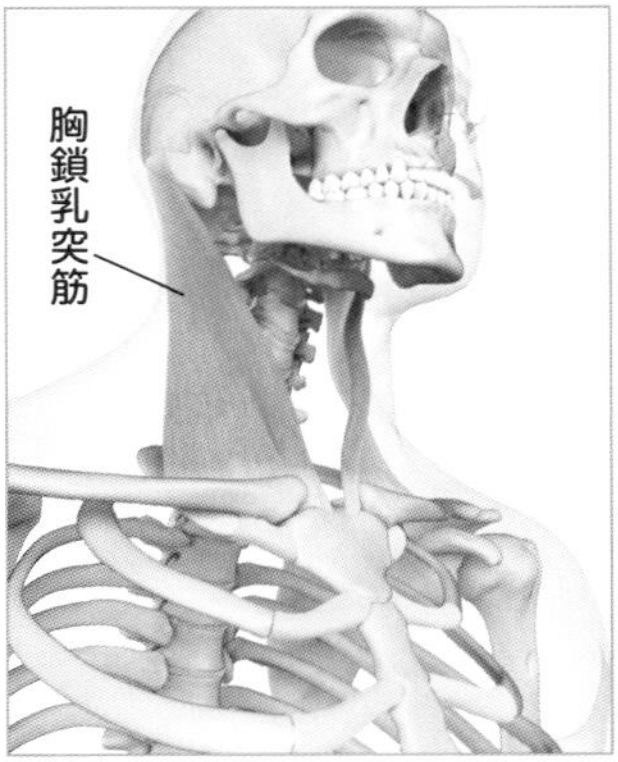

ストレートネックの改善セルフケア❷

首前面のストレッチ

上を向く動きで硬くなっている首の前面を伸ばす

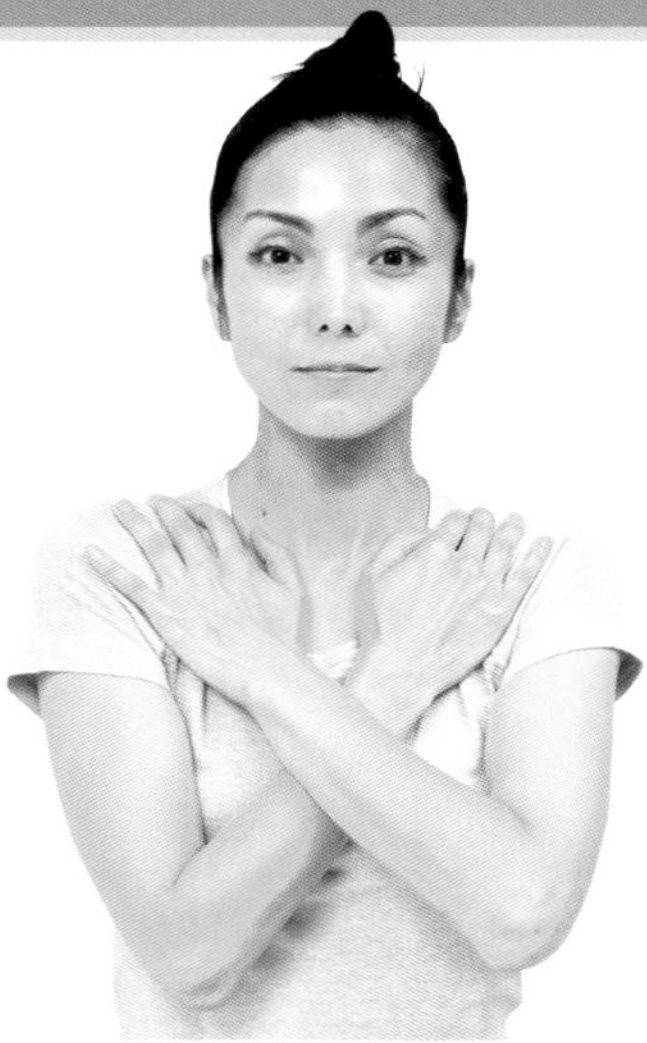

1 両手を交差させて鎖骨を押さえつける

背すじを伸ばし、両手を交差させて鎖骨を指先で押さえ、上から下へ押し下げる。鎖骨を押し下げるだけでも首の前面にある筋肉が引っぱられて、ストレッチされていることが実感できる。

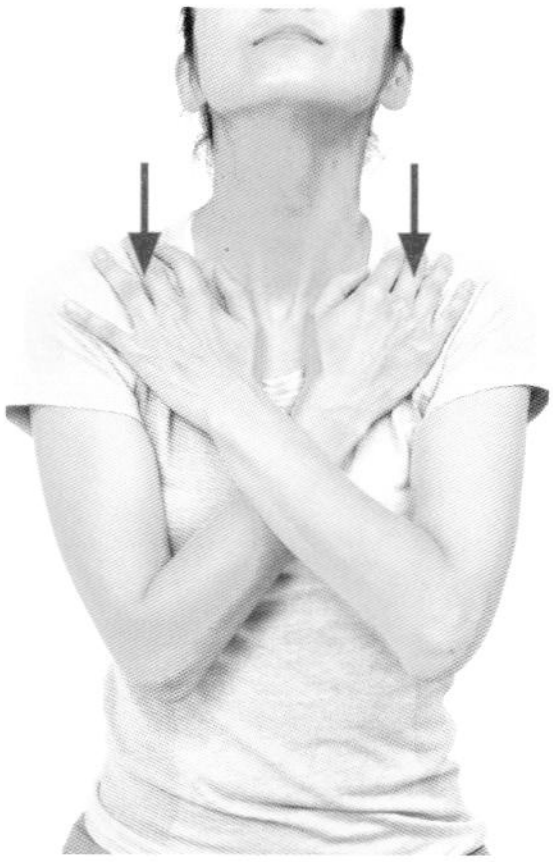

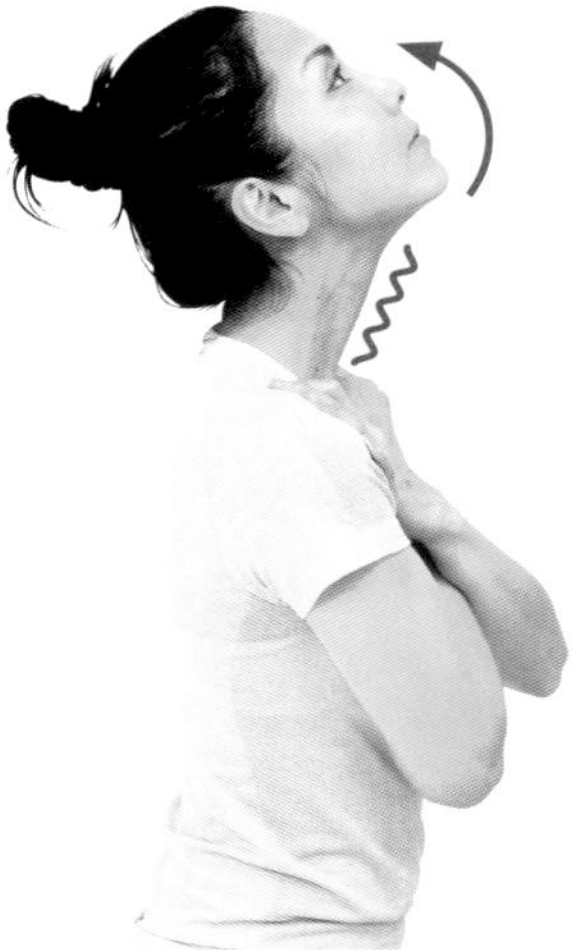

2 鎖骨を押さえたまま頭部を後方に倒す

鎖骨を押し下げたまま、上を向くように頭部を後方に倒して首の前面を伸ばす。下アゴを突き出すようにして上を向くと首の前面がしっかり伸びる。この体勢を15秒間（物足りない人は30秒間）キープ。

バリエーション

タオルを首にかけて行う

タオルを首にかけて両手で引きながら上を向くと、首の前面を伸ばしながら頸椎を反らせる動きもイメージできる。

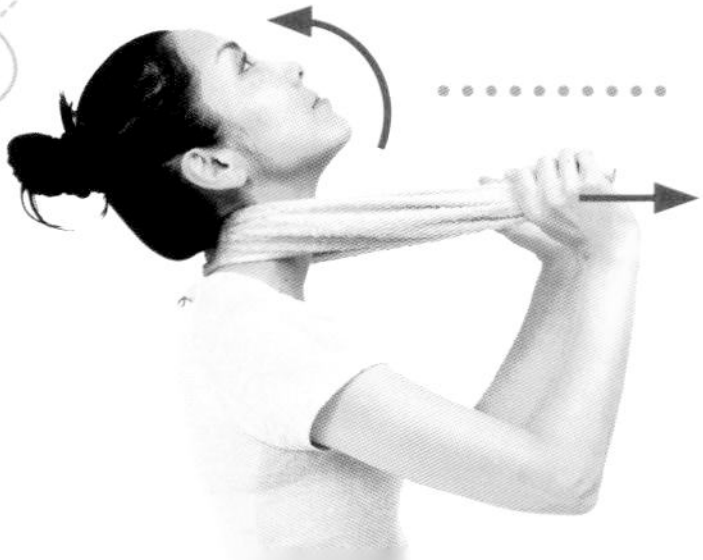

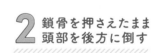

第4章

体調を整える
リンパマッサージ

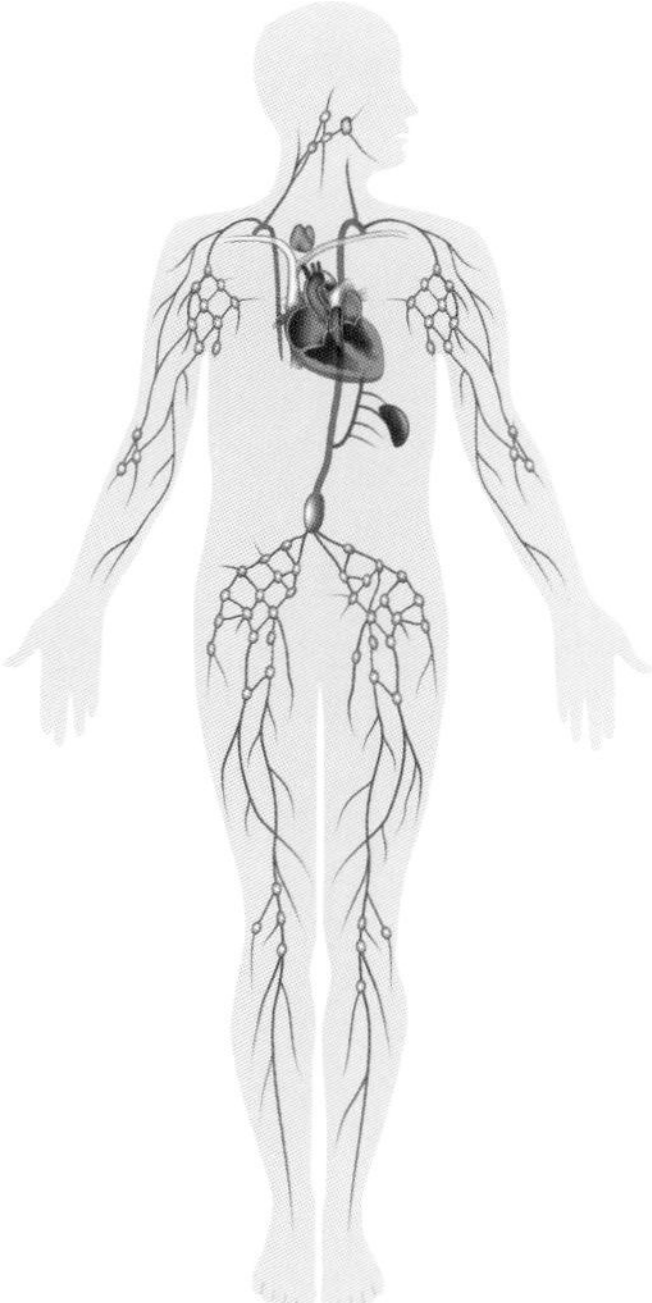

リンパの流れと体調の関係

血液の液体成分である血漿《けっしょう》の一部は身体の各所で毛細血管から漏れ出て細胞外の水分と混じります。その大部分は再び毛細血管に回収され、静脈を通って心臓に戻されますが、一部は毛細血管ではなくリンパ管という循環経路に取り込まれます。これが「リンパ液（リンパ）」です。リンパ液の成分は血漿に近いものの、体内の余分な水分や老廃物、細菌なども含まれています。リンパ管の途中にあるリンパ節でリンパ液に含まれる異物はろ過され、最終的には静脈から血管へと戻ります。

1日に体内を流れるリンパ液の量は2～4ℓにもなりますが、リンパ管には心臓のようなポンプ器官が存在しないため、リンパ液の流れは遅く、筋肉の収縮や動脈の拍動、消化管の蠕動《ぜんどう》などの圧力を利用しながらリンパ液を循環しています。

リンパ節はリンパ管のろ過装置

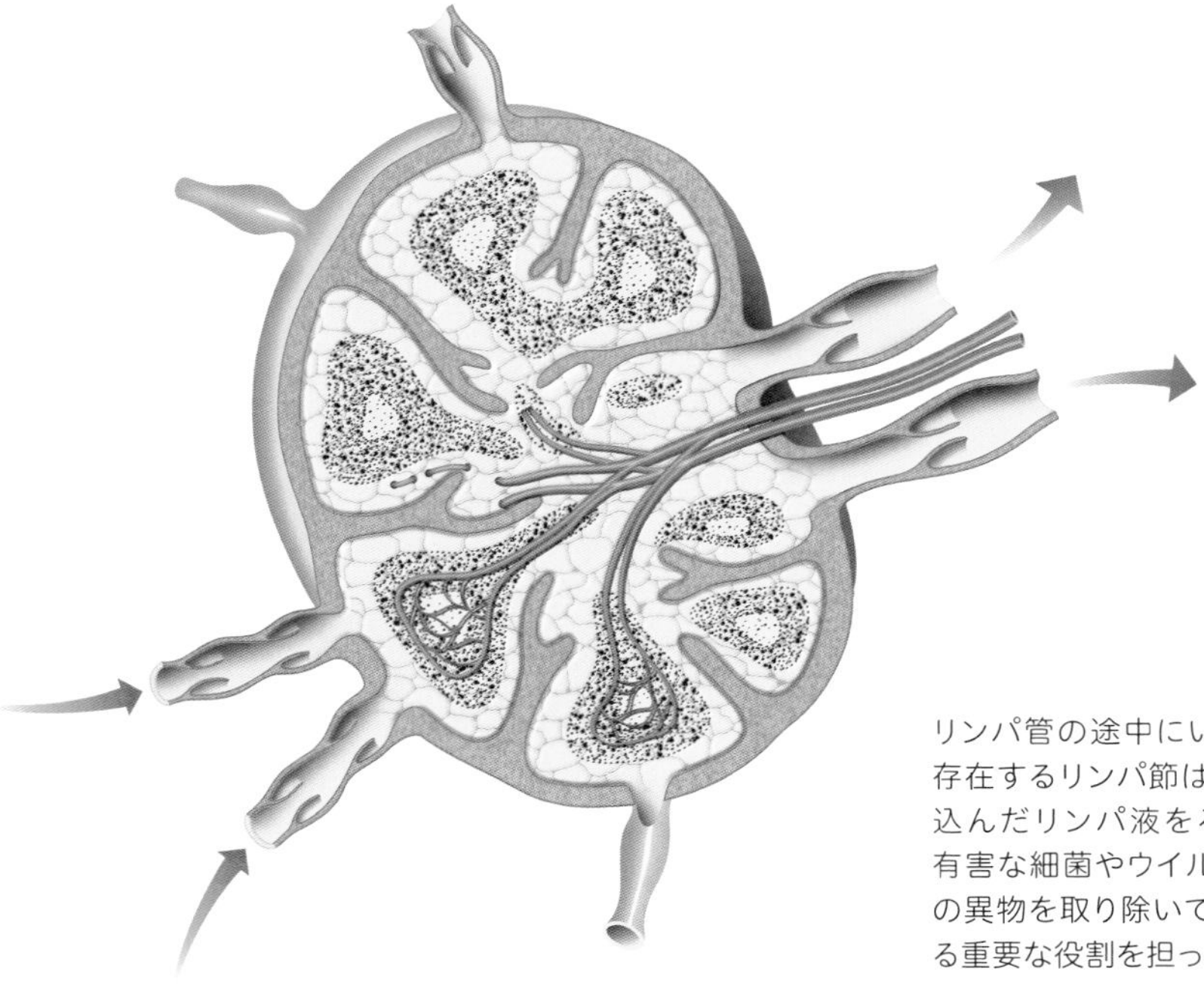

リンパ管の途中にいくつも存在するリンパ節は、流れ込んだリンパ液をろ過し、有害な細菌やウイルスなどの異物を取り除いて排出する重要な役割を担っている。

バナナ腰で筋肉が硬くなっている人は、血流だけでなくリンパの流れも悪くなります。リンパが流れなくなると体内の老廃物や余分な水分を十分に回収できないため代謝が悪くなります。代謝が悪いと脂肪がつきやすくなり肥満につながります。顔や脚もむくみやすくなります。さらにリンパが流れなければ、ろ過されて血管に戻るリンパ液が少なくなるため血流にも影響を及ぼします。このようにリンパと血流は密接な関係にあるのです。

痩せにくい、疲れやすい、むくみやすい、といった自覚症状がある人は、リンパマッサージでリンパの流れを促進することが有効となります。

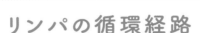

リンパの流れが悪い人はバナナ腰を改善することも難しくなります！

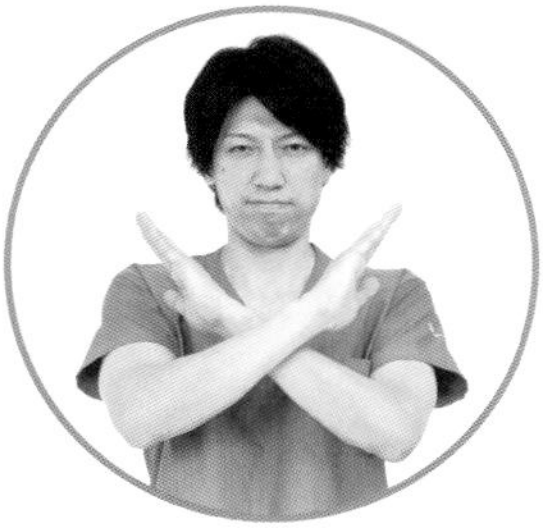

リンパの循環経路

リンパ管は合流しながら徐々に太くなり最後は静脈に入る。下半身のリンパ管と左上半身のリンパ管はすべて左静脈角（左鎖骨下静脈と左内頸静脈の合流部）から静脈に入る。腰から上の右上半身と右の頭頸部のリンパ管のみ右静脈角（右鎖骨下静脈と右内頸静脈の合流部）から静脈に入る。

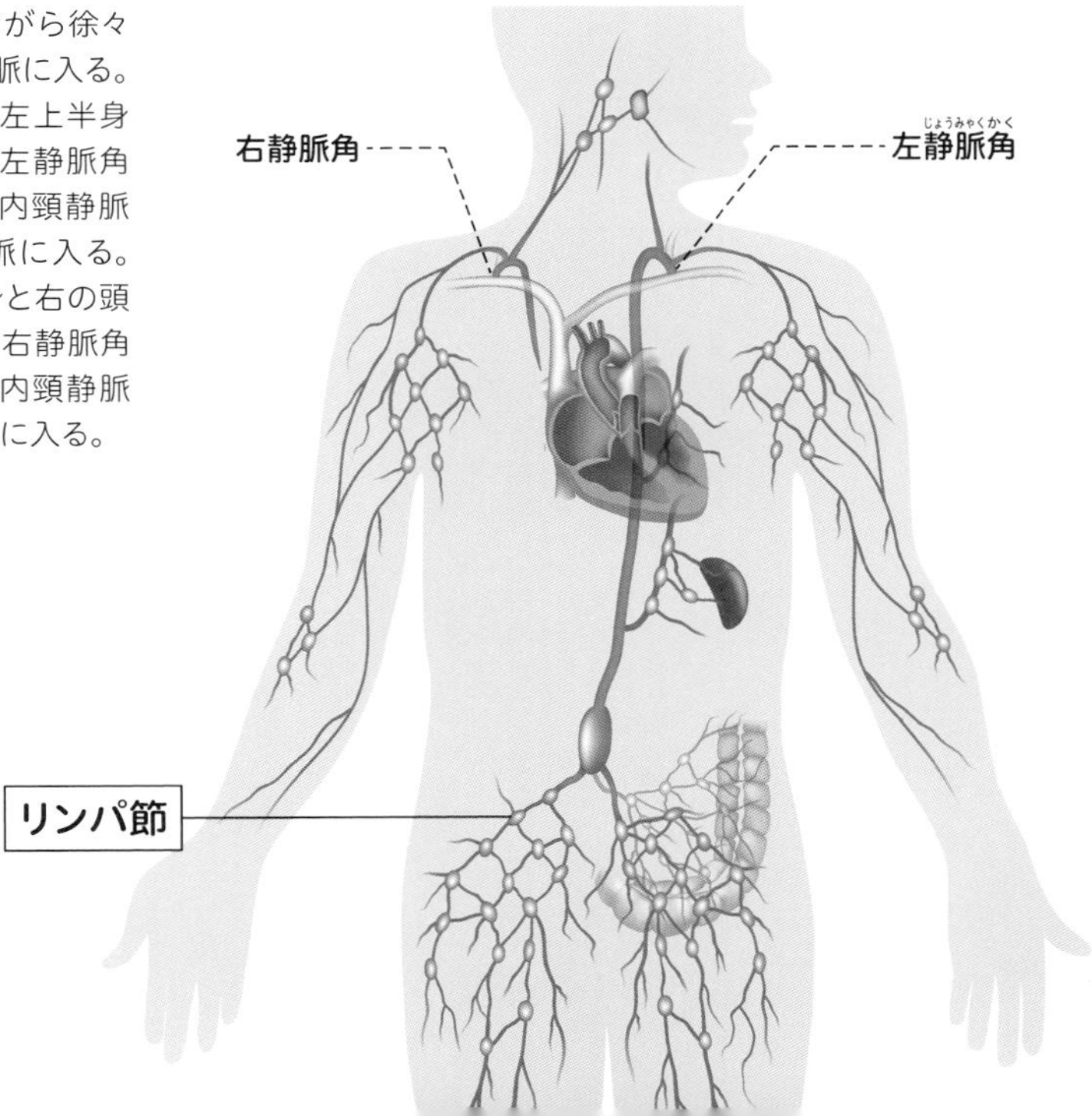

リンパを流す「リンパマッサージ」

身体の各所で老廃物や余分な水分を回収するリンパの流れが促進されると、血流も促進され、代謝も高まります。その結果、疲労が溜まりにくくなり、筋肉のコリや緊張も取れやすくなるため、バナナ腰の改善にもつながります。

リンパ管は毛細血管と同様に極細の管であり、皮膚の下の浅層にも広く分布しているため、筋肉をほぐすマッサージのようにギューッと押す必要はありません。皮膚をさするように軽く圧をかけてマッサージすれば、リンパの流れは促進されます。強く押してしまうと逆にリンパの流れが悪くなってしまう場合もあるので注意しましょう。

リンパ液は基本的に体の末端から静脈につながる鎖骨付近に向かって流れています。リンパ管には心臓のようなポンプ器官がないため、身体の末

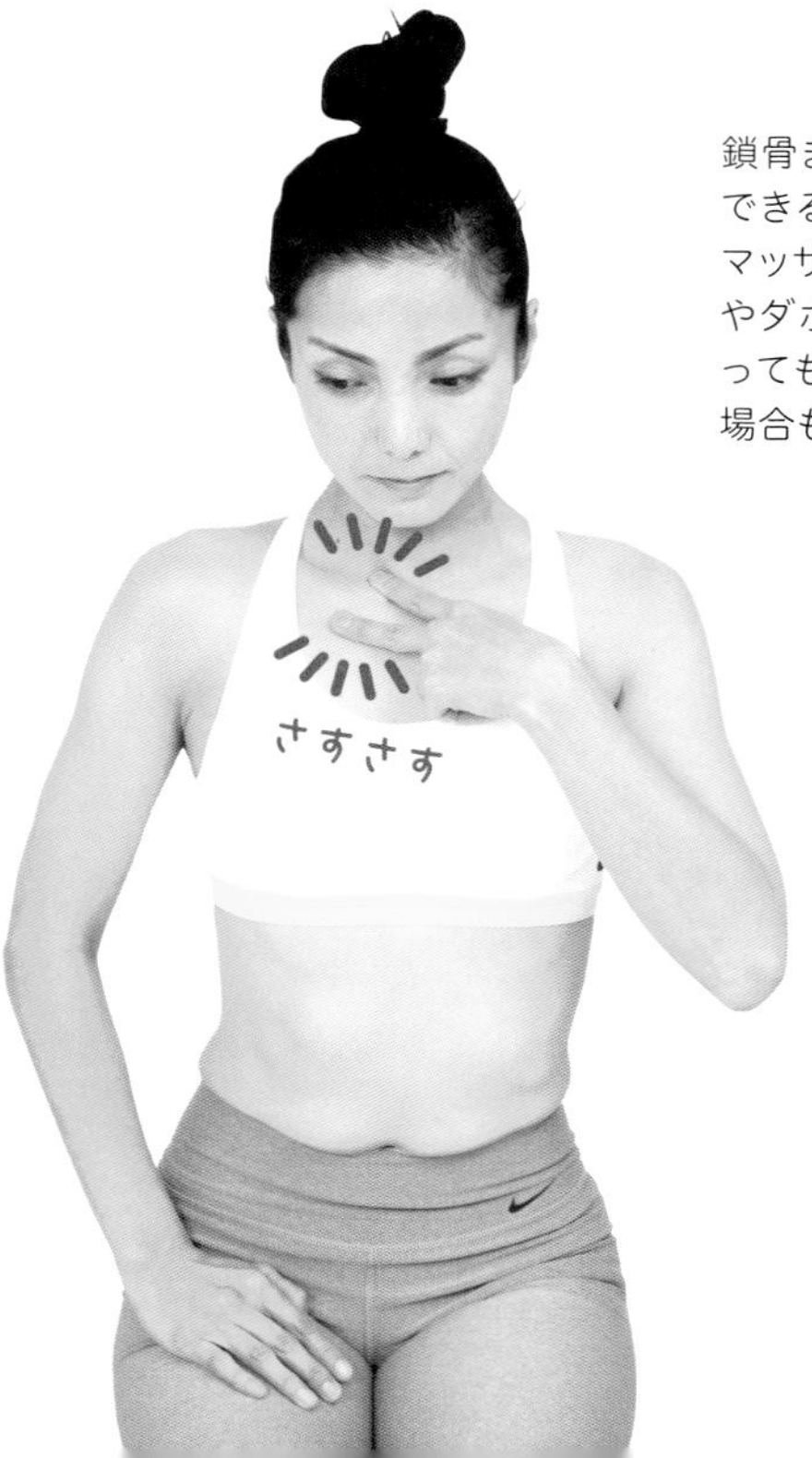

鎖骨まわりのリンパマッサージ。できるだけ地肌を直接さすってマッサージする。生地の厚い服やダボッとした服の上からさすっても十分な効果が得られない場合もあるので注意。

端になるほど重力の関係でリンパは流れにくくなります。そのためリンパマッサージでは身体の下から上に向かってマッサージしていきます。たとえば、ふくらはぎと鼠径部《そけいぶ》のリンパマッサージを行う場合は、「ふくらはぎ→鼠径部」の順でマッサージを行います。また、ふくらはぎのような下半身のリンパマッサージを行う場合は、寝て行うことによってリンパの進行方向にかかる重力が小さくなり、リンパは流れやすくなります。

リンパマッサージの効果的なやり方

- さするように軽く圧をかける
- 身体の下から上の順でマッサージする
- 下半身の部位は仰向けに寝て行う
- できるだけ地肌をさする
- むくみやすい部位をマッサージする

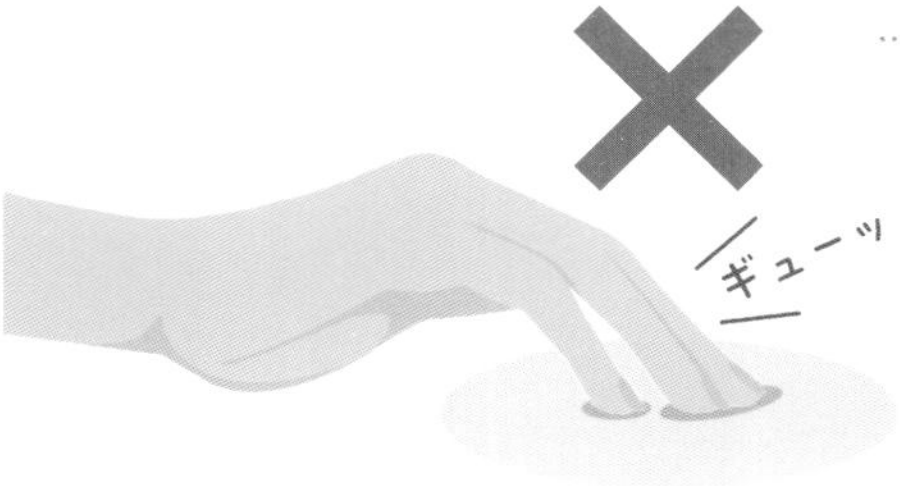

リンパ管は皮膚の下の浅層にあるため、筋肉をほぐすマッサージのように指先が食い込むほど圧をかける必要はない。

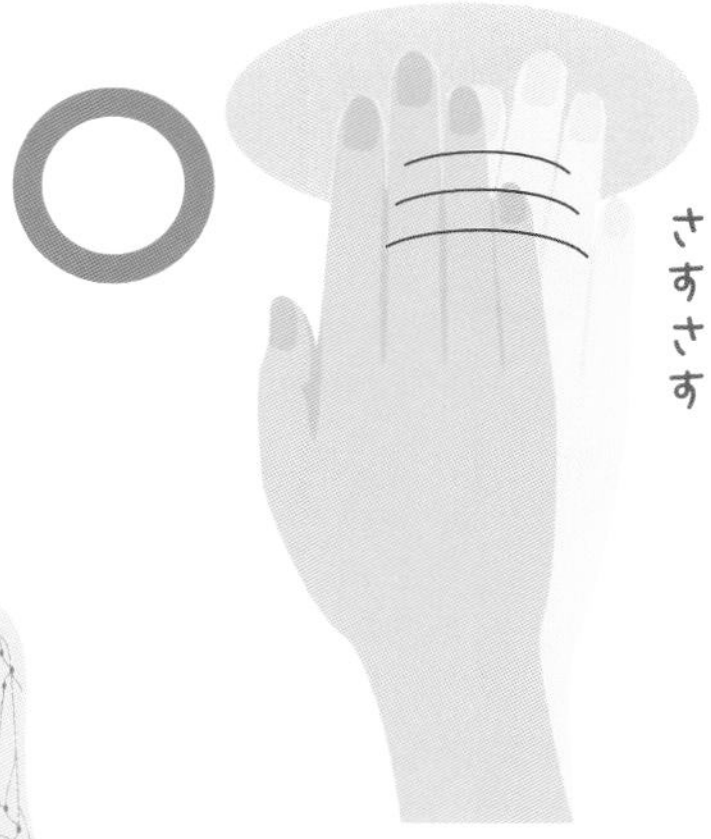

リンパマッサージは指先でさするだけでＯＫ。皮膚の表面をこするのではなく、皮膚を滑らせるようにさすってリンパ管を刺激していく。

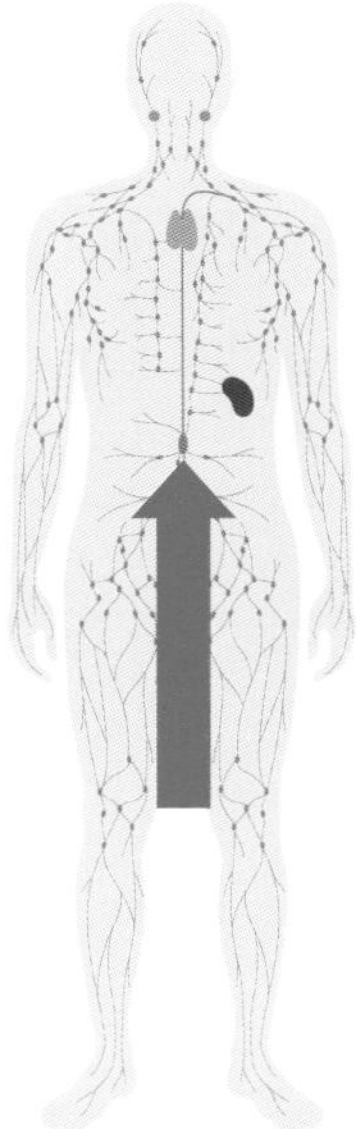

複数の部位をマッサージする場合は、リンパが流れる方向にそって身体の下（末端）から上（中心）の順でマッサージしていく。

乳《にゅう》び槽《そう》のリンパマッサージ

おへそから指2本分ぐらい上の位置にある乳び槽を押す

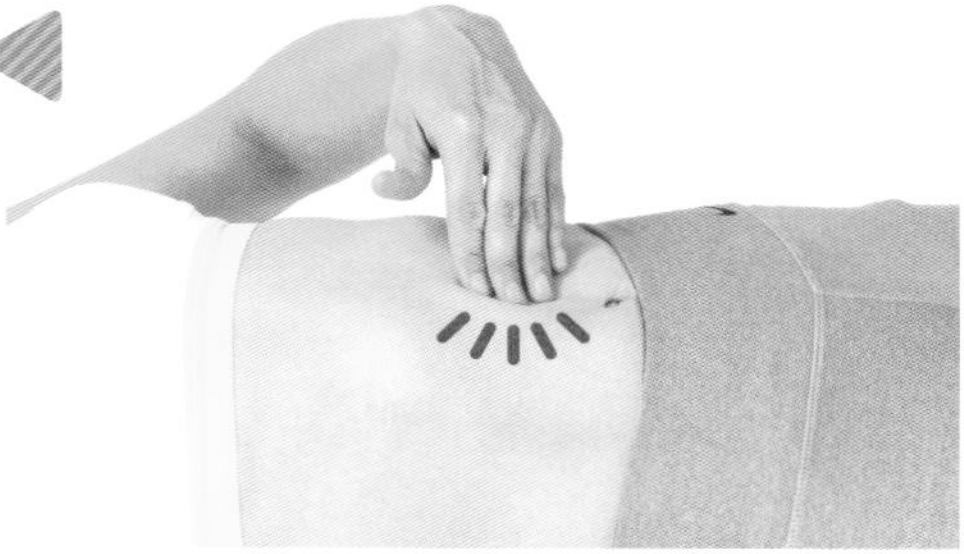

1 おへそから指2本分上に両手の指先を当てる

仰向けになり腰が反らないようにヒザを立てる。そこから両手の指先をおへそから指2本分だけ上の位置に当てる。立って行うこともできるが、寝た状態で行うほうがリンパは流れやすくなる。

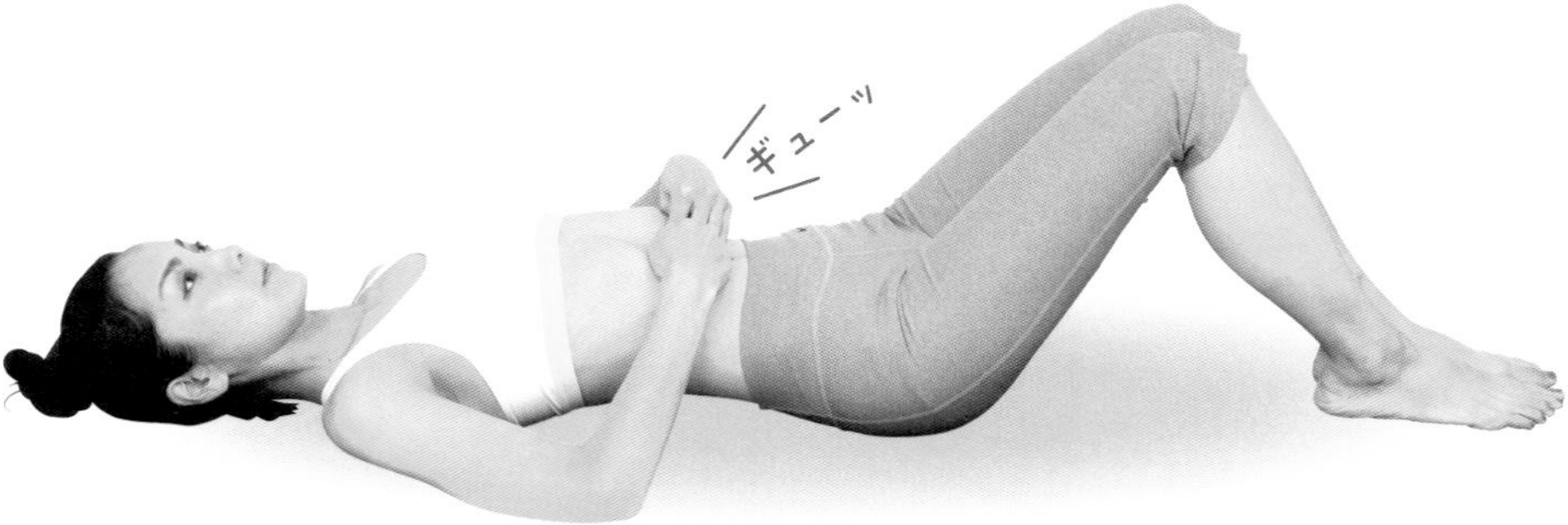

リンパ管の合流部である乳び槽を押す

乳び槽は下肢からのリンパ管と消化管からのリンパとの合流部であり、位置的にはおへそのやや上（あるいは第2腰椎の前）にある。

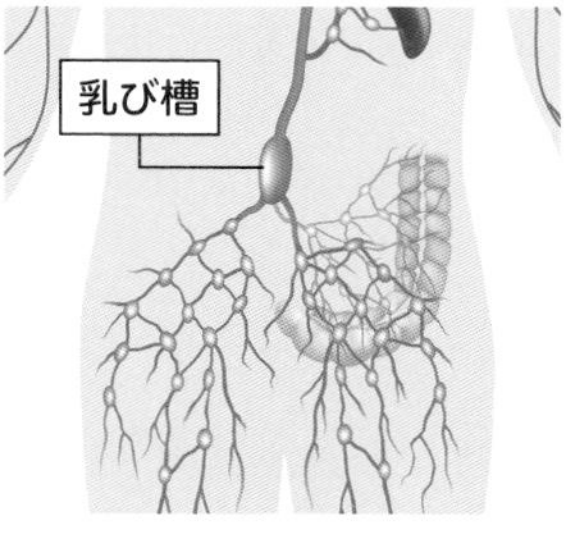

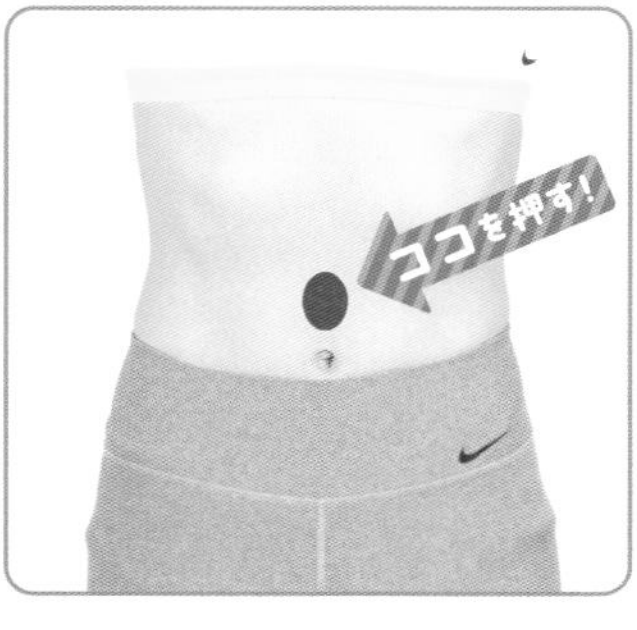

2 乳び層を押したまま 腹式呼吸で息を吸う

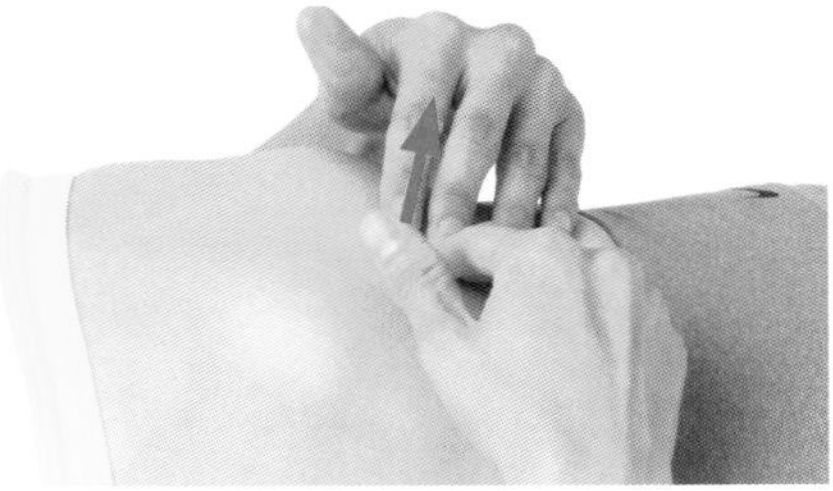

おへその上の乳び槽を押したまま、腹式呼吸で息を吸う。できるだけお腹を膨らまして大きく息を吸う。腹式呼吸をすることにより乳び槽への刺激が増え、リンパの流れが促進される。

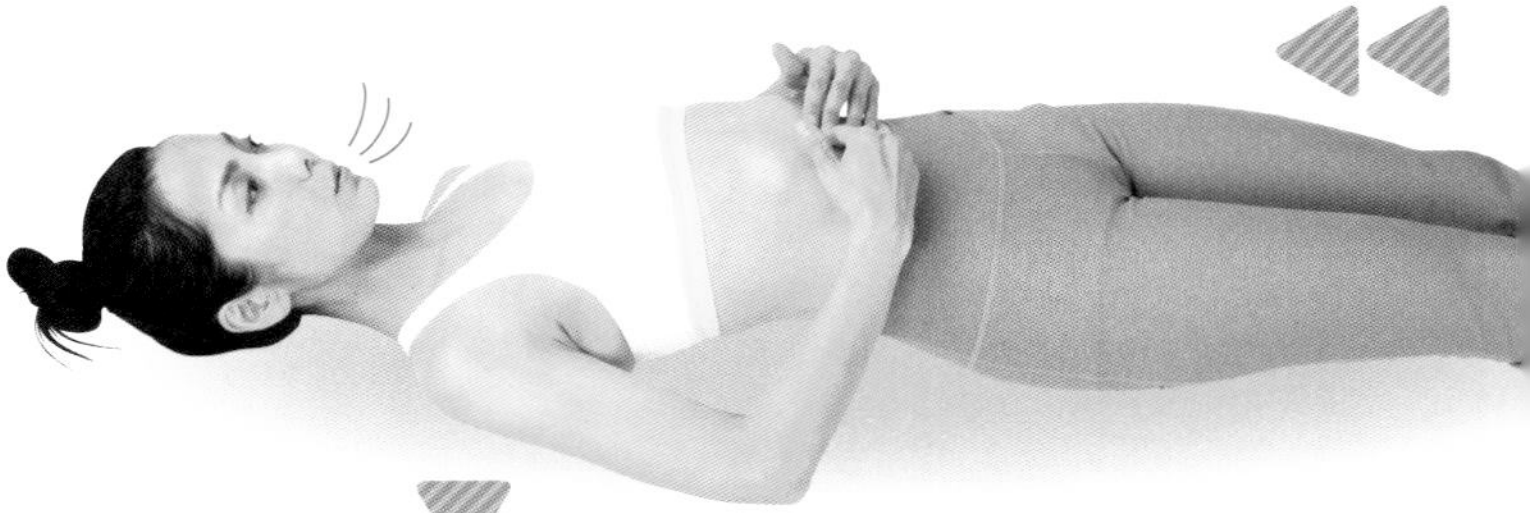

3 乳び層を押したまま 腹式呼吸で息を吐く

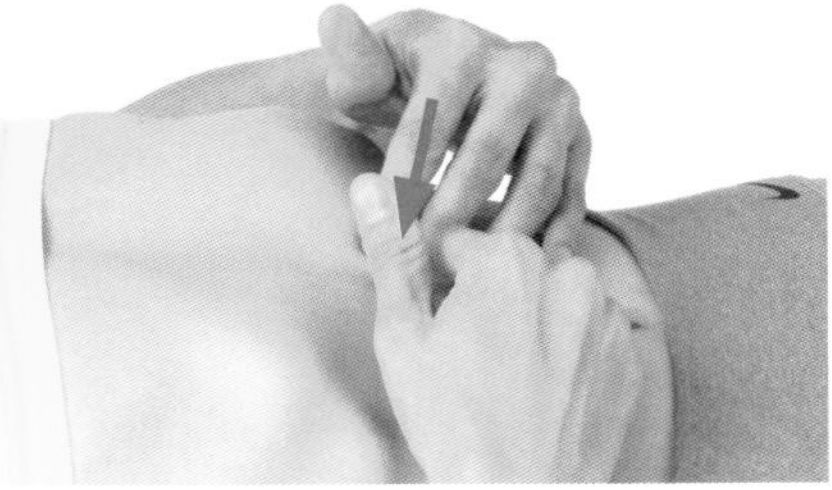

乳び槽を押したまま、腹式呼吸で息を吐く。できるだけお腹を凹まして大きく息を吐く。このようにゆっくり腹式で深呼吸をしながら指先で乳び槽を30秒間を目安に押し続ける。

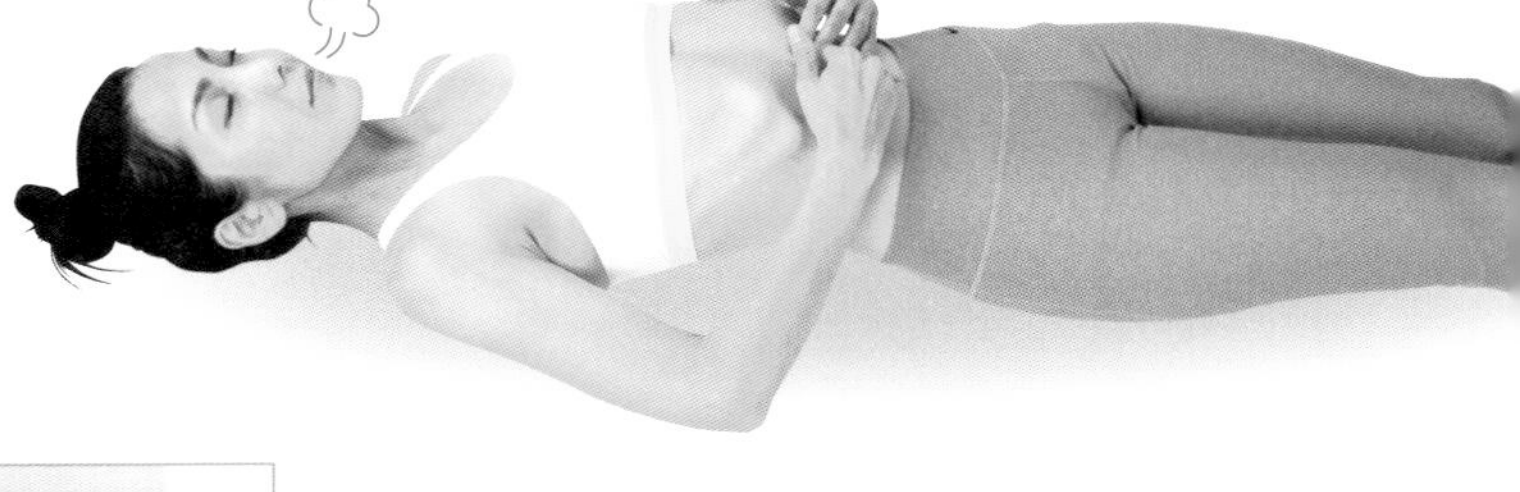

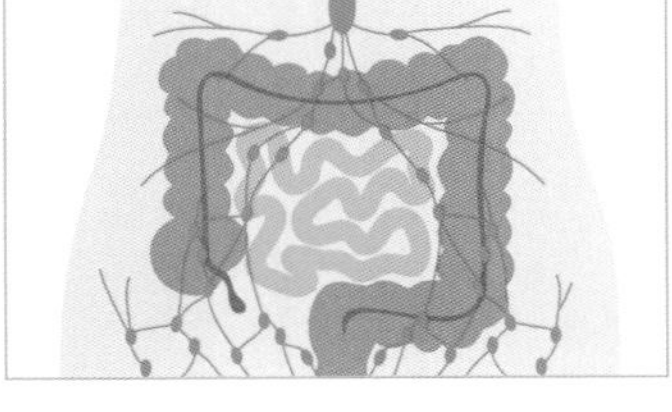

バリエーション

腸の動きを活発にする

乳び槽だけでなく、お腹（おへそまわり）も一緒にマッサージすると腸が刺激されるため、消化活動を行う腸の働きが活発になる。お腹のマッサージは指先で押して軽く圧をかけていく。

鎖骨まわりのリンパマッサージ

大量のリンパが流れる鎖骨の上下をさする

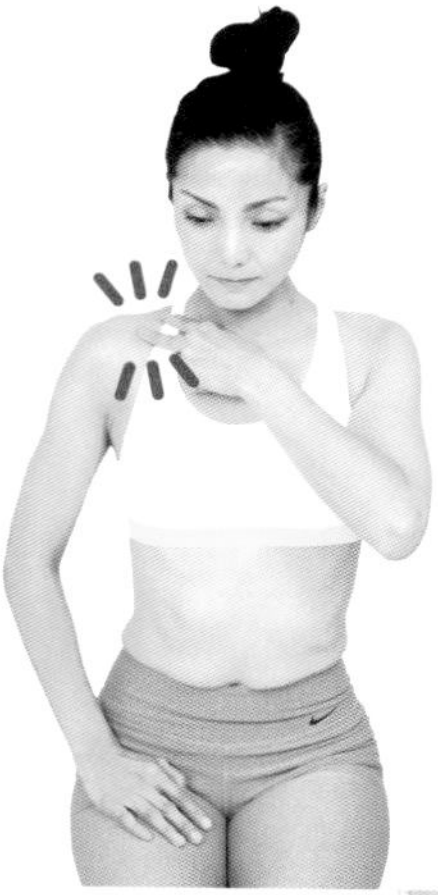

1 鎖骨を挟むように指先を当ててさする

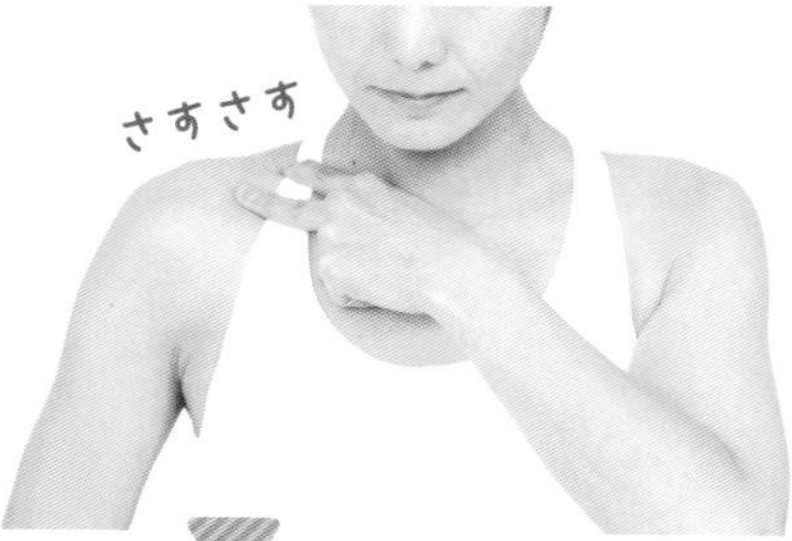

鎖骨を挟み込むようにして鎖骨の上下に指先を当てる。皮膚を滑らせるように指先でさすっていく。リンパの流れに合わせて鎖骨の外側（体の末端側）からさする。

2 鎖骨の内側の上下をさする

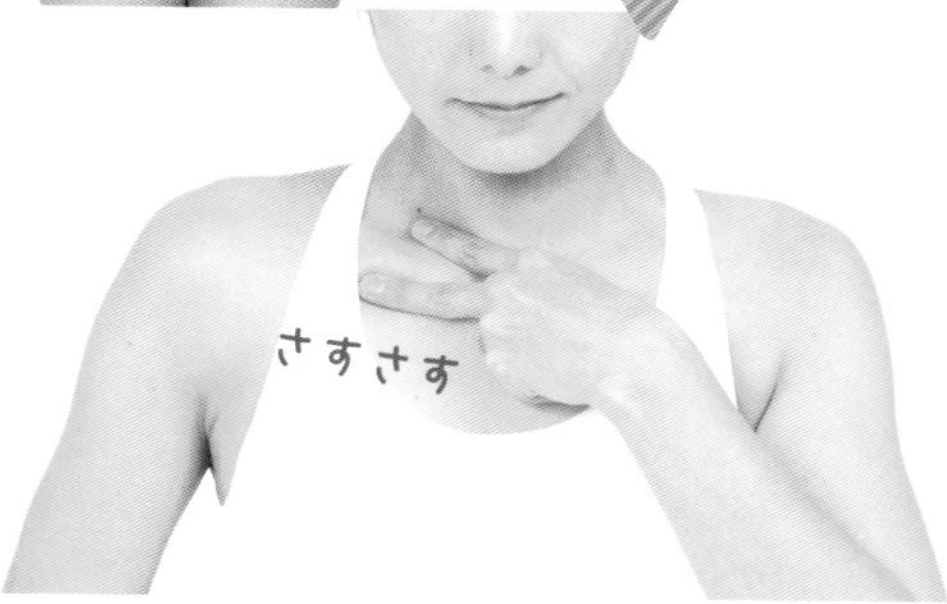

鎖骨の内側（体の中心側）をさする。リンパが静脈に入っていく静脈角は、鎖骨の内側の位置にあるため、リンパの流れにそって鎖骨の外側→内側の順で20秒ずつを目安にさすっていく。

POINT

鎖骨の上下にそってさする

鎖骨の上下のライン上で指先を小刻みに動かし、皮膚を滑らせるようにさすっていく。

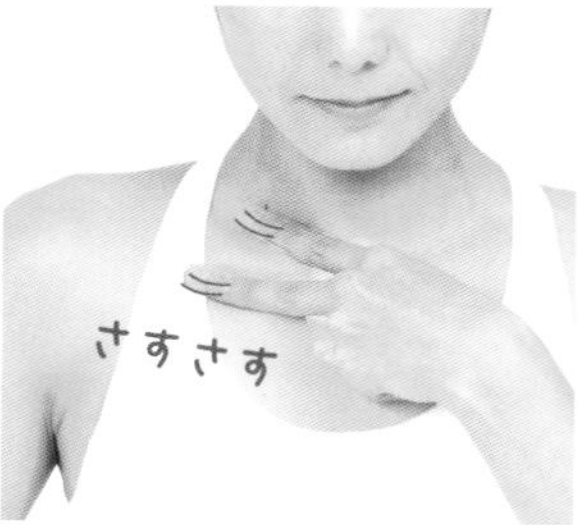

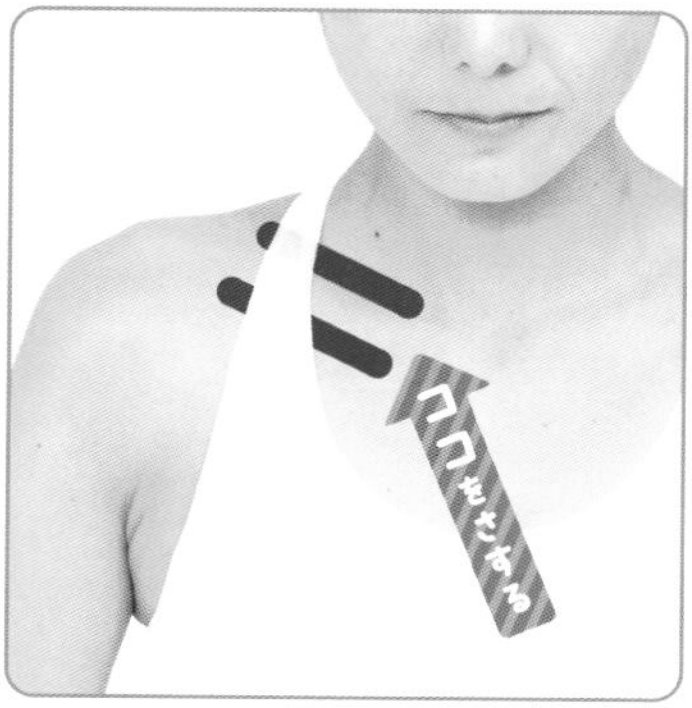

鼠《そ》径《けい》部《ぶ》のリンパマッサージ

リンパ節が多く集まる鼠径部を両手の小指側でさする

1 脚の付け根の溝部分に手の小指側を当てる

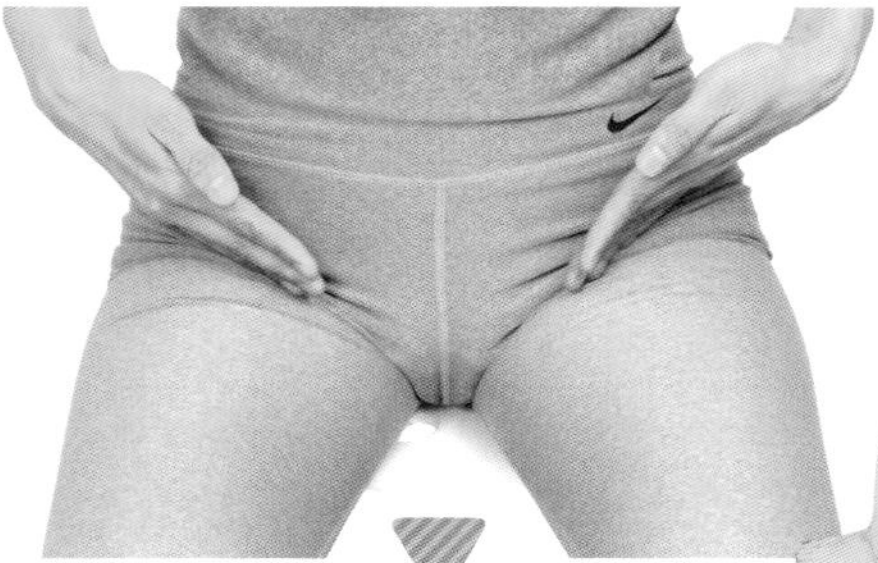

仰向けでヒザを立てる。鼠径部(脚の付け根の溝部分)のラインに両手の小指側を当てる。立った体勢やイスに座った体勢で行うこともできるが、寝て行ったほうがリンパは流れる。

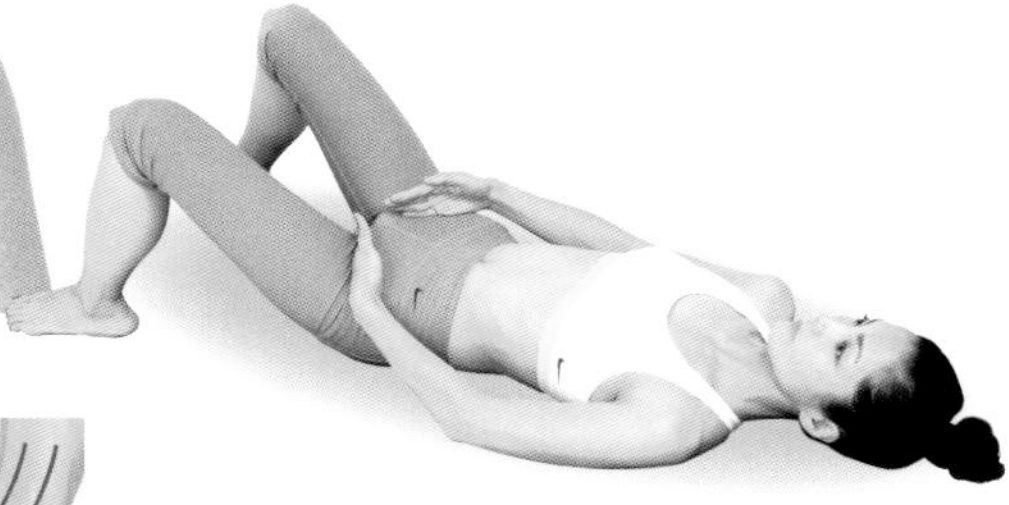

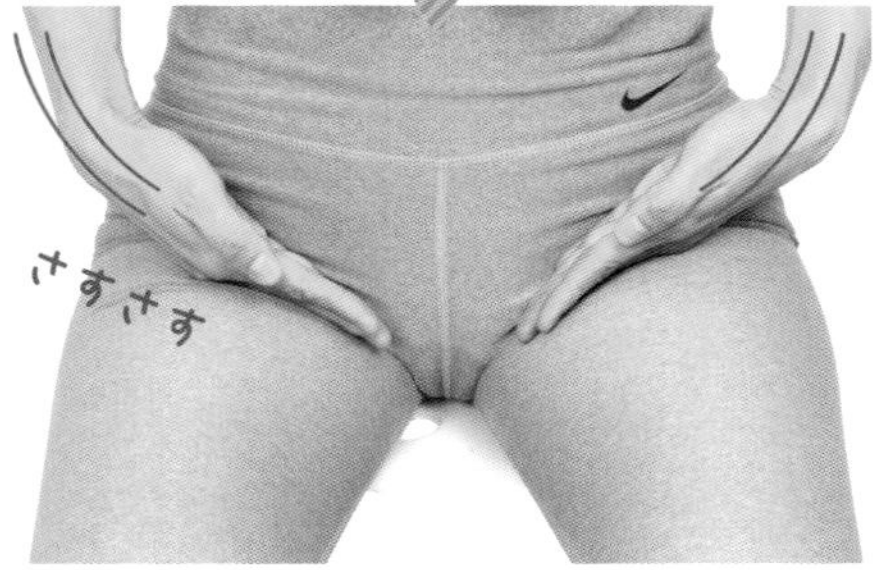

2 鼠径部のラインを手の小指側でさする

鼠径部のラインにそって、手を滑らすように動かしてさする。30秒間を目安にさすっていく。(※左写真は手の動きが見やすいようにイスに座って実施している)

POINT

コマネチの動きでさする

昭和時代に流行したコミカルなギャグである「コマネチ」のような動きでさする。

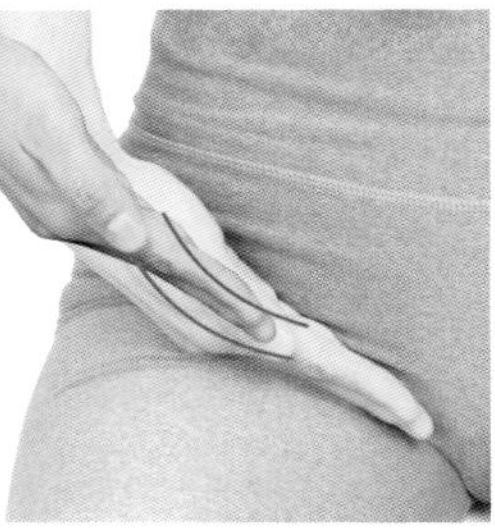

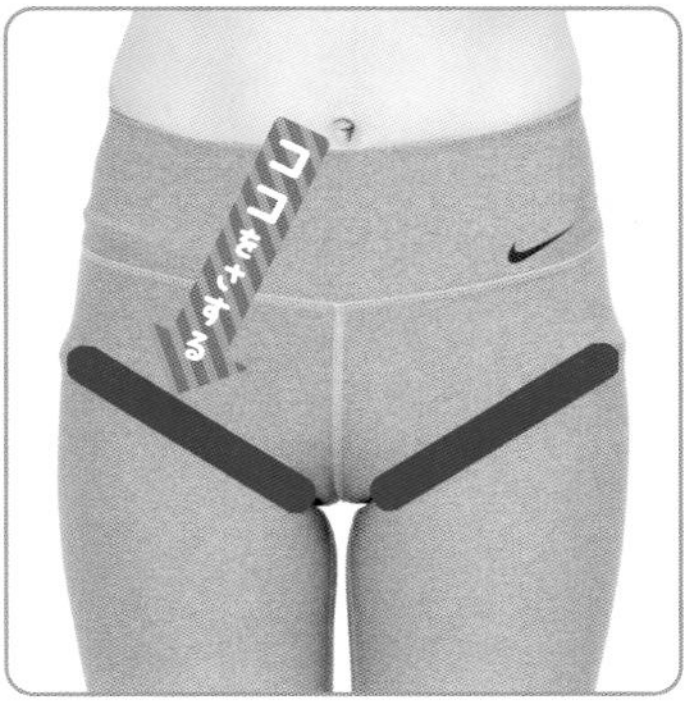

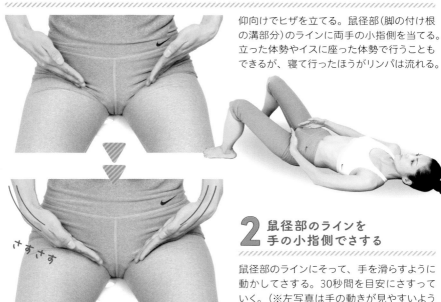

リンパを流すマッサージ❹

ヒザ裏のリンパマッサージ

リンパが詰まりやすいヒザの裏を押して刺激する

1 仰向けになりヒザの裏を反対側の脚のヒザに乗せる

仰向けに寝てヒザを立てる。そこから片脚を持ち上げ、ヒザの裏を反対側の脚のヒザに重ねるように乗せる。

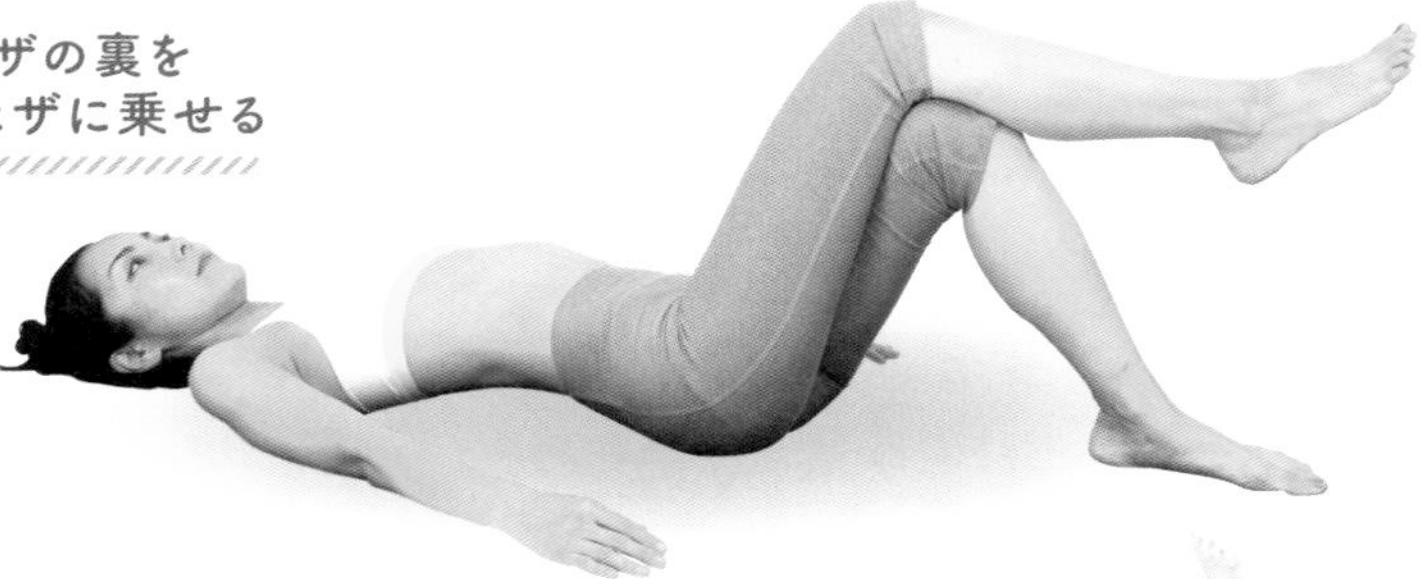

2 ヒザから下を上下に振ってヒザ裏をヒザに押しつける

ヒザから下の下腿部を上下に振ってヒザ裏をヒザに押しつける。足を上げ下げすることでヒザの裏がヒザに食い込むように押される。30秒間を目安に足を上下に振っていく。脚を入れ替え反対側のヒザ裏も同様に押す。

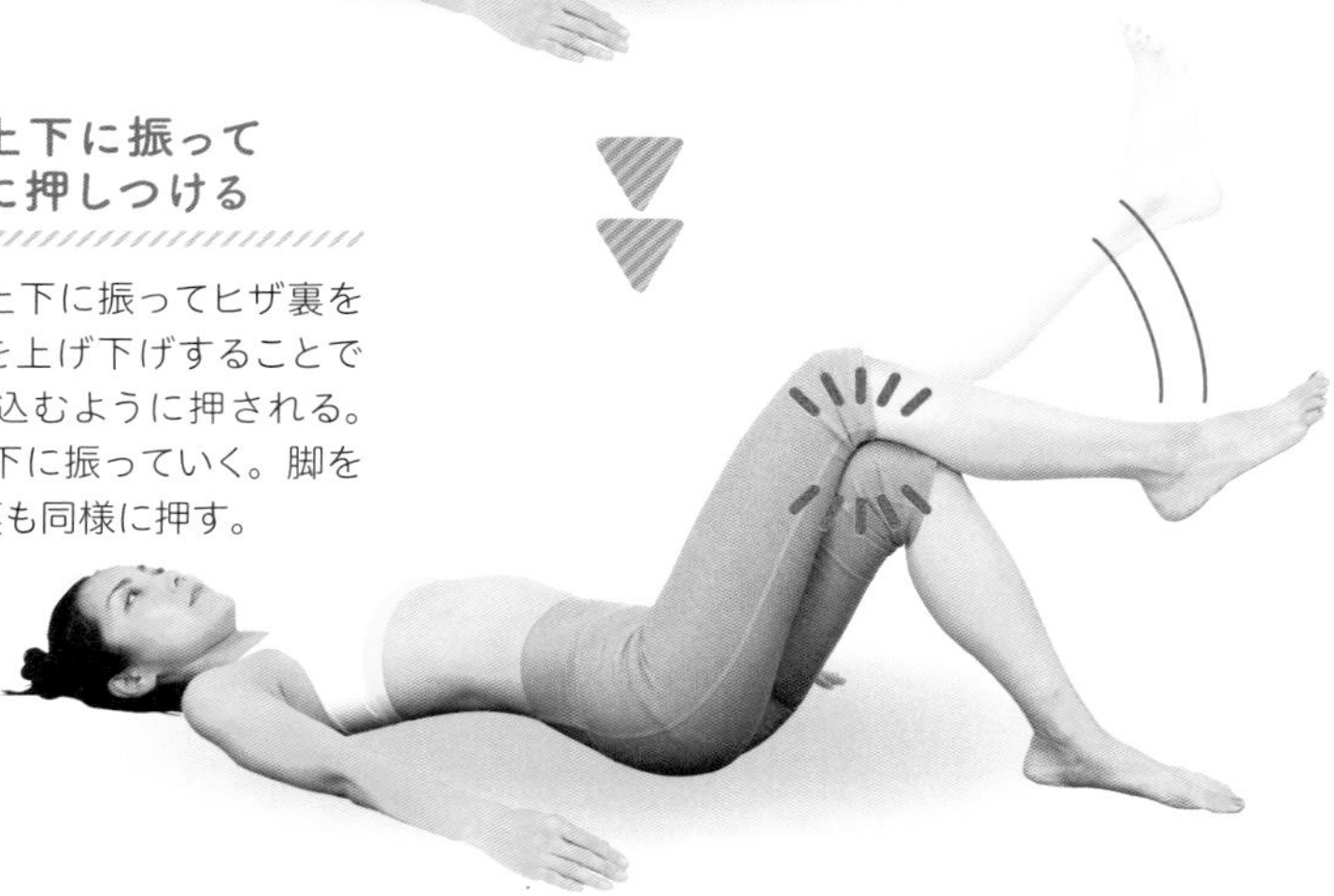

POINT

ヒザ裏とヒザを密着させる

ヒザの裏をヒザに密着させることによりヒザ下を振ってもズレにくくなり、ヒザの裏がしっかりと刺激される。

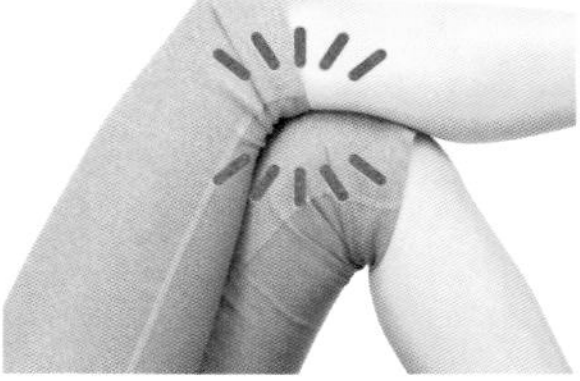

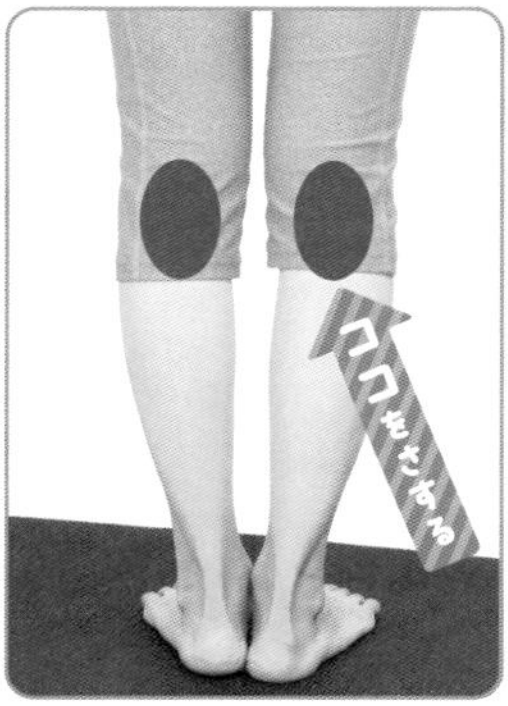

ふくらはぎのリンパマッサージ

足のむくみの原因にもなる下腿部のリンパを流す

1 仰向けで片脚を持ち上げ ふくらはぎをヒザに乗せる

仰向けに寝てヒザを立てる。そこから片脚を持ち上げ、ふくらはぎを反対側の脚のヒザに乗せて安定させる。

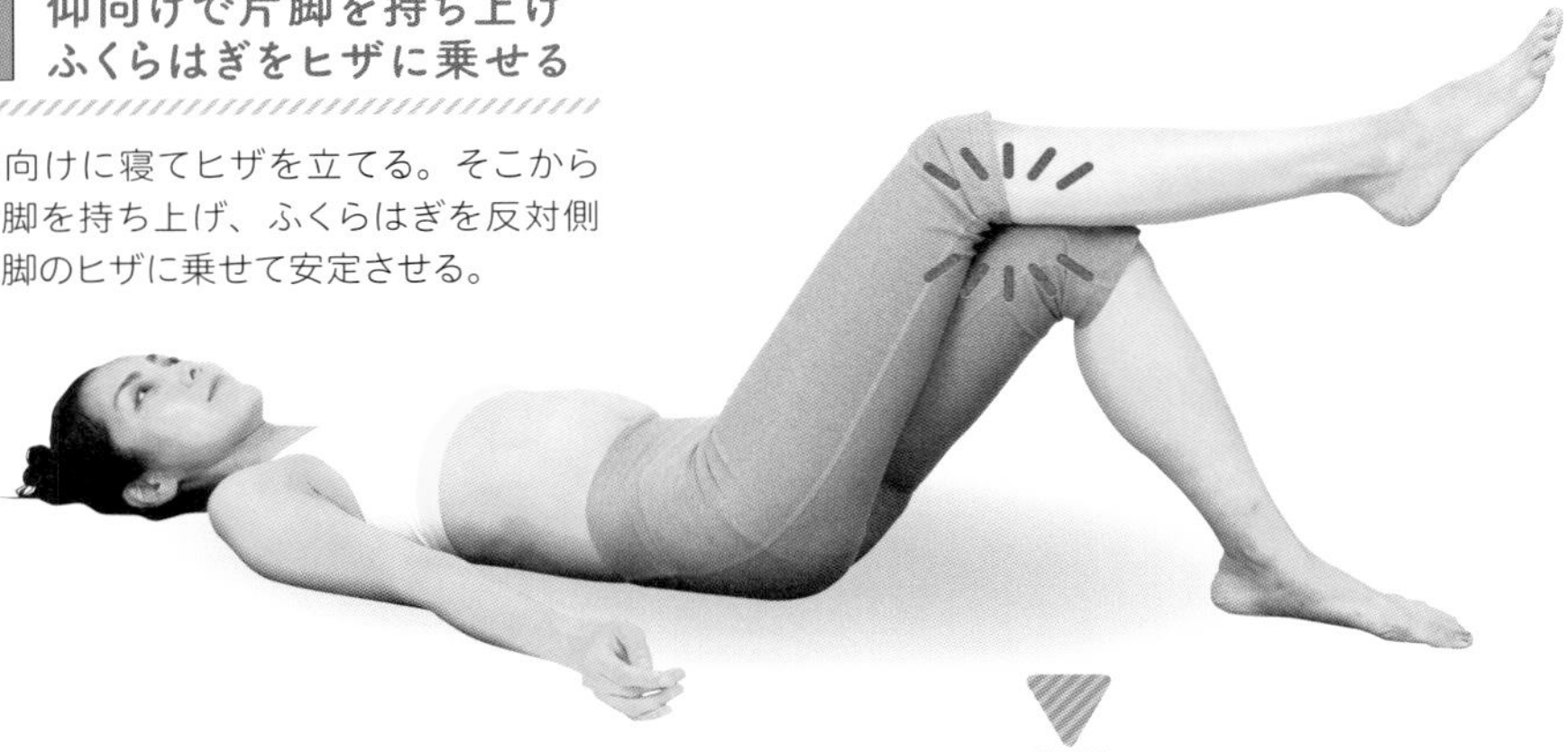

2 脚を水平に動かして ふくらはぎをさする

脚をヒザに乗せたまま水平に動かし、ふくらはぎをヒザでさすっていく。ヒザ裏近くからアキレス腱までさする。30秒間を目安に脚を水平に動かす。反対側のふくらはぎも同様にさする。

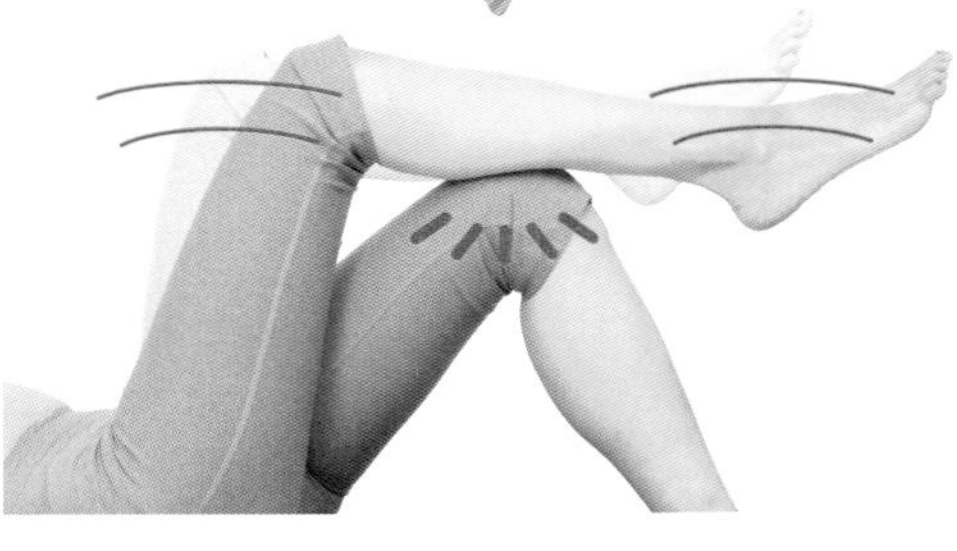

バリエーション

ヒザから下を上下に振って刺激する

ヒザから下の下腿部を上下に振り、ふくらはぎをヒザに押しつけてリンパを刺激する方法もある。

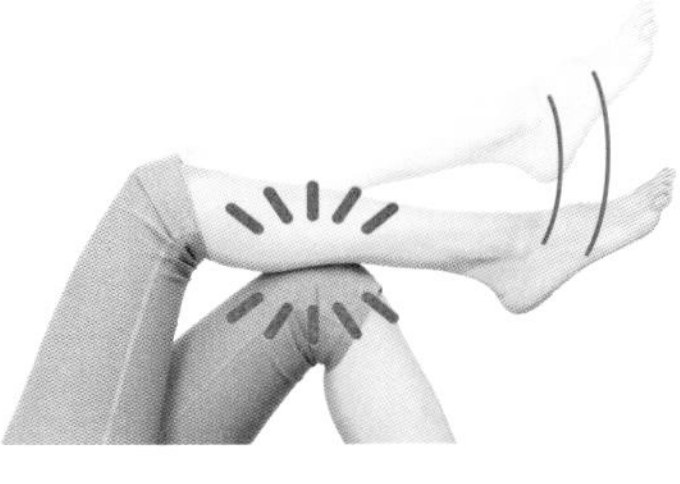

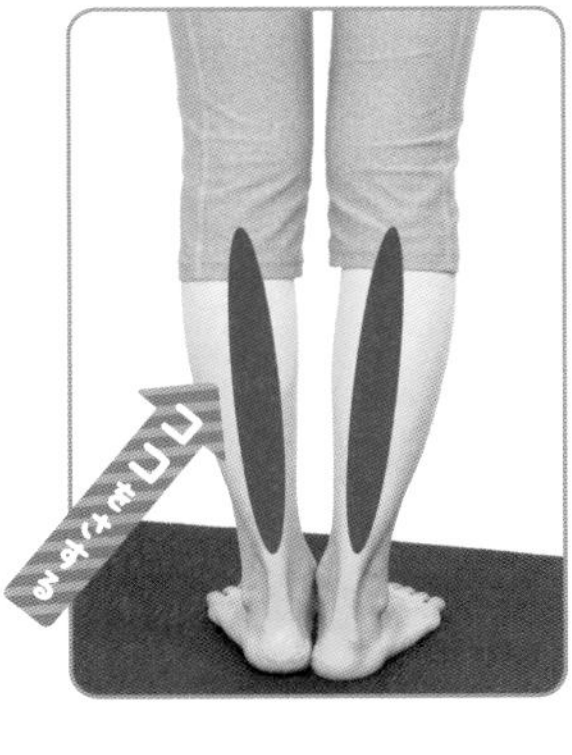

著 者

とも先生

1987年京都府生まれ。本名、木下智博。腰痛専門の整体師。柔道整復師、鍼灸師（はり師、きゅう師）、あん摩マッサージ指圧師の３種の国家資格を有する。滋賀県草津市の腰痛専門「整体院 智-TOMO-」院長。これまで3万人以上の施術を経験。YouTubeチャンネル『ストレッチ整体師とも先生』でも腰痛改善や健康増進に関する情報を発信。チャンネル登録者数は45万人に達している（2023年8月時点）。著書に『「バナナ腰」を治せば、体の不調が消える！』（小学館）。

「整体院 智-TOMO-」HP　https://seitaiin-tomo.com
YouTube　『ストレッチ整体師とも先生』
Instagram　@seitaiin_tomo
X（旧Twitter）　@seitaiintomo

STAFF

デザインDTP：小林幸恵（有限会社エルグ）
イラスト：庄司猛、Shutterstock
撮影：清水亮一（アーク・フォトワークス）
モデル：内山由美（BRAFT）
編集協力：谷口洋一（株式会社アーク・コミュニケーションズ）

体が硬い人のための腰痛リセット術

2023年10月10日　第1刷発行

著　者　とも先生
発行人　土屋　徹
編集人　滝口勝弘
企画編集　亀尾　滋
発行所　株式会社Gakken
〒141-8416　東京都品川区西五反田2-11-8
印刷・製本所　大日本印刷株式会社

〈この本に関する各種お問い合わせ先〉
・本の内容については、下記サイトのお問い合わせフォームよりお願いします。
https://www.corp-gakken.co.jp/contact/
・在庫については　Tel 03-6431-1250（販売部）
・不良品（落丁、乱丁）については　Tel 0570-000577
学研業務センター　〒354-0045 埼玉県入間郡三芳町上富279-1
・上記以外のお問い合わせは　Tel 0570-056-710（学研グループ総合案内）